社会福祉士シリーズ

ソーシャルワーク

6

相談援助の基盤と専門職

[第4版]

福祉臨床シリーズ編集委員会編
責任編集＝柳澤孝主・坂野憲司

弘文堂

はじめに

　今回、社会福祉士シリーズにおける本書『相談援助の基盤と専門職』の第4版を刊行することになりました。まずは、この間の経緯を簡単に説明します。

　平成21（2009）年度から社会福祉士養成のための教育カリキュラムが大幅に見直されました。それまでの社会福祉援助技術論（120h）に相当する部分も、平成21年度からのカリキュラムでは、「総合的かつ包括的な相談援助の理念と方法に関する知識と技術」（180h）という形に様変わりあるいはボリュームアップすることになりました。本書『相談援助の基盤と専門職』は、「総合的かつ包括的な相談援助の理念と方法に関する知識と技術」のうち、特に相談援助に関連する基本的な部分の理念、概念、定義、意義といったことと、専門職としての社会福祉士に求められる役割、倫理、連携といった問題を踏まえています。その上で、平成21年に改正されたカリキュラムには含まれていないものの、専門職としての社会福祉士に踏まえておいてほしい分野、そして相談援助活動の具体的展開の端緒、こうした点も含んだものとなっていることが大きな特徴です。

　初版が刊行されてから10年あまりの月日が流れました。また、第2版が刊行されてから早くも5年が経過しました。そして、第3版の刊行からも2年が経過しました。その間、社会福祉関連の法制度改正、各種データの変動等もありました。こうした事情も踏まえ、このたび本書の第4版を刊行する運びとなりました。

　改訂後の本書の構成は以下の通りです。序章「相談援助と臨床」、第1章「社会福祉士・精神保健福祉士の役割と意義」、第2章「相談援助の概念と範囲」、第3章「相談援助（ソーシャルワーク）の歴史」、第4章「相談援助の理念」、第5章「相談援助の位置づけと構造」、第6章「相談援助における権利擁護」、第7章「相談援助専門職」、第8章「相談援助専門職の倫理」、第9章「相談援助専門職の総合性と包括性」、第10章「医療における相談援助」、第11章「精神保健福祉における相談援助」、第12章「教育における相談援助」、第13章「司法における相談援助」、第14章「臨床的なソーシャルワーカーになること」、以上15章立てとなっています。

　序章では本書のキー・コンセプトとして「臨床的」であることの意味について概説しています。第1章から第4章、および第6章から第9章まで、合計8章にわたって、カリキュラムで示された教育内容を網羅し詳述

しています。第5章では社会福祉の全体構造における相談援助の位置づけを概観しています。そして、第10章から第13章にわたって、これからの社会福祉士には漏れなく踏まえておいてほしい分野とその分野における相談援助活動を紹介しています。最後に第14章では、"相手の立場に立てる"援助者になるための要件を例示しております。

　本書作成においては、社会福祉、医療、教育、司法、精神保健福祉の各分野の現場に直接身をおいた経験の持ち主や、現在でも各分野の現場に何らかの形でかかわりをもっており、現在進行形で活躍している方々に執筆を依頼しました。"相談援助"の概念規定をはじめカリキュラムの内容を踏まえた上で、比較的自由に各執筆者の構想を展開してもらっています。各章末には原則的に、ジェネリックポイント、理解を深めるための参考文献、コラムを設け、少し違った角度から、あるいはくだけた話題提供を通して、"相談援助"の幅広い側面にアプローチできるように工夫してあります。第4版では、これら各項目のリニューアルを図り、最新の、そしてより身近な話題を盛り込んでみました。また、執筆陣も一部刷新し、新しい息吹の導入を試みました。そして、より人間性豊かで創造的な援助者への道を歩めるようにデザインしました。

　社会福祉士を目指している多くの方々が、本書によって相談援助の基盤と専門職のあり方を、われわれ一人ひとりの生活世界から振り返っていただく、ひとつの機会にしていただければと願っております。社会福祉士という資格取得をゴールとして捉えるのではなく、1つのスタートラインとして理解し、援助者としての日々の精進を重ねていくことがより大切になってきます。原点は、「利用者にとっての意味」を問いつづけていくことにあります。本書がそのひと役を担っていけると固く信じております。

2020年1月

責任編者を代表して

柳澤孝主

目次

相談援助の基盤と専門職 （60 時間）〈社会福祉士国家試験 出題基準と本書との対応表〉

シラバスの内容　ねらい

- 社会福祉士の役割（総合的かつ包括的な援助及び地域福祉の基盤整備と開発含む）と意義について理解する。
- 精神保健福祉士の役割と意義について理解する。
- 相談援助の概念と範囲について理解する。
- 相談援助の理念について理解する。
- 相談援助における権利擁護の意義と範囲について理解する。
- 相談援助に係る専門職の概念と範囲及び専門職倫理について理解する。
- 総合的かつ包括的な援助と多職種連携の意義と内容について理解する。

含まれるべき事項	想定される教育内容の例		本書との対応
大項目	中項目	小項目 （例示）	
1 社会福祉士の役割と意義	1）社会福祉士及び介護福祉士法	● 定義、義務 ● 法制度成立の背景 ● 法制度見直しの背景 ● その他	第1章1
	2）社会福祉士の専門性		第1章2
2 精神保健福祉士の役割と意義	1）精神保健福祉士法	● 定義、義務 ● その他	第1章1
	2）精神保健福祉士の専門性		第1章2
3 相談援助の概念と範囲	1）ソーシャルワークに係る各種の国際定義	● 国際ソーシャルワーカー連盟（IFSW）の定義 ● その他	第2章2
	2）ソーシャルワークの形成過程	● 慈善組織協会 ● セツルメント運動 ● その他	第3章1・2・3
4 相談援助の理念	1）人権尊重		第4章2節A
	2）社会正義		第4章2節B
	3）利用者本位		第4章2節C
	4）尊厳の保持		第4章2節D
	5）権利擁護		第4章2節E
	6）自立支援		第4章2節F
	7）社会的包摂		第4章2節H
	8）ノーマライゼーション		第4章2節G
5 相談援助における権利擁護の意義	1）相談援助における権利擁護の概念と範囲		第6章2
6 相談援助に係る専門職の概念と範囲	1）相談援助専門職の概念と範囲		第7章1
	2）福祉行政等における専門職	● 福祉事務所の現業員、査察指導員、社会福祉主事、児童福祉司、身体障害者福祉司、知的障害者福祉司 ● その他	第7章2
	3）民間の施設・組織における専門職	● 施設長、生活相談員、社会福祉協議会の職員、地域包括支援センターの職員 ● その他	第7章3
	4）諸外国の動向		第7章4
7 専門職倫理と倫理的ジレンマ	1）専門職倫理の概念		第8章1
	2）倫理綱領	● 公益社団法人日本社会福祉士会倫理綱領、その他職能団体の倫理綱領、国際ソーシャルワーカー連盟（IFSW）倫理綱領 ● その他	第8章2
	3）倫理的ジレンマ		第8章3
8 総合的かつ包括的な援助と多職種連携（チームアプローチ含む）の意義と内容	1）ジェネラリストの視点に基づく総合的かつ包括的な援助の意義と内容		第9章1
	2）ジェネラリストの視点に基づく多職種連携（チームアプローチ）の意義と内容		第9章2

注）この対応表は、厚生労働省が発表したシラバスに社会福祉振興・試験センターの「社会福祉士国家試験 出題基準」を反映した内容が、本書のどの章・節で扱われているかを示しています。
全体にかかわる項目については、「本書との対応」欄には挙げていません。
「想定される教育内容の例」で挙げられていない重要項目については、独自の視点で盛り込んであります。目次や索引でご確認ください。

序章　相談援助と臨床

1

従来の学問や援助の現場では、「臨床」はどのように
把握されてきたのかを明確にする。
臨床領域や臨床行為を強調するあまり、「臨床の空間化」
という事態を招き、学問間や援助現場間のセクショナリズムが
起きかねない現状をどのように把握すればよいのか。
援助者として期待される基本的態度・姿勢とは
どのようなものか。

2

利用者と援助者との関係のあり方を考える。
社会福祉の現場での経験は大切だが、危うい側面もある。
それは何かを検討する。社会福祉の教育機関で学ぶ学生は、
どのような態度と姿勢で現場実習に臨めばよいのか。
われわれの日常生活の中にも、
援助者としての素養を磨くチャンスがある。

3

相談援助の専門性と日常性との連続性を追究する。
客観的データをどのように活用するのかを考える。
利用者の自立と自己決定について理解する。

1.方法としての臨床

A. 臨床の意味

[1] 臨床の知

　「臨床」という言葉は、元々ベッドを意味するギリシャ語〈klinikos〉に由来する英語〈clinical〉の訳語である。この言葉は、基礎医学と臨床医学といった区別、看護師が「臨床から教育へ移った」というとき、心理臨床、福祉臨床等々というように、わが国では主に、援助の領域やそこでの行為を示す場合に使われてきた。このことを確認した上で、「臨床」の他の意味にも目を向け、相談援助との関連を考えてみよう。

臨床の知　　　「臨床」の豊かな諸側面に着目し、「臨床の知」を提唱したのは哲学者中村雄二郎である[1]。彼の「臨床の知」は、近代「科学の知」の普遍主義、論理主義、客観主義の３つの構成原理を批判的に検討し、知の組み換えのための立場を明確にしたものである。どちらかというと目立たない位置に甘んじていた「臨床」に光を当て、その重要性を指摘し、その意義を広めたという点で中村の功績は大きい。

　　　　　　　ところが、彼の提唱が単なる「知」のレベルにとどまり、特権的な第三者の立場からの規範的なモデルであるという指摘[2]が適切であるとすれば、「臨床の知」は既存の知識、理論、モデルなどを「臨床」の場へ適用する
臨床への知　　「臨床への知」の枠から踏み出せないことになる。真に「臨床」の豊かさに気づき、それを体験し、その可能性を活かしていくために最低限必要なことは、「臨床」という場に開かれた態度で臨み、そこで起こる事象に真摯に耳を傾け、その結果得られる発見や知見を概念化することである。そ
臨床からの知　れは「臨床への知」に対して、「臨床からの知」とも言うべきものである[3]。
　　　　　　　「臨床への知」における「臨床」とは、医療や社会福祉、心理、教育、犯罪、司法といった、人間へのかかわりを前提とした実践領域や分野、さらには学問領域としての臨床医学、臨床心理学など、１つの「場」としての概念である。これに対して、「臨床からの知」における「臨床」は、上記の領域や分野としての「場」の概念を含むとともに、他の人間へと臨む
方法としての臨床　基本姿勢・態度が相手とともにあるかどうかという「方法としての臨床」を意味するものである。

［2］領域としての臨床

　繰り返しになるが、「臨床」は一般的には、領域や分野を示す「場」の概念として受けとめられている。すでに触れた通り、ある看護師が「臨床から教育に移った」という場合の「臨床」は、看護実践の現場である病院や医院などの医療機関という場そのものであるか、そこでの看護実践行為（臨床行為）を意味する。心理臨床、福祉臨床も、カウンセリングやセラピーを行う面接室、ソーシャルワークやケアワークなどの社会福祉の技術・方法を駆使する現場である社会福祉施設、機関などの場所を示している。また、そうした場所における実践的行為としての臨床行為を意味する。

　他方で、臨床医学、臨床看護学、臨床心理学、臨床社会学といった表現は、「臨床」という場を前提とした学問分野・領域のことである。たとえば、近年再考されつつある臨床社会学に関する「臨床現場に接近しなければ、臨床社会学は始まらない」[4]という指摘は上のことを端的に示す。

B. 臨床の空間化

［1］「臨床の空間化」とは？

　問題は、学問や実践（行為）の領域、分野、あるいは「場」そのものにあるわけではなく、「臨床」をそれらの領域、分野、場からだけしか見なくなってしまうことにある。学問分野ではそれは、一種の"縄張り争い"としてのセクショナリズム、他分野・領域の軽視や無視・無関心につながる。また、実践の場に所属することにこだわるあまり、患者や利用者と少しも"ともにいる"態度や姿勢が感じられない援助者を産み出すことにもなる。さらに、領域や分野を前提とした臨床行為を過度に強調するため、その専門性を確保する方法、手続き、手段・道具に力点が移るか、これらを使用する者のお墨付としての資格を誇示し、肝心の実践的な臨床行為が患者や利用者へ確実に届いているかどうかは二の次になってしまう場合。これらの、領域、分野、場、またそれらを前提とした臨床行為を過度に強調するあまりの弊害を、ここでは「臨床の空間化」と仮に呼んでおこう。

臨床の空間化

　これらに対して「臨床」は元来、1人の人間が他の人間へとかかわるその関係の中で生起する、人格的な人間としての全体性と個別性を内に含むため、学問領域・分野のセクショナリズムに対しては、学際的な研究を要請するのは当然である。また、「場」への所属にこだわる援助者は、次のような実習生の言葉に耳を傾ける必要がある。「私は、今回実習を体験して、将来ソーシャルワーカーになる、ならないとは関係なく、自分について学び、知ることの大きなきっかけを得ることができました。私は、もっ

と普段の自分の生活を大事にしなくては、とつくづく思いました」(5)。また、精神科病院での実習でやっとの思いで担当の患者にかかわることができた者の「このことで、これからの私は人とかかわるということに、とっても自信がつきました」(6)という言葉。ここには、場という空間に限定されることのない、1人の生きた人間にかかわる際の基本的な態度・姿勢、いわば「方法としての臨床」の大切さが表現されている。

[2] 方法の理解

方法

　しかし、この「方法としての臨床」という場合の「方法」を、場に限定された、あるいはそれを前提にした臨床行為の専門性を確保するための一連の手続き、手段・道具などと理解するのであれば、「臨床への知」として機能し、生きた人間存在を分断ないし分析するための道具でしかなくなってしまう。そこで、「方法としての臨床」が、生きた1人の人間へと接近し、全体的かつ個別的にその人を了解するための視点や方法論になり得るためには、どんなことが求められるのか。以下で検討してみよう。

　英語の「方法」method の語源は、ギリシャ語 meta hodos で、"後にできる道"を意味する(7)。この語源に従えば、「方法としての臨床」は、先に指摘した「臨床への知」に仕える臨床行為あるいは学問分野・領域の専門性を確保するための一連の手続き、手段・道具、モデル構築、理論化を意味するものではない。むしろ、心理学者浜田寿美男が「方法としての発達」(8)ということで、発達という事象を通して人間への理解を深めていくときの歩みや軌跡を表わす場合に用いる「方法」に近い。また、臨床哲学を提唱する鷲田清一は、アドルノの「非方法の方法」に注目し、ある人間が他の人間に接し、理解しようとする場合の開かれた基本的態度・姿勢として、予め用意された概念枠、モデル、道具などにとらわれない「聴く」態度・姿勢を重視する(9)。この「方法」の理解の仕方は、ここで主張する「方法としての臨床」と通底する。この意味での「方法としての臨床」を通しての「臨床からの知」は、真の意味での臨床家による"後にできる道"すなわち歩み、足取り、軌跡そのものである。

方法としての発達

非方法の方法

聴く

[3]「方法としての臨床」と時間性

時間性の視点

アセスメント
assessment

インターベンション
intervention

エバリュエーション
evaluation

　「方法としての臨床」を「臨床の空間化」に陥らせないためには、「方法」理解を整理しておくとともに、端的に言えば、「時間性の視点」を重視する必要がある。臨床行為の専門性確保のための枠組みとしても、たとえば相談援助に関連して、援助プロセスのパターン化が指摘されている。たとえば、アセスメント（事前評価）―インターベンション（介入）―エ

バリュエーション（事後評価）といった一連の援助プロセスを踏むことが強調される。確かに、ここで強調されることは、援助プロセスという時間的流れである。しかしこの時間は、援助者側の援助プロセスとして語られるだけであり、その多くは、時計時間という物理的時間に限られ、ベルグソンの言う「時間の空間化」としての時間、先の「臨床の空間化」に組み込まれた時間性に過ぎない。

　これに対して、社会福祉の現場を少しでも知っている人であればしばしば目撃することだが、「方法としての臨床」を確実に実践している援助者が実感し体現している時間性は、時計によって計測し尽くせない、利用者の「生きられる時間」[10]であるとともに、援助者が利用者との関係を生きる「関係的時間」[11]である。たとえば、精神科病院に入院しているうつ病患者の体験する「生きられる時間」は、通常の人と比べると明らかにその流れは遅い。また、保育所で元気よく遊ぶ年長児童の体験する「生きられる時間」は、いわゆる成人が体験している時間に比べると断然に速い。これらの「生きられる時間」は、時計やカレンダーで量的に計測できる時計時間や物理的時間とは明確に異なる。先のうつ病患者の援助活動にかかりきりになっていた精神科ソーシャルワーカーの言動のスローさや、年長の保育園児と毎日のように過ごす保育士の行動の俊敏さは、担当の患者や児童との関係の中で決まってくる関係的時間を、それぞれの援助者が身体化（体現）していることの確かな証しである。「方法としての臨床」を確実に実践していることの現れとも言える。逆に、患者や児童の「生きられる時間」と関係なく、マイペースなソーシャルワーカーや保育士がいるとすれば、それは相手との関係的時間を生きられない（共有できない）、それゆえに信頼できない未熟な援助者ということになる。

生きられる時間

関係的時間

精神科ソーシャルワーカー
PSW: Psychiatric Social
Worker

2. 相談援助の臨床的性格

A. 社会福祉における経験主義と知的合理主義

［1］関係の事実性と現実性

　援助者にとっての「方法としての臨床」の意味を簡単に述べてきたが、次に相談援助の臨床的性格について検討してみよう。相談援助が真に効果的にしかも適確に力を発揮するためには、利用者と援助者が"いまここ

に"ともにいる"ということの、まさにその関係の事実性と現実性とを自覚的に認め合い、そして確認し合いながら歩を進めていく必要がある。残念なことではあるが、この相談援助の臨床的性格が十分発揮されないままに、援助活動が進められてしまうという現実も、社会福祉の現場においては珍しくない。まずはこの現実に関する具体例から出発し、相談援助の臨床的性格の輪郭を示し、その重要性について確認しておこう。

[2] 社会福祉における経験主義

　社会福祉の現場実習を行っている学生の巡回指導などで、その現場に実際に足を踏み入れ、さまざまな人と語り合う中で、少なからず耳にすることがいくつかある。その中には、なるほどと感じさせられることもあるし、まさかそんなことが実際にあるのかと耳を疑うこともある。それら多くの事柄の中の１つに、経験を活かした、あるいは大切にした援助方法を主張する現場スタッフが多いことは当然のことと言えるし、納得させられることも少なくない。そして、援助者の経験を活かした援助方法に異議を唱えるつもりもない。本当の意味で経験を活かした援助は、利用者のニーズやその生活世界を適確に把握した上での効果的な援助になる可能性が高い。ところが、経験を大切にした援助方法といわれるものの中には、時として、それを駆使する援助者が自身の援助経験に基づく方法を絶対化してしまい、他の援助方法の可能性や創意工夫の余地をも否定してしまう、援助者自身の閉鎖的態度や防衛的態度から発しているものもある。４年制大学や短期大学、専門学校などを卒業して間もなくの有資格者よりも、無資格であっても現場での豊かな経験を活かした援助スタッフの方が、実際の援助場面においては遥かに適確で手際よく、しかも実際的な力になることはめずらしくない。けれども、この援助スタッフの経験の活用法が、その経験を排他的に絶対化した上での、自身の頑なな"色眼鏡"や固定化した枠組みを

作り上げてしまうとすれば、それは他の人には閉じられた、言わば"経験主義"的な援助方法に過ぎなくなってしまう。そのような援助方法は、利用者の、あるがままの生活世界を適確に把握した上での援助方法にはつながらない。したがってそれは、相談援助の臨床的性格を十分に発揮した援助方法でないことは明らかである。なぜならば、そのような援助活動を行っている限りは、援助者自身の枠組みや色眼鏡にかなう限りでの利用者の現実しか見えてこないからである。こうした援助者の現場における適確さや手際よさは、自分自身の固定的で柔軟性のない枠組みや閉鎖的な色眼鏡にかなう限りでのそれらになってしまい、利用者への単なる"押しつけ"になり代わってしまうことになる。実はこの経験主義的な援助方法は、利

用者のニーズや生活世界そのものを適切に把握できていないという意味では、本人自身の経験を本当に大切にし、活かしているかどうかさえ疑わしい。こうした援助者は、経験の乏しい実習生に対しても、「つべこべ理屈を言わずに私の言う通りにしなさい」といった類いの、反論や疑問の余地を許さない権威主義的な指導者ということになる。本当の意味で自らの経験を活かしている援助（指導）者は、実習生の何にもとらわれない新鮮な感覚からも多くを学び取り、自身の経験をさらに豊かにしていける、開かれた態度の持ち主であることとは極めて対照的である。

[3] 社会福祉における知的合理主義

　経験主義的な援助方法とちょうど対極の位置にあるのが、"知的合理主義"的な援助者の態度と援助方法である。多くの場合、まだ社会福祉の現場での経験がない、しかもどちらかというとまじめで、現場実習などに際しては綿密な計画を練り、準備万端な学生に見かけられる。研究熱心で勉強好きな現場スタッフの中にもときどき見られる援助態度である。自分なりに工夫して得てきた援助に関する知識、技術、情報を実際の援助活動の場面で工夫しながら効果的に活かしていくことは、援助者としては不可欠でしかも極めて大切なことである。けれどもここでも、得てきた知識や技術、情報を実際の場面に照らし合わせず、前もってそれらを絶対化し、それらに一致する側面や現実しか見ようとしないような援助態度を助長してしまうとすれば、利用者からはどのような態度に見えるだろうか。自分自身を実験用のモルモットのように感じてしまう利用者がいるかもしれない。寝たきりになった自らの生を、さらに疎遠なものとしてしか受け取れなくなるかもしれない。いずれにしても、利用者にとっては、不幸な現実が一層不幸になってしまうだろう。

知的合理主義

B. 相談援助と臨床的態度

[1] 臨床的態度の必要性

　このように援助活動の場面における経験主義的態度と知的合理主義の態度は、利用者の置かれている、あるがままの現実を十分に汲み取れない、閉鎖的な援助態度であることは先にも指摘した。この両者は、基盤には明らかな相違があるにもかかわらず、双方とも利用者の生きた生活世界とあるがままの現実世界を、適確かつ適切に把握するということとはかけ離れている。どうしてなのだろうか。先にも指摘した通り、経験主義的態度は自らの経験を、知的合理主義の態度は既存の知識や情報を、それぞれ絶対

化してしまい、そこから垣間見た現実や世界しか見ようとしない、あるいはそれを利用者の生活世界の全貌だと見なしたり、あるがままの現実を受容していると思い込んでしまう姿勢と直結する。援助者自身の長年にわたる経験や苦労して得てきた知識や情報に適わない利用者の生活や現実は、これら2つの態度の下では、結果的に切り捨てられてしまう。

　それでは、寝たきりになった高齢者、車椅子を主な移動手段として生活する障害者、手話を主なコミュニケーション手段とする聴覚障害者、甘えたい盛りに親と離れて暮らさざるを得ない児童、その他諸々の社会福祉サービスの利用者の生活世界を理解し、具体的な援助技術や方法へと展開していくためには何が必要となるのだろうか。

　それは、援助者が利用者とかかわる"いまここで"を最大限に大切にする態度、あらかじめ得られた知識や情報、積み上げてきた経験を、利用者の世界を把握するために保留する態度ではないだろうか。利用者とともにいる、あるいは"いまここ"にある現実を利用者と"ともに生きる"臨床的態度の中からしか、利用者の主観的現実や生活世界は見えてこない。これらが見えてこなければ真に効果的な援助は成立しない。

［2］臨床的態度と現実的公開性

　さらに、援助者の基本的態度としての臨床的態度には、現実的公開性[12]という専門的性格も含まれる。現実的公開性とは、対人援助活動にとって重要な特質だが、援助の場面だけに限定されるものでもない。援助に限らず、ビジネスや教育の場面でも大切である。その都度の"いまここ"を大切にする人にとっては、それぞれが置かれた状況や現実において開かれたオープンな態度を取らなければ、先入観や偏見、思い込みにとらわれ大切なことを見落としたり、見失ってしまうことになりかねない。現実的公開性とは、各自が置かれた現実（的場面）において、いかにしたら開かれた態度が取れるかどうかという、人間の基本的姿勢や態度にかかわる。日常生活で他の人とかかわる場面においても同様に大切なことである。つまり、援助の場面においても日常の場面においても、「ここぞ」というときは特に、その都度その都度の"いまここ"を大切にし、そうした"いまここ"に開かれた態度を取ることが、場面にふさわしい行動に結びつき、場合によっては閉塞した状況を変革し新たな可能性を切り拓く契機にもなり得るのである。逆に言えば、臨床的態度とこの態度を基盤にした感性は、援助の領域や場面を問わず、鍛えたり訓練したりすることも可能である。その意味で、「もっと普段の自分の生活を大事にしなくては」[13]という社会福祉実習終了後の学生の言葉や、あるスーパービジョンを受けたソーシャル

臨床的態度

現実的公開性

感性
sense

スーパービジョン
supervision

8

ワーカーの次のような報告に注目しておく必要がある。「（自分自身の）この事例をグループ・スーパービジョンに提出するまで、自分の失敗にとらわれ、そこに凝り固まっていたようだ。皆と話し合う中で、そもそも相手との距離やかかわりとは何なのか問い直されたように感じた。それすらも、私の一方からの思いで見て、焦っていた。今いる地面に足をつけるようにと、引き戻されたように感じる」[14]。

グループ・スーパービジョン
group supervision

　これらの言葉や報告が訴えるのは、援助者としての態度やセンスを磨くためには、自分自身の生活や、当たり前になっているために却って見えにくい自分の足もとに気づくことが求められるということである。臨床的性格を備えた相談援助活動を展開していくためにも、こうした現実的公開性に目覚めることが必要である。あるいは、援助場面でのセンスを磨き上げるために日常生活の場面を利用するという以前に、援助場面においても日常生活の場面においてもその都度"いまここ"を生ききることによって、結果的に、他の人間の置かれているあるがままの現実や生活世界、あるいは他の人の気持ちをそのままに感じ取れる感受性が研ぎ澄まされるのである。臨床的態度から出発して得られる感性は、援助場面に効果的に活かされることもあれば、優れた芸術作品に結びついたり、日常生活をやり繰りしていく上でのさまざまな創意工夫となって実現されることもある。日々を、そしてさまざまな機会を自明視し、そこに胡坐をかくことからわずかでも抜け出て、それらを問い直し、再発見していくことが、援助者としてのセンスや素養を磨くことにつながるのは、これらの事態が相談援助活動の臨床的性格、とりわけその現実的公開性と深く関連するからである。

感受性
sensitivity

3. 相談援助と日常性

A. 共同主観的な人間理解

[1] 主観的理解

　たとえば相談援助における人間理解は、生活の中でも気づかれないままに生起している「わかる」という現実的公開性を基盤・土台にしつつ、さまざまな角度・レベルから利用者を総合的に理解していくことである。相談援助における日常性（主観的理解）から専門性（客観的理解）への道程は、このような人間理解の進展と深化のプロセスそのものである。

主観的理解

客観的理解

われわれは日常的世界の中で日々生活している。このことは、われわれが主観的・個人的世界の中で、他とは引き離された個別的・日常的世界で生きていることを意味するのではない。たとえば、初めて1人で自転車に乗れたときの喜びは、他の人には理解できないかもしれない。この体験を自分自身の中だけに閉じ込めておくのであれば、それは、主観的・個人的世界の中にとどめておくことになる。この体験を母親に、父親に、兄弟に、そして友達に話すことによって、もっと喜びが広がるかもしれない。いろいろな所に行ける喜び、広い世界の中で風を切ることの喜び、そうした可能性がどんどん広がる場合もある。

こうして、主観的・個人的であること（の体験）をその人の中だけに閉じ込めておくことと、他の人に語ることによって社会的な広がりの可能性を持たせることとでは、その体験の意味が全く異なってしまう。

［2］共同主観的理解

経済的な面での生活苦に陥っていることや、障害が理由で社会的な行動が過度に制限されていることといった問題を、本人の胸の内だけにしまっておくならば、問題の解決にはつながらない。家族、親戚、地域住民がこのことを "わかっ" ていても、日常的・主観的な意味での "わかる" ことだけにとどめておくならば、問題解決が得られないばかりか、援助の糸口さえ見出せない。すでに見てきたように、相談援助の専門性が臨床的な対人援助の専門性の性格を帯びているということは、利用者の抱える問題を日常的なレベルでの主観的・個人的世界に閉じ込めておくのではなく、援助者との共同主観的理解へとその幅を広げていくことを意味する。それは、日常的な意味での "わかる" ことにとどまらず、ここを基点にし、必要に応じて利用者の諸データにも十分留意しながら、多面的・総合的に、つまりは客観的に利用者を理解していく営みである。

共同主観的理解

［3］客観的であることの意味

客観的であるということは、日常性の中の主観的なことを排除することではない。また、客観的データ（社会福祉調査によるデータ、介護認定、障害等級、医学的検査、心理テストなど）を経なければ客観的な認識にたどり着かないという考え方は、むしろ客観主義的認識なのであって、そういった考え方を保持することに躍起になることは、それ自体が、データや研究者のもっている枠組みを疑問視しないという意味で主観主義的である。少なくとも相談援助による客観的理解とは、日常において主観的であることを排除するのではなく、それを明確化していくことから始まるのである。

B. 相談援助の目標

[1] 個別化と共同主観化

　その意味で、相談援助における技術を駆使した客観的理解とは、援助者と利用者との間で展開される共同主観的理解といえる。この過程で、必要に応じて客観的データやその他の手続きなどを取り込むことによって、共同主観的という意味での客観化のプロセスが進めば進むほど、利用者の個別化のプロセスも進む。一見この共同主観化のプロセスと個別化のプロセスが同時進行することは矛盾するように受け取られるかもしれないが、必ずしも矛盾するものではない。相談援助における技術を駆使した上での問題解決のプロセスとは、利用者の社会生活をいかにその人らしく進めていけるようにするか、つまり利用者の個別化の模索のプロセスだからである。援助者と利用者の共同主観的理解が深まれば深まるほど、利用者の社会生活における個別化が実現されるのは当然の帰結である。

個別化

[2] 生き方への援助と相談援助

　利用者の主観的・個人的日常世界から、援助者（その他の人びしも含む）との共同主観的世界の共有・構築へという展開は、対人援助を基盤とした相談援助の臨床的展開過程でもあった。もう1つの重要な課題は、相談援助における技術を駆使した援助活動の終結を、利用者の自立、つまり日常世界への還帰へと、いかにしたらつないでいけるかということである。利用者の社会生活の重視ということに関しては、相談援助の基礎となるモデル設定が、医療モデルから生活モデルへ、という利用者自身の生活を直接把握していこうという流れの中では当然のことである。治療をも含み込んだ、社会生活の支援や利用者の自立がその目標となるからである。対人援助活動を中心にした援助活動全般の意義は利用者にとって大きいものであるが、より重要なことは、利用者自身が自分自身の社会生活（援助者との関係以外のところ）の中で、自分の意志で何かを決めたり考えていく（自己決定）力を養っていくことである。なぜならば、それがその人らしく（自己実現）生きていくことの何よりの証しでもあるからだ。相談援助の究極的な目標は、援助活動終結後の利用者の生き方にどのくらい働きかけていくことができるか、という点にあるのかもしれない。その意味では、相談援助活動は、利用者の日常性の生き方への援助でもある。

医療モデル／生活モデル
医療モデルは、診断-治療といった援助者中心に展開される援助モデルである。これに対して、生活モデルは、援助者と利用者が対等の立場から共同作業によって生活上の困難を克服していこうとする援助モデルである。

自己決定
self-determination

自己実現
self-actualization

11

注）

(1) 中村雄二郎『臨床の知とは何か』岩波新書，1992.

(2) 日本社会臨床学会編『人間・臨床・社会』社会臨床シリーズ4，影書房，1995，p.29.

(3) 早坂泰次郎編『現場からの現象学―本質学から現実学へ』川島書店，1999，pp.24-25.

(4) 野口裕二・大村英昭編『臨床社会学の実践』有斐閣選書，2001，p.19.

(5) 足立叡・佐藤俊一・平岡蕃編『ソーシャル・ケースワーク―対人援助の臨床福祉学』中央法規出版，1996，p.196.

(6) 早坂泰次郎編『〈関係性〉の人間学―良心的エゴイズムの心理』川島書店，1994，pp.81-88.

(7) 前掲書（3），p.21.

(8) 岡本夏木・浜田寿美男『発達心理学入門』岩波書店，1995，pp.46-48.

(9) 鷲田清一『「聴く」ことの力―臨床哲学試論』TBSブリタニカ，1999，pp.40-47.

(10) ミンコフスキー，E.著／中江育生・清水誠訳『生きられる時間1』みすず書房，1981，第1章.

(11) レヴィナス，E.著／原田佳彦訳『時間と他者』法政大学出版局，1986，p.3.

(12) 足立叡『臨床社会福祉学の基礎研究』淑徳大学社会学部研究叢書3，学文社，1996，pp.105-111.

(13) 前掲書（5），p.196.

(14) 前掲書（5），p.205.

※本章は以下の既出論文，著書の一部を大幅に修正し，構成されたものである.
柳澤孝主「社会福祉にとっての『臨床』の意味」『現代のエスプリ』452（臨床心理福祉学―福祉臨床と臨床心理の再考）至文堂，2005.
足立叡・佐藤俊一・平岡蕃編『ソーシャル・ケースワーク』中央法規出版，1996，第3章.

ジェネリックポイント

方法としての臨床

「臨床」と聞くと、どうしても医療や看護、社会福祉、教育、心理などの領域や分野、現場などとの関連でしかイメージできません。「方法としての臨床」というのは、上記のこととは無関係なことなのでしょうか。

「臨床」という言葉は現在では、確かに医療や社会福祉、教育や心理臨床などの領域・分野あるいは現場との関連で使用される場合が圧倒的に多いと思います。ところが、1人の生きた人間（存在）を相手にするということは、援助者自身の人と接する基本的姿勢や態度が問われることをも意味します。「臨床」という言葉は元来、相手と「ともにいる」あるいは「ともに生きる」姿勢や態度を意味していました。領域や分野、現場と関連したイメージが「臨床」に関しては強調されがちですが、それだけでは援助者

の態度や姿勢が問われていることにはなりません。だからこそ、序章では、援助者の基本的態度・姿勢を意味する「方法としての臨床」を中心に述べたのです。「態度としての臨床」と言い換えても構いません。この「方法としての臨床」や「態度としての臨床」は、よく考えてみますと、援助の現場や領域だけに限定されるものではありません。身近な人、たとえば家族や隣人、友人等々の人との関係を考える上でも重要なことです。

態度としての臨床

「自己実現」と「個別化」の関連を教えてください。

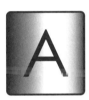

「自己実現」とは、心理学者マズローが広めた言葉として有名です。簡単に言えば、「その人がその人らしく生きる」こととでも表現できるかもしれません。福祉や医療の世界では、さまざまな生活上の障害を抱える利用

自己実現
self-actualization

者、病気に苦しむ患者、こういった人たちがその障害や病気にもかかわらず、精一杯その人らしく生きていけるような手助けが必要な場合が多いのです。援助者が、病気や障害を抱えた人たちの「自己実現」へと少しでも貢献していくためには、援助者の基本的態度として「個別化」の態度が不可欠なものとなります。「個別化」とは、ある人が他の人と同じ障害や病気を抱えたとしても、その人の障害や病気の意味は、他の人と異なっている場合が普通ですので、それぞれ別個のかかわり方が必要となり、それを実現しようとする援助者の基本的態度です。したがって、個別化を実現するためには、対象となる相手のことをよりよく理解していることが不可欠となります。

個別化
individualization

■理解を深めるための参考文献

●井手英策・柏木一恵・加藤忠相・中島康晴『ソーシャルワーカー──「身近」を革命する人たち』ちくま新書，2019.
　著者4人がそれぞれの形で、"真のソーシャルワーカー"実現のための諸側面を明らかにした著書である。身近な現実の変革を唱える好書である。
●宮本節子『ソーシャルワーカーという仕事』筑摩書房，2013.
　さまざまな意味で、社会の中で生きづらくなっている人、その人達の視線からソーシャルワーカーの仕事の意味を問い続けている著書である。
●佐藤俊一『ケアを生み出す力──傾聴から対話的関係へ』川島書店，2011.
　生きていることの基盤から、援助（ケア、ソーシャルワーク等を含む）することの意

味を問う。「いまここを」精一杯生きることからしか、援助の実践力は育たないことをさまざまな事例を通して力説している。

 コラム　身近なことからの出発

　ノンフィクションライターとして活躍している柳田邦男は、医療における医師と患者の関係に注目して、いくつかの著書の中で、医師の目の位置や目の高さについて触れている。たとえば、その著書『死ぬ瞬間』で有名な精神科医キューブラー－ロスの患者へのまなざしを指摘する。徹頭徹尾患者の側に身を寄せ、患者側の視点からケアの問題を模索している彼女自身の姿勢が、患者の目の高さやその位置に合わせたかかわりや態度の中に端的に写真集の中にも現れているという。彼女の写真を多く盛り込んだ著書を見ると、その姿勢や態度は顕著であるし、彼女自身の援助者としての“魂”のようなものさえ感じさせる。しかしこのことは、有名な精神科医だからこそ可能なのだろうか。

　今は亡き筆者の母が、かつて軽い脳出血を起こし、入院したことがある。1ヵ月半くらいの入院生活であった。その母が私に「本当に心配して見舞いに来る人と義理で来る人とはちがうね」と言うのである。「どうしてわかる」と尋ねると、「義理で来る人は坐って話していかないよ」と答えた。本当に心配して来る人は、たとえ短時間であっても、坐って、横になっている母の目の位置の高さに無意識的にその人の目を合わせて話していくというのである。

　その気になって自分自身の日常生活を振り返れば、ヒントになるようなことも沢山あるのかもしれない。しかもそれら多くのことは改善可能なものである。母の話を聞いていたらそう思った。要は自明になった日常の自分自身の姿勢に気づけるかどうかということである。目の位置や高さを取り上げたのは、ここに、本章で指摘した「方法としての臨床」基本「姿勢・態度としての臨床」や臨床的視点の、少なくとも出発点になるようなことやそのヒントが隠されているのではないかと思うからである。意外に身近なところにもヒントがあるものである。

キューブラー－ロス
Kübler-Ross, Elisabeth
1926 ～ 2004

➡ pp.211–212
「朝日新聞」2003 年 9 月 25 日朝刊 “ひととき” 参照。

第1章　社会福祉士・精神保健福祉士の役割と意義

1

社会福祉士・精神保健福祉士の
成り立ちについて理解する。

2

社会福祉士・精神保健福祉士の
果たすべき義務や役割について理解する。

3

専門職とは何か、専門職の成立条件とは何かを理解し、
ソーシャルワーカーのあり方を学ぶ。

4

社会福祉の実践を担う
専門職（ソーシャルワーカー）に求められる
主要な3つの要素―価値と倫理、知識、技術―を整理し、
その専門性について理解を深める。

1. 社会福祉士・精神保健福祉士の成り立ちと役割

A. 社会福祉士・精神保健福祉士の成り立ち

[1] 社会福祉士とは

平均寿命の延びによる人口の高齢化と、それに伴う要介護高齢者の増大、社会・経済・文化構造の変化に伴う新たなニーズの出現、新しい福祉サービス供給主体の育成とその質の確保などを背景に、「社会福祉士及び介護福祉士法」（1987〔昭和62〕年）が制定された。これにより社会福祉の領域における本格的な国家資格として、「社会福祉士」と「介護福祉士」が誕生した。社会福祉士は、多様化するニーズに応え、国民が安心して生活できる社会を実現するために、専門的な知識や技術をもって相談・指導にあたる専門職であり、各種相談機関（福祉事務所・児童相談所・婦人相談所・身体障害者更生相談所・知的障害者更生相談所など）や福祉施設（児童福祉施設・老人福祉施設・婦人保護施設・障害者支援施設など）、あるいは医療機関などを主な実践の場としている。以下、法的内容を確認しよう。

（1）社会福祉士及び介護福祉士法の目的

この法律は、社会福祉士及び介護福祉士の資格を定めて、その業務の適正を図り、もつて社会福祉の増進に寄与することを目的とする（1条）。

（2）社会福祉士の定義

この法律において「社会福祉士」とは、28条の登録を受け、社会福祉士の名称を用いて、専門的知識及び技術をもつて、身体上若しくは精神上の障害があること又は環境上の理由により日常生活を営むのに支障がある者の福祉に関する相談に応じ、助言、指導、福祉サービスを提供する者又は医師その他の保健医療サービスを提供する者その他の関係者との連絡及び調整その他の援助を行うことを業とする者をいう（2条1項）。

（3）社会福祉士の義務等

①誠実義務：社会福祉士及び介護福祉士は、その担当する者が個人の尊厳を保持し、自立した日常生活を営むことができるよう、常にその者の立場に立つて、誠実にその業務を行わなければならない（44条の2）。

②信用失墜行為の禁止：社会福祉士又は介護福祉士は、社会福祉士又は介護福祉士の信用を傷つけるような行為をしてはならない（45条）。

社会福祉士及び介護福祉士法

社会福祉士

介護福祉士

社会福祉士及び介護福祉士法44条の2：誠実義務

社会福祉士及び介護福祉士法45条：信用失墜行為の禁止

16

③秘密保持義務：社会福祉士又は介護福祉士は、正当な理由がなく、その業務に関して知り得た人の秘密を漏らしてはならない。社会福祉士又は介護福祉士でなくなつた後においても、同様とする（46条）。

社会福祉士及び介護福祉士法46条：秘密保持義務

④連携：社会福祉士は、その業務を行うに当たつては、その担当する者に、福祉サービス及びこれに関連する保健医療サービスその他のサービスが総合的かつ適切に提供されるよう、地域に即した創意と工夫を行いつつ、福祉サービス関係者等との連携を保たなければならない（47条1項）。

社会福祉士及び介護福祉士法47条：連携

⑤資質向上の責務：社会福祉士又は介護福祉士は、社会福祉及び介護を取り巻く環境の変化による業務の内容の変化に適応するため、相談援助又は介護等に関する知識及び技能の向上に努めなければならない（47条の2）。

社会福祉士及び介護福祉士法47条の2：資質向上の責務

⑥名称の使用制限：社会福祉士でない者は、社会福祉士という名称を使用してはならない（48条1項）。

社会福祉士及び介護福祉士法48条：名称の使用制限

[2] 精神保健福祉士とは

社会福祉士及び介護福祉士法成立の10年後、精神障害者の医療機関への入院の長期化が指摘され、また精神障害者の社会復帰の促進などの観点から「精神保健福祉士法」（1997〔平成9〕年）が制定された。これにより社会福祉士、介護福祉士に次いで、社会福祉分野における3つ目の本格的な国家資格として「精神保健福祉士」が誕生したのである。精神保健福祉士は、精神障害者やその家族が安心して必要な援助を受けることができるように、専門的な知識や技術をもって相談・指導にあたる専門職であり、精神科医療機関や精神障害者関連事業所、精神保健福祉センターや保健所などを主な実践の場としている。以下、法的内容を確認しよう。

精神保健福祉士法

精神保健福祉士

(1) 精神保健福祉士法の目的

この法律は、精神保健福祉士の資格を定めて、その業務の適正を図り、もって精神保健の向上及び精神障害者の福祉の増進に寄与することを目的とする（1条）。

(2) 精神保健福祉士の定義

この法律において「精神保健福祉士」とは、28条の登録を受け、精神保健福祉士の名称を用いて、精神障害者の保健及び福祉に関する専門的知識及び技術をもって、精神科病院その他の医療施設において精神障害の医療を受け、又は精神障害者の社会復帰の促進を図ることを目的とする施設を利用している者の地域相談支援の利用に関する相談その他の社会復帰に関する相談に応じ、助言、指導、日常生活への適応のために必要な訓練その他の援助を行うことを業とする者をいう（2条）。

（3）精神保健福祉士の義務等

①誠実義務：精神保健福祉士は、その担当する者が個人の尊厳を保持し、自立した生活を営むことができるよう、常にその者の立場に立って、誠実にその業務を行わなければならない（38 条の 2）。

②信用失墜行為の禁止：精神保健福祉士は、精神保健福祉士の信用を傷つけるような行為をしてはならない（39 条）。

③秘密保持義務：精神保健福祉士は、正当な理由がなく、その業務に関して知り得た人の秘密を漏らしてはならない。精神保健福祉士でなくなった後においても、同様とする（40 条）。

④連携等：精神保健福祉士は、その業務を行うに当たっては、その担当する者に対し、保健医療サービス、障害者の日常生活及び社会生活を総合的に支援するための法律 5 条 1 項に規定する障害福祉サービス、地域相談支援に関するサービスその他のサービスが密接な連携の下で総合的かつ適切に提供されるよう、これらのサービスを提供する者その他の関係者等との連携を保たなければならない（41 条 1 項）。

精神保健福祉士は、その業務を行うに当たって精神障害者に主治の医師があるときは、その指導を受けなければならない（41 条 2 項）。

⑤資質向上の責務：精神保健福祉士は、精神保健及び精神障害者の福祉を取り巻く環境の変化による業務の内容の変化に適応するため、相談援助に関する知識及び技能の向上に努めなければならない（41 条の 2）。

⑥名称の使用制限：精神保健福祉士でない者は、精神保健福祉士という名称を使用してはならない（42 条）。

B. 社会福祉士・精神保健福祉士の役割

社会福祉士と精神保健福祉士とでは、その専門とする領域に違いがあるものの、ソーシャルワーカーという専門職である点において共通する役割が存在する。ソーシャルワーカーに求められる役割は、ニーズや問題の性質によって異なるが、おおむね次のように整理される[1]。

（1）相談援助者

相談援助者機能は、ソーシャルワーカーにとって最も基本的なものであり、一連の援助過程における協働作業を通して、問題の解決と利用者の対処能力を高めていくものである。

（2）支援者、弁護者

支援者機能は、ソーシャルワーカーが果たすべきさまざまな役割の基盤をなし、利用者が自ら目的を達成することができるように側面的に援助す

るものである。弁護者機能は、自らの権利や要求などを表現できず、それらを具体的に実現できない利用者を弁護し、代弁するものである。

（3）管理者、保護者

管理者機能は2つの視点から捉えられる。1つは、問題の解決に取り組む中で生じる利用者の葛藤を調整していくものであり、もう1つは、ソーシャルワークが行われる場の条件の運営・管理を行っていくものである。保護者機能は、生存の危機や生活の限界状況に直面している利用者に対して介入し、それを保護し、権利を保障するものである。

（4）仲介者、調停者

仲介者機能は、利用者と必要な社会資源とをより効果的に連携させようとする役割を担い、それを遂行するものである。調停者機能は、問題や葛藤に直面している2人以上の当事者が合意に至るように図ったり、集団や組織が合意形成を可能にするよう援助するものである。

（5）ネットワーカー

ネットワーカー機能は、さまざまなソーシャル・サポートやサービスの体系を利用者の生活の場で統合化し、ネットワーク化していくものである。

（6）ケースマネジャー

ケースマネジャー機能は、フォーマルおよびインフォーマルな援助と活動のネットワークを組織し、調整し、維持することを計画するものである。

（7）エデュケーター

エデュケーター機能は、利用者の社会的機能を高め、環境への対処能力を引き出すために、必要な情報や新たな技能を学習する機会を提供するものである。

2. 社会福祉士・精神保健福祉士の専門性

A. 専門職について

[1] プロフェッショナルであるということ

専門職を表す言葉であるプロフェッショナル、もしくはプロフェッションは、プロフェスを語源に成り立っている。プロフェスとは「明言する」「宣言する」「告白する」などの意味を持つものである。この視点から捉えた場合、専門職とは特定の知識や技術、豊かな経験を持ち合わせたもの

プロフェッショナル
professional

プロフェッション
profession

プロフェス
profess

をいうのではなく、他者に向かって明言せざるを得ない何かを、あるいは告白し得る何かを自己の内面に形成しているものを指す。

　古典的三大専門職とされるものに、医師、弁護士、聖職者がある。これらの職業に共通する点の1つとして、「弱さにかかわること」が挙げられる。医師は肉体的な弱さに、弁護士は社会的（経済的）な弱さに、そして聖職者は精神的な弱さにかかわるというのである。他方、ソーシャルワーカーはどうであろうか。ソーシャルワーカーもまた生活上の弱さにかかわる職業といえるのではないだろうか。そのような弱さにかかわる者は、その弱さにつけこみ、それを利用し、自らの利益を得ることができる。しかし、それをしない。してはならない。ここに使命感ともいうべき厳しい職業倫理が求められるのである。ソーシャルワーカーは「弱さにつけこまない」「弱さを分かち合う」ことを明言する専門職といってよかろう。

［2］専門職の属性

　専門職の成立要件は何であろうか。ソーシャルワークにおける代表的な専門職の属性について確認しておこう。

　ソーシャルワークの専門職業としての評価について関心を喚起した契機は、1915年にメリーランド州ボルチモアで開催された全米慈善・矯正会議における「ソーシャルワークは専門職業か？」と題されたフレックスナーによる講演である。そこでフレックスナーは、医師を完成された専門職のモデルとし、専門職が成立するための属性として次の6項目を挙げた[2]。
①広範な個人的責任性を伴った、優れて知的な活動に関与するものであること。
②それらは事実に学ぶものであり、その構成員は生の事実から得た経験を実験や演習を通してたえず再検討すること。
③学問や知識だけにとどまらず、実践への応用を志向するものであること。
④伝授可能なものであり、高度に専門化された教育訓練を通して駆使展開できるものであること。
⑤それらは仲間集団を結成し、そして集団意識を持つようになって、活動や義務そして責任を保持しつつ、専門家組織を構成すること。
⑥諸個人を組織から排除または隔離することなく公益に寄与すること。そして社会的目的達成のために尽力すること。

　フレックスナーは、これらの属性にソーシャルワークを照らし合わせ、独自の技術、専門教育のためのプログラム、専門職業域の文献、実践技能を有していないことから「未だ専門職とはいえない」と結論づけた[3]。
　その後、この論議は、グリーンウッドの論文「専門職の属性」（1957

専門職の属性

全米慈善・矯正会議
national conference of
charities and corrections
フレックスナー
Flexner, Abraham
1866 ～ 1959

独自の技術
technology

グリーンウッド
Greenwood, Ernest
1910 ～ 2004

年）において、専門職業としての成熟度に論議を残しつつも、1つの結論に至る。グリーンウッドは専門職の属性として、①体系的な理論、②専門職的権威、③社会的承認、④倫理綱領、⑤専門職的副次文化を挙げ、「ソーシャルワークは専門職業である」とした。

ミラーソン
Millerson, Geoffrey

さらに1960年代になると、ミラーソンによって「専門職とは、主観的にも客観的にも、相応の職業上の地位を認められ、一定の研究領域を持ち、専門的な訓練と教育とを経て、固有の職務を行う、比較的地位が高い、非肉体的職務に属する職業をいう」と定義され、その属性として、①公衆の福祉という目的、②理論と技術、③教育と訓練、④テストによる能力証明、⑤専門職団体の組織化、⑥倫理綱領、が確認されたのである(4)。

その他、プロセス・モデルに基づく専門職の研究では、「可能的専門職（自称専門職）－準専門職－新専門職－確立専門職」という職業発展の過程を示したカー－ソンダース、確立専門職と比較することによって準専門職の概念を明確化したエツィオーニらの専門職論が代表的なものである。

カー－ソンダース
Carr-Saunders, A.

エツィオーニ
Etzioni, Amitai
1929 ～

ここでは著名な論者の見解を概括したが、専門職の成立条件は、特にプロセス・モデルの視点から考えれば、論議される際の時代背景や社会的要請、あるいは自らの社会的な地位向上の欲求などによって変化しうるものであり、発展していくものであることを確認しておく必要があろう(5)。

B. 専門性について

[1] ソーシャルワーカーと専門性

ソーシャルワーカーの専門性を語る導入として、まずは事例を見てみよう。以下は、福祉事務所における初回面接の様子である。

事例1 夫の暴力に苦しむ女性への援助

ある冬の日に、夫からの暴力に苦しむ女性が福祉事務所にやって来た。彼女は入り口付近で俯き立っている。

ソーシャルワーカー（以下、SW）：「はじめまして、私はここでソーシャルワーカーをしているMと申します（柔らかな表情で）」

女性：「………」

SW：「よろしかったらお掛けになりませんか？私のほうが座らせていただきますがよろしいでしょうか？（温かなまなざしで）」

女性：（頷く）

SW：「どのようなことでおいでになられましたか？もしよろしければお話しをお聞かせいただけますか？（やや前傾姿勢で）」

女性:「……。（少し間をおき）ここではどのようなことをしてくれるのでしょうか？」

SW:「そうでしたね。そちらの話を先にするべきでしたね」

　ゆっくりと理解を促しながら説明を行ったが、女性が顔を上げることはなかった。

女性:「わかりました。失礼します（小さな声で）」

SW:「お困りの内容はわかりませんが、ここにおいでになるのに随分と大変だったでしょうね。ここでのお話は決して外に持ち出すことはいたしません。もしよろしければ、○月○日の○時頃でしたら私がここにおりますので、いらしてみませんか？」

女性:「ええ（小さな声で）」

　何らかの問題を抱えた者が相談機関に出向くことには、相応の勇気と決意が伴うものである。つまり「生活に支障が生じる＝即座にサービスを利用する」という単純な図式は成り立たないのである。それを踏まえた上で、事例を検討してみよう。

　女性は入り口付近で立ち止まり、ただ俯くだけで動こうとしない。いや、動けないといったほうが的確である。この女性の態度から大きな不安が感じ取れる。相談の内容よりも、不安そのものが先行しているのであろう。そのような女性に対しソーシャルワーカーは、自己紹介を行うことによって自らの立場を明らかにしている。この自己紹介は単なる挨拶ではなく、これから話し合われる内容について自分が責任を持って対応するということを女性に伝える意味も含んでいる。それに対して女性は何も語らず俯いている。ここにも、来所時同様、ある種の女性の意思表示が隠されている（非言語による意思表示）。おそらく女性の心は、"私は何を話せばよいのだろうか""私の話をしっかり聴いてくれるのだろうか"などの気持ちと、福祉事務所やソーシャルワーカーに対する疑心でいっぱいなのであろう。その気持ちを察したソーシャルワーカーは、"あなたの話を聴きます"という思いを来所の目的の確認として伝えている。無論、そこには非言語的コミュニケーションも存在するであろう。そうすることで、女性は重い口を開くのである。ソーシャルワーカーの「……随分と大変だったでしょうね。ここでのお話は決して外に持ち出すことはいたしません」という言葉からは、女性への共感的態度と秘密保持が見て取れる。初回面接の場面では特にそうであるが、ソーシャルワーカーには、不安や緊張を抱いている相談者の言葉にならない思いや願いに耳を傾け、それを受けとめていく姿勢が必要であることを理解できよう。

いうまでもなく、援助活動のねらいはニーズの充足にあり、そのニーズの充足はニーズを把握（評価）することから始まる。言い換えれば、ニーズの発する問いかけに耳を傾けるということになる。一言でニーズの把握といっても、なかなか難しい。それは、前述の事例のように、相談者の言葉にならない言葉から、表出されない行為から、あるいは相談者を取り巻く環境から「聴く」必要があるからだ。さらにいえば、臨床場面においては、サービスを利用する者からの有形無形の問いかけがあり、ソーシャルワーカーはその多種多様な問題提起へ答えを出していく責任性を持たなければならない（レスポンシビリティ）。ニーズを察知し、問いかけに応答するためには、冷静な態度、鋭い感受性、深い洞察力、豊富な知識と技術、そしてその知識や技術をどのように活用するのかという態度と精神が必要となる。この点に社会福祉に専門性が求められる理由が存在する[6]。

レスポンシビリティ
responsibility

さて、ソーシャルワーカーの専門性は、①価値と倫理、②知識、③技術、から構成される。以下、それぞれを確認してみよう。

価値と倫理

知識

技術

[2] 価値と倫理

ソーシャルワークの価値とは、専門職として何を目指すのか、あるいは何を使命とするのかといった信念であり、また倫理とは、価値を実現するための現実的な行動の指針と規範である。まず価値についてであるが、今日のソーシャルワークにかかわる価値は、おおむね次のように整理することができる[7]。

①根本的価値：ソーシャルワークの存在を根拠づける価値であり、「個人の尊重」「自由」「平等」「社会正義」などを指す。

根本的価値

②中心的価値：ソーシャルワーク実践の方向性を指し示す価値であり、「健康で文化的な生活」「自己実現」「QOL」「エンパワメント」「社会的包摂」「自立」「ノーマライゼーション」などを指す。

中心的価値

③手段的価値：ソーシャルワーク実践における行動原則を導く価値であり、「自己決定」「プライバシー」「多様性」などを指す。

手段的価値

根本的価値に挙げられている概念はソーシャルワークの拠り所となる土台であり、また中心的価値に挙げられている概念は根本的価値を具現化するための要素（方針）として捉えることができる。そして、手段的価値に挙げられている概念は前述の価値を実現するためにソーシャルワーカーの取り組むべき行為を表現しているといってよいだろう。ソーシャルワーカーは、これらの価値の実現のために個人や社会に働きかける。

倫理綱領
code of ethics

次に、ソーシャルワークの倫理について「倫理綱領」をもとに考えてみよう。ソーシャルワーカーの倫理綱領における倫理基準（行動規範と責

ソーシャルワーカーの倫理綱領

任）は、①利用者に対する倫理責任、②実践現場における倫理責任、③社会に対する倫理責任、④専門職としての倫理責任、から構成されている。

第1に、利用者に対する倫理責任では、「利用者の利益の優先」「説明責任」「利用者の自己決定の尊重」「プライバシーの尊重」などが謳われ、ソーシャルワーカーが利用者の人権を侵害したり、利用者の利益を損なうことのないように利用者を保護することを規定している。第2に、実践現場における倫理責任では、「最良の実践を行う責務」「他の専門職等との連携・協働」「実践現場と綱領の遵守」「業務改善の推進」が謳われ、ソーシャルワーカーが自らの力量を最大限に発揮し、同時に多職種との連携を図り、よりよい実践を行うことで利用者の生活の安定を目指すことを定めている。第3に、社会に対する倫理責任では、「ソーシャル・インクルージョン」「社会への働きかけ」「国際社会への働きかけ」が謳われ、ソーシャルワーカーの活動を、特定の個人や集団のみを対象にしたものではなく、広く社会に働きかけるものとして、社会変革の促進を自らの役割と位置づけている。第4に、専門職としての倫理責任では、「専門職の啓発」「信用失墜行為の禁止」「社会的信用の保持」「専門職の擁護」「専門性の向上」などが謳われ、ソーシャルワーカーの専門職としての社会的責任が明文化されている。ソーシャルワーカーは、これらの倫理責任を果たすことを自らの使命と確認し、実践に従事しているのである。

しかしながら、倫理綱領を遵守するだけで、ソーシャルワーカーの業務が支障なく遂行されるわけではない。「倫理綱領は、ソーシャルワーカーが一般的に従うことが望ましい価値態度、従うべき行動規範・義務を表したものであるから、たいへん抽象的であり、個々の具体的な場面でのワーカーの望ましい行為を示唆するガイドラインではない[8]」との指摘があるように、具体的な場面でのソーシャルワーカーの望ましい行為の実践は、個々のソーシャルワーカーの判断や裁量に委ねられることになる。それゆえ、ソーシャルワーカーは日々の実践において、利用者やその家族、あるいは同僚や上司などと自身との間に生じる価値観の相違に悩まされる場合も考えられる（倫理上のジレンマ）。

倫理上のジレンマ

［3］知識

ソーシャルワーカーは価値の実現を目指して援助する。そのためには、社会科学や自然科学に関する広範な知識を獲得する必要があり、また対象や状況に応じて、それらを的確に用いることが求められる。では、具体的にどのような知識が必要だろうか。事例をもとに考えてみよう。

事例2　ADHD（注意欠陥多動性障害）を持つ子どもへの援助[9]

　小学校に入学すると、T君の暴力はますますひどくなっていった。暴力だけにとどまらず、授業中教室内を走り回ったり、ときには教室から飛び出して行くこともあった。その度に授業が中断され、周りの児童たちも騒ぎ始め授業の遅れが目立つようになり、担任の教師はT君の対応に苦慮していた。そのような状況は、次第に保護者の間でも噂になり、ある日、T君が1人のクラスメイトに怪我を負わせたことをきっかけに、一気に問題が表面化した。母親は周囲の保護者から「授業が中断されるのは困る」「周りに迷惑をかけるなら登校させないで欲しい」などと責められるようになり、頼みの綱であった担任の教師からも「しつけが悪いのではないか」「どう教育しているのか」などと言われるようになった。誰からの援助も受けられないまま時間は過ぎていったが、あるテレビ番組の中で、母親はADHDの存在を知った。"もしかするとわが子も……"という思いに駆られた母親は、T君とともに病院を訪れた。診断の結果はADHD。ショックを受けた母親は、児童相談所のソーシャルワーカーに相談した。

　さて、事例に登場するT君や母親を援助する場合に、どのような知識が必要だろうか。まず児童一般に対する基礎知識に加えて、ADHDという障害がどのような原因から起こるものであり、どのような症状をもたらすのか、あるいは他の障害との関係など、医学的、心理学的な視点も含めた障害そのものに対する正しい知識が必要となる。また、発達障害児を支援するための制度や政策、実施体制、その他の多様な社会資源に関する知識も求められよう。さらには障害を抱えるT君の心理や、T君をケアする母親の感情、精神状態などについても理解を深める必要がある。このようにソーシャルワーカーには、援助を展開するにあたって幅広い知識が要求されるのである。

　したがってソーシャルワーカーは、固有の援助方法（技術）の知識を土台に、①人間を理解するための知識（心理・発達・行動・精神など）、②対象者を理解するための知識（高齢者・障害者・児童・貧困者など）、③実践現場を理解するための知識（地域・機関・施設・家庭など）、④実践領域を理解するための知識（法律・制度・政策・理論など）、⑤隣接領域を理解するための知識（医学・社会学・心理学・リハビリテーション学など）、を獲得し活用していかなければならない。加えて、諸科学による既存の知識だけではなく、「臨床知」や「暗黙知」もまた援助を展開する上で重要な役割を果たすことを確認する必要がある。

人間を理解するための知識

対象者を理解するための知識

実践現場を理解するための知識

実践領域を理解するための知識

隣接領域を理解するための知識

臨床知
臨床（の）知といった場合、「臨床への知」と「臨床からの知」とが考えられる。とりわけ後者では、他者とかかわる際の基本的な姿勢や態度が問われ、相手とともにあるかどうかという「方法としての臨床」「態度としての臨床」を意味する。
➡ p.2 参照

暗黙知
経験や直感に基づく知識であり、主観的で言語化することができないものをいう。⇔形式知

25

［4］技術

　ソーシャルワーカーに必要とされる専門技術は、相談援助の技術（個別援助技術）をはじめ多岐にわたる。まずは相談援助の技術について、再び**事例1**をもとに考えてみよう。

　大きな不安と緊張を抱え、福祉事務所にやって来た女性に対し、ソーシャルワーカーはどのような技術を活用して対応すべきだろうか。面接の初期段階においては、相談者の抱える不安や緊張を緩和し、安心感を与え、相談者とソーシャルワーカーとの間に信頼関係を形成することが重要となる。そのためソーシャルワーカーは、非言語的なコミュニケーション技術を駆使し、相談者に対して自身の誠実さや温かさを伝える。より具体的にはソーシャルワーカーの、①表情（柔らかな表情・温かなまなざし）、②姿勢（やや前傾の姿勢を保つ・腕や足を組まない）、③動作（うなずき・あいづち）、④話し方（適度な速さ・間をとる）、などである[10]。そのような非言語的なコミュニケーション技術を適切に用いることで、相談者は安心感を抱き始め、徐々に閉ざした心と重い口を開くものである。

　また、ソーシャルワーカーの態度や雰囲気も重要な意味を持つ。たとえば、①相談者の発する言葉に積極的に耳を傾ける「傾聴」、②相談者のあるがままを理解し受け止める「受容」、③相談者の独自性を理解し個人として捉える「個別化」、④相談者を一方的に非難しない「非審判的態度」、⑤相談者のプライバシーや秘密を守る「秘密保持」、などである。相談者は、そのようなソーシャルワーカーの真摯な態度を認め、その働きかけに応えようとするのである。

傾聴
active listening
受容
acceptance
個別化
individualization
非審判的態度
non-judgmental attitude
秘密保持
confidentiality

　さらに、ソーシャルワーカーは多くの面接技法についても理解を深め、身につけなければならない。ここでは2つの技法を確認しておこう。相談者（の抱える問題）を的確に理解するためには、質問の仕方に留意する必要がある。それは質問を効果的に行うことで、話の内容を深め、問題を明確化することができるからである（質問の技法）。質問はその応答の仕方によって「開かれた質問」と「閉じられた質問」とに分けられる。前者は相談者が答える内容を限定せず、自由に答えられるような問いかけであり、相談者を理解するために有効な技法である。後者は特定の内容に限定した問いかけであり、事実や情報の確認のために用いられる技法である。面接が進み、女性が「家庭のことで悩んでいるんです」と言ったとしよう。それに対しソーシャルワーカーは、どのように質問をしたらよいだろうか。ここでは女性が本当に言いたいこと、問題に思っていることを表現する機会を提供することが重要である。したがって「それは経済的なことですか？」「それはお子さんのことですか？」などと問いかけるのではなく、

「それはどのようなことですか？」と開かれた質問であると同時に、ソーシャルワーカーの先入観を排除した質問の仕方でなければならない。

相談者の話す事柄や感情を、ソーシャルワーカーが相談者に返していくことも重要である（反映の技法）。たとえば女性の「1年ほど前から毎日、夫に暴力を振るわれていて…。娘がいて…悪い影響が…心配で…」という言葉に対しては、「ご主人からの暴力に苦しまれているのですね。そのことが娘さんにも悪い影響を与えるのではないかと心配なのですね」と事実だけではなく、感情に焦点を当て応答することが求められる。そうすることで、女性が自らの感情に気づき、それを理解することにつながるのである。また、女性がソーシャルワーカーに理解されていると感じることによって、信頼関係が形成されていくのである。このように相談援助では、言語・非言語のコミュニケーション技術、相談者に対する真摯な態度など、さまざまな面接技法が求められる。

次に、**事例2**ではどのような技術が必要だろうか。前に述べた相談援助の技術が必要であることはいうまでもないが、ここでは別の視点から捉えてみよう。このようなケースでは、職種の異なる専門家（ソーシャルワーカー・医師・教師など）が問題を共有し、それぞれの立場から意見を出し合い、T君にとって最良と思われる方法を導き出し、それを実践していくことが求められる。つまり、ネットワーク（職種間協働）の構築である。また一方では、T君の生活の場は家庭であり、地域社会であるから、家族や地域住民の理解と協力が不可欠となる。障害を持つT君を抱える家族に向けて、ソーシャルワーカーや民生委員が連携を維持しながら情報を交換し、医師や教師、地域住民やボランティアを巻き込んだ支援体制を形成していかなければならない。さらには、T君の生活をより豊かにしていくという観点から必要なサービスを連動させることも重要である。このようにソーシャルワーカーには、フォーマル、インフォーマルな資源を組織化する技術や、相談者と相談者が必要とするサービスとを結びつける技術が必要とされる。

ソーシャルワーカーに求められる技術として、相談援助の技術（個別援助技術）とネットワークについて概括したが、対象や状況に応じて、別の技術を活用する必要がある。以下、代表的な援助技術を列挙しておく。

①集団援助技術：意図的なグループ活動の中で生まれる相互作用とプログラム活動とを援助媒体として活用し、メンバーの成長やグループの発達を促すことによってニーズを充足させるソーシャルワーク実践。

②地域援助技術：地域で生じる問題に対し、住民が主体的・組織的・計画的に解決していけるように、側面的な援助を行うソーシャルワーク実践。

反映の技法

ネットワーク
network

集団援助技術
social group work

地域援助技術
community work

社会福祉調査法
social work research

社会福祉運営管理法
social welfare
administration

社会福祉計画法
social welfare planning

社会福祉活動法
social welfare action

ケアマネジメント
care management

スーパービジョン
supervision

コンサルテーション
consultation

カウンセリング
counseling

③社会福祉調査法：社会福祉の対象者が抱える問題に関するデータを収集し、整理・分析を通して実証的な解明を図るソーシャルワーク実践。

④社会福祉運営管理法：社会福祉の機関や施設などが、サービスの合理的かつ効果的な展開・発展を図るためのソーシャルワーク実践。

⑤社会福祉計画法：さまざまな福祉課題に対応し、国民の生活の安定を図る計画的・予防的なソーシャルワーク実践。

⑥社会福祉活動法：地域社会に生じる福祉課題に対し、当事者や地域住民が課題の解決や望ましい社会の実現を目的に、環境や制度の変革を目指すソーシャルワーク実践。

⑦ケアマネジメント：利用者の必要とするケアを調整する機能を持ち、最適なサービスを迅速に、かつ効果的に提供するための技法。

⑧スーパービジョン：社会福祉機関や施設において、スーパーバイザーがスーパーバイジーに対して管理的・教育的・支持的機能を提供することによって、社会化の促進を含んだ専門職育成を行う過程。

⑨コンサルテーション：ソーシャルワーカーが、関連する他の分野の専門家から指導・助言を受ける過程。

⑩カウンセリング：心理的な問題を抱えている利用者に対して、言語的・非言語的コミュニケーションを通じて問題の解決を図る過程。

注）
(1) 太田義弘・秋山薊二編『ジェネラル・ソーシャルワーク—社会福祉援助技術総論』光生館，2000，pp.155-200.
(2) 奥田いさよ『社会福祉専門職性の研究—ソーシャルワーク史からのアプローチ：わが国での定着化をめざして』川島書店，1992，p.67.
(3) 前掲書（2），p.67.
(4) 秋山智久『社会福祉実践論—方法原理・専門職・価値観』ミネルヴァ書房，2000，p.232.
(5) 秋山智久『社会福祉専門職の研究』社会福祉研究選書 3，ミネルヴァ書房，2007，pp.97-103.
(6) 阿部志郎『福祉の哲学（改訂版）』誠信書房，2008，pp.8-12.
(7) 副田あけみ『社会福祉援助技術論—ジェネラリスト・アプローチの視点から』社会福祉専門職ライブラリー（社会福祉士編），誠信書房，2005，p.36.
(8) 副田あけみ「社会福祉援助実践における価値と倫理」『人文学報』第 252 号，東京都立大学，1994，p.43.
(9) 佐藤克繁・山田州宏・星野政明・増田樹郎編『社会福祉援助技術論（応用編）—対人援助の豊かさを求めて』新課程・国家資格シリーズ 5，黎明書房，2003，pp.116-117. を一部修正。
(10) 前掲書（7），pp.110-112.

ジェネリックポイント

社会福祉士や精神保健福祉士の他に、社会福祉の分野にはどのような資格がありますか。

国家資格としては、社会福祉士及び介護福祉士法に規定される「介護福祉士」があります。介護福祉士は、専門的な知識や技術をもって、障害があるために日常生活を営むことに支障がある人に対して、その状況に応じた介護などを行う専門職です。また、児童福祉法に定められる「保育士」も児童の保育などを行う専門職です。その他、国家資格ではありませんが、「社会福祉主事」「介護支援専門員」「福祉住環境コーディネーター」「福祉用具専門相談員」などがあります。

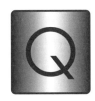

社会福祉士や精神保健福祉士の価値観について教えてください。

本文中で述べた他に、たとえばブトゥリムは、人間の本質に内在する普遍的価値から引き出されるソーシャルワークにおける価値前提として、①人間尊重、②人間の社会性、③変化の可能性、を挙げています（ブトゥリム，Z.T. 著／川田誉音訳『ソーシャルワークとは何か—その本質と機能』川島書店，1986.）。「人間尊重」とは、人間は属性や能力などに関係なく、人間であること自体に価値があるということを意味します。また「人間の社会性」とは、人間はそれぞれ独自性を持つものであるが、生きる上では他者に依存する存在であるということを表します。さらに「変化の可能性」とは、人間は成長し、変化していく可能性を持っているということです。これらはソーシャルワークを支える基盤であるといってもよいでしょう。

ブトゥリム
Butrym, Zofia T.

<u>理解を深めるための参考文献</u>

● 勝部麗子『ひとりぼっちをつくらない─コミュニティソーシャルワーカーの仕事』全国社会福祉協議会，2016.
孤独死、ごみ屋敷、ひきこもりなど、制度の狭間の問題に取り組むコミュニティソーシャルワーカーについて、自身の経験から語っている。声なき声のSOSを発見し、当事者の心を開き支援すること、制度に代わる新たな仕組みを地域に創り、拓くことの重要性を実感できる。

● 国際ソーシャルワーカー連盟（IFSW）編／日本ソーシャルワーカー協会・国際委員会訳『国際ソーシャルワーカー連盟（IFSW）ポリシーペーパー（国際方針文書）』日本ソーシャルワーカー協会，2011.
特定の社会問題に関するソーシャルワークの対応の原則と主要な要素が示されている。「国境を越えた生殖サービスに関する国際方針文書」「貧困撲滅とソーシャルワーカーの役割に関する国際方針文書」「女性に関する国際方針文書」などを含めた16の方針文書が収められている。

● 三島亜紀子『社会福祉学は「社会」をどう捉えてきたのか─ソーシャルワークのグローバル定義における専門職像』勁草書房，2017.
ソーシャルワークのグローバル定義に新たに盛り込まれた概念の原理や歴史的背景などを明らかにすることを通して、今後の日本のソーシャルワーク（の専門職像）や社会保障のあり方について考察している。

 コラム　　他者への関心

　筆者は「沖縄」に強い関心を寄せている。周知の通り、沖縄という地は、日本で唯一地上戦が行われた場所であり、本島の南部には戦争の傷跡が数多く残されている。そこには「ガマ」と呼ばれる洞窟（鍾乳洞）が多数存在する。戦時中、多くの人たちが攻撃から逃れるためにガマに身を潜めたという。ガマの外では鉄の雨が降り、恐怖の足音が鳴り響く。ガマの中でも惨劇は起こる。そのような特有の歴史からか、沖縄には興味深い言葉が存在する。その中でも特に考えさせられるのは“ちむぐりさ”と“ちゅいしーじー”という言葉である。“ちむぐりさ”とは「肝が苦しむ」「肝苦しい」という意味をもつ。人の苦しみを自分の痛みとして感じることである。困っている人を見ると胸が痛む。だから何とかしようという心なのであろう。一方“ちゅいしーじー”とは「困っているなら私のところにおいでよ。何もいらないよ。あなたを助けることによって私も救われるのだから」という心情を表す言葉である。言い換えれば、他者への支援行為に返礼（見返り）を期待せず、お互いの存在価値を認め合い、支え合う関係の中でともにあろうということになろうか。これらの言葉は、真の意味での他者に関心をもつという福祉の原点とも通底していると言えないだろうか。

第2章 相談援助の概念と範囲

1. 相談援助の概念と定義

A. 相談援助

社会福祉士及び介護福祉士法

1987（昭和62）年に「社会福祉士及び介護福祉士法」が成立して以来、現在に至るまでの間に、介護保険制度の施行などによる「措置制度から契約制度へ」の転換など、社会福祉の状況は大きく変化してきた。それらの変化に伴って社会福祉士の役割はますます重要になり、その活躍が期待されているところである。

わが国の社会福祉士資格は業務独占ではなく名称独占であるが、それは単に呼称を使用することができるだけということではなく、その肩書きをもって専門的業務を行うことが認められているということである。その専門的業務の内容は「相談援助」として定義されている。

相談援助
保育士および介護福祉士も、その業務において相談援助を行うことはあるが、専門的業務として法律に規定されていないため、ここでは取り上げない。

また、同じく「相談援助」を業として規定されている国家資格に精神保健福祉士がある。そこで、社会福祉士および精神保健福祉士の業として定められている「相談援助」の内容についてそれぞれ見ていくことにしよう。

B. 社会福祉士及び介護福祉士法

[1]「相談援助」の定義

社会福祉士の業務内容については、「社会福祉士及び介護福祉士法」の2条において次のように定められている。

> この法律において「社会福祉士」とは、28条の登録を受け、社会福祉士の名称を用いて、専門的知識及び技術をもって、身体上若しくは精神上の障害があること又は環境上の理由により日常生活を営むのに支障がある者の福祉に関する相談に応じ、助言、指導、福祉サービスを提供する者又は医師その他の保健医療サービスを提供する者その他の関係者との連絡及び調整その他の援助を行うことを業とする者をいう。

ここで定義されている社会福祉士の業務内容を、同法では「相談援助」と呼んでいる。そこで次に、この定義をもとに「相談援助」の内容について詳しく見ていくことにしよう。

［2］ 専門的知識及び技術

　社会福祉士の名称を用いて相談援助を行う上での拠り所となるのが「専門的知識及び技術」である。同法5条では、「社会福祉士試験は、社会福祉士として必要な知識及び技能について行う」とされていることから、国家試験の出題内容が社会福祉士に求められる知識や技能であるということになる。しかしこれは、社会福祉士として最低限必要な知識・技能を定めたものであり、資格取得後も知識を広めまた深めるとともに、援助技術に磨きを掛けるべく研鑽を重ねることが不可欠であることは言うまでもない。

社会福祉士試験

　特に諸制度の根拠となっている社会福祉関連法規の内容を熟知していることは重要であるが、これらの法律や制度はしばしば改正されるので、常に最新の情報が入手できるようなルートを確保しておくことも大切であろう。

　また、ソーシャルワーカーの専門的な技術または方法論として日本ソーシャルワーカー協会倫理問題委員会では、次の5つを挙げている[1]。すなわち、ケースワーク、グループワーク、コミュニティワーク、ソーシャル・アクション、ソーシャル・ウェルフェア・アドミニストレーションである。

［3］ 援助の対象

　相談援助の対象は、「日常生活を営むのに支障がある者」であり、その支障をきたしている理由として、身体上の障害や精神上の障害、環境上の問題が挙げられている。注意しなければならないのは、身体上の障害や精神上の障害が「援助の対象」となるための条件として挙げられているわけではないことである。

　また、ここでいう「支障」の範囲を特定することは難しいが、日本国憲法25条の規定に照らせば、健康で文化的な最低限度の生活を営むのに支障をきたしている状態は、明らかにこの援助の対象であると考えられる。

日本国憲法25条
生存権の保護

　本来、クライエントが「支障」を感じており、援助を求めているのであれば、すべて相談援助の対象として対応するべきであり、その「支障」の程度を問うのは、クライエントからの訴えや要望を十分に聴き、状況を正確に把握してから慎重に判断することが必要であろう。

［4］ 福祉に関する相談

　そこで次に、日常生活を営む上で支障をきたしている者の「福祉に関する相談」に応じることが、社会福祉士の業務として定められているのである。

　この相談において、日常生活に支障をきたしている問題やクライエント

のニーズを的確に把握し、対処の方法を検討していくことになる。この相談という相互的行為を通じて、クライエントの心理的な不安感やストレスは軽減され、ケースによっては問題そのものが解決するということもあるだろう。単に相談に応じるということだけならば、誰にでも容易にできることのように思われがちであるが、それを業務として責任を果たすためには専門的知識とともに、高いコミュニケーション能力や理解力、判断力などが必要であり、社会福祉士はその専門家として社会的に期待されている。

[5] 助言・指導

　相談を通して、生活に支障をきたしている具体的な問題やクライエントのニーズが明確になったところで、次にその問題への対処の方法を示すことが必要になる。それが「相談援助」の業務内容として次に定められている「助言・指導」ということである。「指導」という表現には抵抗を感じる人もいるかもしれないが、指導とはもともと目標や方法などを指し示し、教え導くことであり、必ずしも一方的にそれを押しつけたり、強制したりすることを意味するものではない。

　反対に「助言」は一般的に穏やかなイメージがあるが、援助者の側が「助言」のつもりで発した言葉が、クライエントには強圧的なものとして感じ取られるということも往々にしてあるので、注意が必要であろう。

[6] 連絡・調整

　クライエントの抱える問題状況によっては、助言・指導によって相談援助が終結する場合もあるが、クライエントへの助言・指導とともに、他の福祉サービス関係者へ連絡を行い協力を要請したり、業務分担の調整を行うことが必要な場合もある。このような連絡・調整の役割も、「相談援助」において重要な業務の1つとして位置づけられている。連絡や調整の相手となるのは、福祉サービス関係者や医師、保健医療サービス関係者はもとより、クライエントの家族や地域住民など、必要に応じてあらゆる人がその対象となる可能性がある。

[7] その他の援助

　社会福祉士の業務すなわち「相談援助」の内容として最後に記されているのは「その他の援助」ということである。ここで用いられている「その他」という表現は、決して重要性や発生頻度の低さを示すものと考えるべきではない。社会福祉士に求められる相談援助業務の内容は多種多様であり、クライエント一人ひとりの個別性に応じた本来的な援助を行うために

は、既成の枠組にとらわれない柔軟な対応が必要となるだろう。

ただしそれは、社会規範や倫理規定からの逸脱を容認することを意味するのではなく、そこには高度な遵法意識や倫理観を兼ね備えたバランス感覚が求められていることを忘れてはならない。

C. 精神保健福祉士法

[1]「相談援助」の定義

精神保健福祉士法では、精神保健福祉士を以下のように定義している。

> この法律において「精神保健福祉士」とは、28条の登録を受け、精神保健福祉士の名称を用いて、精神障害者の保健及び福祉に関する専門的知識及び技術をもって、精神科病院その他の医療施設において精神障害の医療を受け、又は精神障害者の社会復帰の促進を図ることを目的とする施設を利用している者の社会復帰に関する相談に応じ、助言、指導、日常生活への適応のために必要な訓練その他の援助を行うことを業とする者をいう。

精神保健福祉士法
精神保健福祉士

そしてここで定義されている業務内容を、同法では「相談援助」と呼んでいる。

[2] 精神保健福祉士と社会福祉士の「相談援助」の違い

精神保健福祉士法に定められた「相談援助」は、社会福祉士のそれにくらべると対象や範囲がより具体的に限定されていることがわかる。依拠するものは「精神障害者の保健及び福祉に関する専門的知識及び技術」となり、対象者は「精神科病院その他の医療施設において精神障害の医療を受け」ている者や、「精神障害者の社会復帰の促進を図ることを目的とする施設」の利用者に絞られている。

これは精神保健福祉士が、社会福祉士と同じソーシャルワークの担い手でありながら、特に精神障害者の保健および福祉を専門的業務とする精神科ソーシャルワーカーとしての役割を期待されていることを示している。

精神科ソーシャルワーカー
PSW: Psychiatric Social Worker

[3] 社会復帰に関する相談援助

なお、短期大学等で指定科目を履修して卒業した後に、精神保健福祉士国家試験の受験資格を取得するために必要となる「実務経験」は、「社会復帰に関する相談援助」を主たる業務として行っていることが条件になっ

ている。その相談援助の例としては次のようなものが挙げられる。

- 精神障害者の社会復帰に関し、退院後の住居や就労及び各種の給付制度などの相談に応じること。
- 精神障害者が社会復帰を行うにあたり、どのような支援制度を利用すべきかなど、退院後の生活についての助言、指導を行うこと。
- 規則的な生活、金銭の自己管理及び掃除、洗濯、買い物などの日常生活への適応のための必要な訓練を行うこと。
- その他家庭あるいは職場、学校との連絡調整や手続きなどの援助を行うこと。

2. ソーシャルワークの国際定義

A. 国際ソーシャルワーカー連盟によるソーシャルワークの定義

2014年7月にオーストラリアのメルボルンで開催された国際ソーシャルワーカー連盟（IFSW）と国際ソーシャルワーク学校連盟（IASSW）の国際総会で「ソーシャルワークのグローバル定義」が採択された。この定義は、2000年に採択された国際定義に代わるものである。

このグローバル定義は、日本社会福祉教育学校連盟と社会福祉専門職団体協議会との共同作業により日本語訳版が以下の通り（[1] 定義、[2] 注釈）作成されている。

[1] 定義

ソーシャルワークは、社会変革と社会開発、社会的結束、および人々のエンパワメントと解放を促進する、実践に基づいた専門職であり学問である。社会正義、人権、集団的責任、および多様性尊重の諸原理は、ソーシャルワークの中核をなす。ソーシャルワークの理論、社会科学、人文学、および地域・民族固有の知を基盤として、ソーシャルワークは、生活課題に取り組みウェルビーイングを高めるよう、人々やさまざまな構造に働きかける。この定義は、各国および世界の各地域で展開してもよい。

[2] 注釈

注釈は、定義に用いられる中核概念を説明し、ソーシャルワーク専門職

国際ソーシャルワーカー連盟
IFSW: International Federation of Social Workers

国際ソーシャルワーク学校連盟
IASSW: International Association of Schools of Social Work

社会福祉専門職団体協議会（現：日本ソーシャルワーカー連盟）
IFSW への加盟資格は1国1組織と定められているため、わが国では日本社会福祉士会、日本精神保健福祉士協会、日本医療社会福祉協会、日本ソーシャルワーカー協会の4団体により「社専協」を組織し、IFSW に加盟。その後「社事協」は日本ソーシャルワーカー連盟に名称を変更。

地域・民族固有の知
indigenous knowledge
世界各地に根ざし、人々が集団レベルで長期間受け継いできた知。

ウェルビーイング
well bcing

の中核となる任務、原則、知、実践について詳述するものである。

（1）中核となる任務

ソーシャルワーク専門職の中核となる任務には、社会変革、社会開発、社会的結束の促進、および人々のエンパワメントと解放がある。

エンパワメント
empowerment

ソーシャルワークは、相互に結び付いた歴史的、社会経済的、文化的、空間的、政治的、個人的要素が人々のウェルビーイングと発展にとってチャンスにも障壁にもなることを認識している、実践に基づいた専門職であり学問である。構造的障壁は、不平等、差別、搾取、抑圧の永続につながる。人種、階級、言語、宗教、ジェンダー、障害、文化、性的指向などに基づく抑圧や、特権の構造的原因の探求を通して批判的意識を養うこと、そして構造的・個人的障壁の問題に取り組む行動戦略を立てることは、人々のエンパワメントと解放をめざす実践の中核をなす。不利な立場にある人々と連帯しつつ、この専門職は、貧困を軽減し、脆弱で抑圧された人々を解放し、社会的包摂と社会的結束を促進すべく努力する。

社会変革の任務は、個人、家族、小集団、共同体、社会のどのレベルであれ、現状が変革と開発を必要とみなされる時、ソーシャルワークが介入することを前提としている。それは、周縁化、社会的排除、抑圧の原因となる構造的条件に挑戦し変革する必要によって突き動かされる。

社会変革のイニシアチブは、人権および経済的、環境的、社会的正義の増進において人々の主体性が果たす役割を認識する。また、ソーシャルワーク専門職は、それがいかなる特定の集団の周縁化、排除、抑圧にも利用されない限りにおいて、社会的安定の維持にも等しく関与する。

社会開発という概念は、介入のための戦略、最終的にめざす状態、および（通常の残余的および制度的枠組に加えて）政策的枠組などを意味する。それは、（持続可能な発展をめざし、ミクロ−マクロの区分を超えて、複数のシステムレベルおよびセクター間・専門職間の協働を統合するような）全体的、生物−心理−社会的、およびスピリチュアルなアセスメントと介入に基づいている。それは社会構造的かつ経済的な開発に優先権を与えるものであり、経済成長こそが社会開発の前提条件であるという従来の考え方には賛同しない。

（2）原則

ソーシャルワークの大原則は、人間の内在的価値と尊厳の尊重、危害を加えないこと、多様性の尊重、人権と社会正義の支持である。

人権と社会正義を擁護し支持することは、ソーシャルワークを動機づけ、正当化するものである。ソーシャルワーク専門職は、人権と集団的責任の共存が必要であることを認識する。集団的責任という考えは、1つには、

人々がお互い同士、そして環境に対して責任をもつ限りにおいて、はじめて個人の権利が日常レベルで実現されるという現実、もう1つには、共同体の中で互恵的な関係を確立することの重要性を強調する。したがって、ソーシャルワークの主な焦点は、あらゆるレベルにおいて人々の権利を主張すること、および、人々が互いのウェルビーイングに責任をもち、人と人の間、そして人々と環境の間の相互依存を認識し尊重するように促すことにある。

　ソーシャルワークは、第一、第二、第三世代の権利を尊重する。第一世代の権利とは、言論や良心の自由、拷問や恣意的拘束からの自由など、市民的・政治的権利を指す。第二世代の権利とは、合理的なレベルの教育、保健医療、住居、少数言語の権利など、社会経済的・文化的権利を指す。第三世代の権利は自然界、生物多様性や世代間平等の権利に焦点を当てる。これらの権利は、互いに補強し依存しあうものであり、個人の権利と集団的権利の両方を含んでいる。

　「危害を加えないこと」と「多様性の尊重」は、状況によっては、対立し、競合する価値観となることがある。たとえば、女性や同性愛者などのマイノリティの権利（生存権さえも）が文化の名において侵害される場合などである。「ソーシャルワークの教育・養成に関する世界基準」は、ソーシャルワーカーの教育は基本的人権アプローチに基づくべきと主張することによって、この複雑な問題に対処しようとしている。そこには以下の注が付されている。

　　文化的信念、価値、および伝統が人々の基本的人権を侵害するところでは、そのようなアプローチ（基本的人権アプローチ）が建設的な対決と変化を促すかもしれない。そもそも文化とは社会的に構成されるダイナミックなものであり、解体され変化しうるものである。そのような建設的な対決、解体、および変化は、特定の文化的価値・信念・伝統を深く理解した上で、人権という（特定の文化よりも）広範な問題に関して、その文化的集団のメンバーと批判的で思慮深い対話を行うことを通して促進されうる。

(3) 知

　ソーシャルワークは、複数の学問分野をまたぎ、その境界を超えていくものであり、広範な科学的諸理論および研究を利用する。ここでは、「科学」を「知」というそのもっとも基本的な意味で理解したい。

　ソーシャルワークは、常に発展し続ける自らの理論的基盤および研究は

もちろん、コミュニティ開発、全人的教育学、行政学、人類学、生態学、経済学、教育学、運営管理学、看護学、精神医学、心理学、保健学、社会学など、他の人間諸科学の理論をも利用する。ソーシャルワークの研究と理論の独自性は、その応用性と解放志向性にある。多くのソーシャルワーク研究と理論は、サービス利用者との双方向性のある対話的過程を通して共同で作り上げられてきたものであり、それゆえに特定の実践環境に特徴づけられる。

　ここに提案した定義は、ソーシャルワークは特定の実践環境や西洋の諸理論だけでなく、先住民を含めた諸民族固有の知にも拠っていることを認識している。植民地主義の結果、西洋の理論や知識のみが評価され、諸民族固有の知は、西洋の理論や知識によって過小評価され、軽視され、支配されてきた。この定義案は、世界のどの地域、国、区域の先住民たちも、その独自の価値観および知を作り出し、それらを伝達する様式によって、科学に対して計り知れない貢献をしてきたことを認めるとともに、そうすることによって西洋の支配の過程を止め、反転させようとする。ソーシャルワークは、世界中の先住民たちの声に耳を傾け学ぶことによって、西洋の歴史的な科学的植民地主義と覇権を是正しようとする。こうして、ソーシャルワークの知は、先住民の人々と共同で作り出され、ローカルにも国際的にも、より適切に実践されることになるだろう。国連の資料に拠りつつ、IFSWは先住民を以下のように定義している。

- 地理的に明確な先祖伝来の領域に居住している（あるいはその土地への愛着を維持している）。
- 自らの領域において、明確な社会的、経済的、政治的制度を維持する傾向がある。
- 彼らは通常、その国の社会に完全に同化するよりも、文化的、地理的、制度的に独自であり続けることを望む。
- 先住民あるいは部族というアイデンティティをもつ。

（4）実践

　ソーシャルワークの正統性と任務は、人々がその環境と相互作用する接点への介入にある。環境は、人々の生活に深い影響を及ぼすものであり、人々がその中にあるさまざまな社会システムおよび自然的、地理的環境を含んでいる。ソーシャルワークの参加重視の方法論は、「生活課題に取り組みウェルビーイングを高めるよう、人々やさまざまな構造に働きかける」という部分に表現されている。ソーシャルワークは、できる限り、「人々のために」ではなく、「人々とともに」働くという考え方をとる。社会開発パラダイムにしたがって、ソーシャルワーカーは、システムの維

持あるいは変革に向けて、さまざまなシステムレベルで一連のスキル、テクニック、戦略、原則、活動を活用する。ソーシャルワークの実践は、さまざまな形のセラピーやカウンセリング、グループワーク、コミュニティワーク、政策立案や分析、アドボカシーや政治的介入など、広範囲に及ぶ。解放を促進する観点から、この定義は次のような考えを支持する。すなわち、ソーシャルワークの戦略は、抑圧的な権力や不正義の構造的原因と対決しそれに挑戦するために、人々の希望、自尊心、創造的力を増大させることをめざすものであり、それゆえ、介入のミクロ-マクロ的、個人的-政治的次元を一貫性のある全体に統合することができる。ソーシャルワークが全体性を指向する性質は普遍的である。しかしその一方で、ソーシャルワークの実践が実際上何を優先するかは、国や時代により、歴史的、文化的、政治的、社会経済的条件により、多様である。

　この定義に表現された価値や原則を守り、高め、実現することは、世界中のソーシャルワーカーの責任である。ソーシャルワーカーたちがその価値やビジョンに積極的に関与することによってのみ、ソーシャルワークの定義は意味をもつのである。

B. 全米ソーシャルワーカー協会の定義

全米ソーシャルワーカー
協会
NASW: National
Association of Social
Workers

　全米ソーシャルワーカー協会（NASW）は16万人の会員を擁し、ソーシャルワーカーの専門職団体としては世界最大のものである。NASWは、1955年に既存の7つのソーシャルワーク団体が合同合併して生まれたもので、高水準のソーシャルワーク実践を推進し、サービス利用者を擁護することを協会の主な目的としている。

　NASWは1973年にソーシャルワークサービス人材基準という方策文書を公表し、ソーシャルワークを以下のように定義している。

　ソーシャルワークは、人々がよりよく社会に機能（適応）していく力や望ましい社会状況を創り出していく力を強めるために、個人やグループ、地域などを支援する専門職業的な活動である。具体的には、ソーシャルワーク固有の価値、原則、知識、技術などに基づいて、①人々が福祉サービスなどの社会資源を活用できるように援助する、②個人、家族、グループを対象にカウンセリングや心理療法を実施する、③地域のグループや社会機関がサービス供給システムの改善や社会資源の発掘ができるように援助する、④社会福祉の政策立案や制度化の過程に参画する。

ソーシャルワーカーという専門職は、伝統的な定義からも実践的な定義からも、公式的な知識基盤、理論の概念、特定の機能に関する技能、本質的な社会的価値を提供する専門職であり、それらは効果的で建設的なソーシャルサービス提供の実践を社会が要請していることに応えるものである。

NASW の母体となった団体には、アメリカのグループワーク協会や医療ソーシャルワーカー協会、精神医学ソーシャルワーカー協会、スクールソーシャルワーカー協会、コミュニティ・オーガニゼーション協会などがあり、NASW によるソーシャルワークの定義は、それぞれの専門的職域や方法別の理論的枠組に囚われない統合的な定義になっている。それは NASW の定める下記 3 つの目的からもうかがえる。

①ソーシャルワーク専門職を強化し、統合すること。

②ソーシャルワーク実践の発展を推進すること。

③健全な社会政策を促進させること。

注）

(1)　仲村優一監修／日本ソーシャルワーカー協会倫理問題委員会編『ソーシャルワーク倫理ハンドブック』中央法規出版，1999，pp.192-193.

参考文献　●柳澤孝主編『臨床に必要な社会福祉援助技術―社会福祉援助技術論』弘文堂，2006.
●National Association of Social Workers, *Standards for Social Service Manpower*, 1973.
●全米ソーシャルワーカー協会編／日本ソーシャルワーカー協会訳『ソーシャルワーク実務基準および業務指針』相川書房，1997.
●山縣文治監修『社会福祉の基礎資料 2008 ―法令とデータ』ミネルヴァ書房，2008.
●社団法人日本社会福祉士会倫理委員会編『社会福祉士の倫理―倫理綱領実践ハンドブック』中央法規出版，2007.

ジェネリックポイント

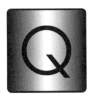

「社会福祉士及び介護福祉士法」の改正によって社会福祉士の「相談業務」の定義内容はどう変わったのでしょうか。

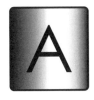

近年の介護・福祉ニーズの多様化・高度化に対応し、人材の確保・資質の向上を図ることが求められているため、2007（平成 19）年 12 月 5 日に「社会福祉士及び介護福祉士法等の一部を改正する法律」が公布されまし

た。これにより社会福祉士の定義も見直されました。

改正点は業務内容の規定文中に、「福祉サービスを提供する者又は医師その他の保健医療サービスを提供する者その他の関係者との連絡及び調整」という表現が追加されたことです。サービスの利用支援、成年後見、権利擁護など新しい相談援助の業務の拡大に伴って、それまでの福祉サービスを介した相談援助のほか、他のサービス関係者との連絡・調整を行い、橋渡しを行うことが明示されました。

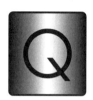 国際ソーシャルワーカー連盟（IFSW）はどのような目的で組織されているのでしょうか。

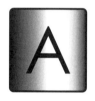 IFSW は本部をスイスのジュネーブ（スイス）におき、現在、世界各国の 46 万人を超すソーシャルワーカーを代表して、70 余りの各国組織が加盟しています。IFSWの主な目的は、次のようなものです。国際的なレベルでの協力や活動を通して、専門的職業としてのソーシャルワークを促進すること。ソーシャルワーカーの社会政策の策定への参加、ソーシャルワークの社会的認知、ソーシャルワークの訓練や価値・基準の向上を促進すべく、各国のソーシャルワーカー組織をサポートすること。世界中のソーシャルワーカーの交流を奨励・促進し、意見や経験の交換や討論の場を提供すること。さまざまな国際的組織との関係を構築し、ソーシャルワーカーという専門的職業を国際的なレベルで提示すること。また、それらの国際的組織が行う社会計画、社会開発、社会活動、社会福祉プログラムの実行を援助することなどです。

■理解を深めるための参考文献

● 米村美奈『臨床ソーシャルワークの援助方法論』みらい，2006.
　医療ソーシャルワークにおける相談援助実践の概念化を通して、対人援助の方法論的理論化を試みた好著。
● 稲沢公一『援助関係論入門―「人と人との」関係性』有斐閣，2017.
　援助を構成する要素や援助モデル、理論史の解説を通して、人が人を助ける理由に改めて立ち返り、対人援助に関する基礎理論を解説した入門書。

コラム　ソーシャルワークと「社会」

　「社会」という言葉は、明治時代の初めに東京日々新聞主筆の福地桜痴によりsocietyの翻訳語として作られたものとされる。それはつまり、それまでの日本人にはsocietyという観念がなかったことを意味するといってもいいだろう。福沢諭吉がsocietyを「人間交際」と訳し、その重要性を人びとに説いたことからもそれはうかがえよう。その後、「社会」という言葉は日本人の間に定着し、今では小学生にも広く知られるものとなった。それでは、現代の日本人にはsocietyという感覚が身についているのだろうか。

　ソーシャルワークのソーシャルとは、言うまでもなくsocietyの形容詞形であるが、ソーシャルワークを適当な日本語に置き換えることはいまだ困難である。困難であるがゆえに、「ソーシャルワーク」というカタカナ言葉を使用するのであろう。その困難さは、societyという言葉と社会という言葉のニュアンスのズレにも深く関係しているのではないだろうか。

　社会福祉関係の翻訳書でも、societyという言葉はほとんどが「社会」という日本語に置き換えられている。しかし社会福祉やソーシャルワークを学ぶ際には、societyと社会との違いや、societyとは何かということについて改めて考える機会をもつ必要があるのではないだろうか。

第3章 相談援助（ソーシャルワーク）の歴史

1

イギリスで誕生したソーシャルワークの先駆的活動
（慈善組織協会の活動、セツルメントの活動、
警察裁判所伝導員の活動など）についての
理解を深める。

2

アメリカで発展したソーシャルワークの
形成、確立、発展期の全体的な流れを理解する。
ソーシャルワークが、その歴史的展開の中で、
対象や対象者をどのように捉え、どのようにかかわり、
そして自らの活動をどのように作り上げてきたのかを理解する。

3

日本におけるソーシャルワークの展開についての
理解を深める。

1. イギリスで誕生したソーシャルワーク

相談援助活動（ソーシャルワーク）の始まりは、1870年前後にイギリスにおいて生まれた慈善組織協会の活動、警察裁判所伝導員の活動、セツルメントの活動にその起源を求めることができる。これらの活動は人道主義的慈善事業あるいは保護事業と呼ばれ、ソーシャルワークの先駆的な活動として知られている。

A. 慈善組織協会の活動

慈善組織協会
COS: Charity
Organization Society

慈善組織協会は、1869年にロンドンにおいて設立された民間の団体で、その組織形態は救貧法の行政区に対応した地区委員会の連合体的組織というあり方をとっていた。当時の慈善活動は活発に展開されてはいたものの、相互に無連絡であり、個々の慈善活動はバラバラに展開されていた。それゆえ、個々の慈善間の調整を図り、それらを組織化することで、救済の「適正化」「効率化」を図るということが慈善組織協会の設立の目的であった。慈善組織協会は、対象者への「友愛訪問」を積極的に展開することから、各慈善活動間の組織化を図り、救済の適正化・効率化を高める活動を展開した。

友愛訪問
friendly visiting

ソーシャルワークとの関係でいえば、この慈善組織協会の活動は、地区委員会の調査員による対象者への積極的な訪問面接調査の実施を通じて、対象者の現実に接近するとともにケース記録の集約化を図ったという点で、ケースワークの礎を構築する活動であったといわれている。また個々がバラバラに展開していた慈善活動の組織化を図り、地区委員会の活動を通じて新たなケースワーク機構の発展を促したという点で、コミュニティ・オーガニゼーションの礎となる活動であったともいわれている。

対象者の現実に接近

ケース記録の集約化

ケースワークの礎

慈善活動の組織化

コミュニティ・オーガニ
ゼーションの礎

B. 警察裁判所伝導員の活動

警察裁判所伝導員

警察裁判所伝導員は、慈善組織協会設立の7年後、1876年からその活動を始めている。その活動目的は、当時の刑務所のあり方から犯罪者を救済し、彼らの社会復帰の一助となることであった。この活動の基本的特徴は、慈善組織協会の活動とは異なり、経済的・物質的援助を提供するとい

うのではなく、犯罪者たちと個人的な関係を取り結び、その関係を通じて彼らの社会復帰の一助となろうとした点にある。当時のマンチェスターでは、犯罪の主因が飲酒にある場合が多かったようだが、再度その人が同じ過ちや同じ道を歩まないようにと、自らが裁判所へと赴き、彼らの保証人になるという活動を展開していた。

　ソーシャルワークとの関係でいえば、この活動は正しくケースワークの礎として数え上げられるべきものである。確かにこの活動の初期には、数多くの誤りや失敗も見られていたようであるが、自らが対象者のもとへと赴き、その人と個人的な関係を取り結び、その人がもってきた対人関係への直接的な介入を通じて、いわば人間関係を通じての援助の展開を図ろうとしていたことは注目に値する。

> ケースワークの礎

> 対人関係への直接的な介入

C. セツルメントの活動

　セツルメントの活動は、1860年代末頃に、デニスンによって始められたといわれている。彼は旅行中ジュネーブで開催されていた第一インター の大会にたまたま遭遇し、それが契機で労働者階級の貧困問題の重大さを知った。帰国後すぐに慈善事業に身を投じ、ロンドンの窮民救済協会の駐在員としてロンドンのイーストエンド地区（ロンドン西部の労働者貧民街）に住み込んだ。だがそこでの経験は失望の連続であった。というのも、当時の慈善的施与だけでは貧困問題の真の解決など到底不可能だと感じたからである。彼がその実践の中で感じたことは、貧困は循環するということ、とりわけ貧民の生活における教育の欠如という問題であった。それと同時に、知識人や支配者階級の人びとの貧困問題に対する現状認識の希薄さという点である。この貧困の循環に楔を打ち込むために彼が思いついたやり方が、知識人の移植（セツルメント）という方法である。この方法を通じて、貧民に対しては新たな教育環境の創出を図るとともに、知識人・支配者階級に対しては貧困問題と社会改良の必要性についての認識の変革をもたらそうとした。

　1873年に始まる大不況期になると、このデニスンの主張はトインビーらの後継者に受け継がれ、マルサスの「貧困の自己責任」原則に対する厳しい批判を展開するとともに、真の救済が「社会改良」にあることを明確にした。そして1884年、バーネットらによるトインビー・ホールの建設以降、このセツルメントの活動は各地に急速に広がった。

　ソーシャルワークとの関係でいえば、セツルメントの活動は、知識人の移植という方法を通じて、知識人と労働者との交流を生み出し、社会改良

> セツルメント
> settlement

> デニスン
> Denison, Edward

> 教育の欠如

> 貧困の循環

> 知識人の移植

> トインビー
> Toynbee, Arnold

> マルサス
> Malthus, Thomas Robert

> バーネット
> Barnett, Samuel Augustus

> トインビー・ホール

> 知識人と労働者との交流

> 社会改良へ向けて

へ向けての両者の協同関係を深めたという点、さらには教育事業の展開や地域住民の組織化、地域社会資源の改善を図ったという点で、グループワーク、コミュニティ・オーガニゼーション、ソーシャルアクションの礎を構築したともいわれている。またトインビー・ホールが調査の拠点といわれたように、調査研究にも積極的に関与し、社会改良へ向けての世論喚起の役割も果たしていた。

2. アメリカで発展したソーシャルワーク

A. アメリカにおけるソーシャルワークの形成期

[1] アメリカにおける慈善組織協会の活動とセツルメント運動

イギリスで生まれたソーシャルワークの先駆的な活動は、その誕生から少し遅れてアメリカに移入され、アメリカにおいて急成長した。

ガーティーン
Gurteen, Rev. Stephen
Humphrey

慈善組織協会は、1877年にガーティーン牧師の指導のもと、ニューヨーク州のバッファローに設立され、1879年にはボルチモアとフィラデルフィアに、そして約70もの協会が短期間に次々と設立された。

コイト
Coit, Stanton George

隣保館

アダムス
Addams, Jane

ハル・ハウス

他方、セツルメントの活動は、1887年にコイトがニューヨークに隣保館を開設し、1889年にはアダムスがシカゴにハル・ハウスを開設、その後、都市部を中心に15年間に約100ものセツルメント・ハウスが開設された。この急成長の背景には、アメリカの急激な工業化と都市化、富の集中と貧困問題、移民の流入や環境衛生問題の拡大などの状況があり、そうした状況に対する社会改良的な機運の高まりの中、慈善組織協会は、住宅改善、結核予防、青少年非行の保護観察などの活動を積極的に展開し、セツルメントの活動は、児童労働の禁止や婦人労働者の保護、賃金・労働時間などの雇用条件の改善などの活動を積極的に展開した。

[2] 専門化・科学化へ向けての動き

慈善組織協会は、こうした急激な活動の拡大の中、ボランティアの友愛訪問員の大量補充が必要な状況となり、それにあわせてその手助けをする有給専任職員の配置、増員を行った。この配置、増員が、援助の質の向上（援助の科学化）へ向けての気運となり、友愛訪問員の教育の必要性が強調されるようになった。こうした中、1898年にニューヨーク慈善組織協

会によって初の有給専任職員に対する6週間の夏期訓練講習が実施され、これが専門教育の端緒となって、ニューヨークやシカゴに博愛事業学校が開設され、その後次々と各地に同種の学校が開設されるようになった。またこの専門教育へ向けての動きと並行して、意見交換のための専門誌（『チャリティ・アンド・ザ・コモンズ』など）も刊行され、研究と情報交換も加速化した。

[3] リッチモンドの貢献

　この援助の科学化・専門職化の時代に登場してきたのが、「ケースワークの母」として知られるリッチモンドである。彼女はボルチモアの慈善組織協会から出発し、先のニューヨーク博愛事業学校にかかわる中で、友愛訪問を専門的なレベルにまで高め、ソーシャル・ケースワークの方法としての科学化・理論化に努力した。リッチモンドは、援助計画立案の前提として、徹底した調査の必要性（クライエントが抱える社会的状況とパーソナリティの明確化へ向けての調査の必要性）を強調し、個別的処遇と社会的な施策の相互補完性という観点から、環境の力を利用して個人のパーソナリティの発達を促すという方法を提示した。個人と個人の環境条件に関する資料を可能な限り集め、個人をめぐる環境条件の検討とその環境条件の改善から、個人のパーソナリティの発達を促そうと考えたのである。リッチモンドの考え方には、社会改良の時代を反映してか、社会医学的、社会診断的性格が強く現れている。

[4] 各専門分野へのソーシャルワーカーの配置

　慈善組織協会は、この援助の科学化・専門職化の流れの中で、次第にその社会事業的性格を強めた。そして、1910年ごろにはその名称を家庭福祉協会へと変更し、この家庭福祉協会が、貧困者救済や家庭福祉問題を担う中心的機関となり、ケースワークはそこにおける中心的技術として位置づけられようになった。

　またこの時期には、家庭福祉分野のみならず、医療、精神医学、学校などの分野にも、新たにソーシャルワーカーの配置が始まった。マサチューセッツ総合病院への医療ソーシャルワーカーの配置（1905年）、コーネル診療所やベルビュウ大学病院精神科部門への精神医学ソーシャルワーカーの配置（1906年）、学校ソーシャルワーカーの源流といわれる訪問教育制度の創設（1906年）など、各分野の実践の場にもソーシャルワーカーが配置されるようになった。その後は、分野ごとに全国協会が組織され、ソーシャルワーカー教育も分野ごとの展開を見せ始めた。

博愛事業学校
1904年、ニューヨーク博愛事業学校開設（後のコロンビア大学ソーシャルワーク大学院）、1908年、シカゴ市民博愛事業学校開設（後のシカゴ大学ソーシャルワーク大学院）。

チャリティ・アンド・ザ・コモンズ
Charities and the Commons

リッチモンド
Richmond, Mary Ellen
『貧困者への友愛訪問』（1889年）、『社会診断』（1917年）、『ソーシャル・ケースワークとは何か』（1922年）。

ソーシャル・ケースワーク
social casework

徹底した調査の必要性

個別的処遇と社会的な施策の相互補完性

社会医学

社会診断

家庭福祉協会

分野ごとの展開

B. ソーシャルワークの確立期

[1] ケースワークの理論の精神医学・心理学への傾斜

　第１次世界大戦を境に、ケースワークの理論的基盤に著しい変化が見られ始めた。それは精神医学ソーシャルワークへの関心の増大とケースワークの理論への精神分析理論の積極的導入である。この時期、ケースワークは精神医学と心理学を拠りどころとするようになった。

　その背景としては、第１次世界大戦時における戦争神経症者に対しての治療法として精神分析が導入され、ソーシャルワーカーもその治療活動に深く関与するようになったこと、戦争神経症者やその他の神経症に病んでいる兵士たちのリハビリテーションを支援する精神医学ソーシャルワーク学校が開設されたこと、さらには1919年の全国ソーシャルワーク会議で、「すべてのケースワークにとって精神医学的観点が不可欠のものである」ことが力説されたことなどが契機となり、この時期、精神分析理論に基づくケースワーク論が熱狂的に迎え入れられた。

　また1920年代末の大恐慌が契機となって、1935年にニュー・ディール政策の一環として所得保障を中心とした社会保障法が成立するが、この動きが、家庭福祉協会のあり方にも大きな影響を及ぼすことになった。この公的救済の拡大により、経済的・物的救済にかかわる側面がソーシャル・ケースワークから分化し、貧困問題が公的部門・公的機関へと移行し、民間援助者の公的部門への移行も進んだ。この動きに応じて、家庭福祉協会の援助対象や援助内容も、貧困問題から生活問題へ、経済的・物質的援助から家族関係の調整へ、そして対象者も生活困窮者から一般市民へとその比重を変容させていくこととなり、家庭福祉協会という名称も、家庭サービス協会へと変更された。

[2] ケースワークの焦点と実践スタイルの変化

　こうした動きの中で、ケースワークは劇的にその姿を変容させた。ケースワークの焦点は、「外的環境」から「個人の内面」や「対人関係」へと移り、その理論的基盤も社会医学や社会学から、精神分析や心理学に求められるようになった。それに伴い実践のスタイルも、社会医学的スタイルから精神医学的スタイルへと傾斜し、「友愛訪問」と「社会診断」に基づいて「環境に働きかける」というスタイルから、精神分析における療法家と患者との関係に倣って、面接室の中での１対１の個人面接というスタイルをとるようになった。

精神医学ソーシャルワーク
精神分析理論

社会保障法
家庭福祉協会

家庭サービス協会

１対１の個人面接

［3］ 診断主義と機能主義

この精神分析に依拠した時代のケースワークには、2つの流れが生まれた。1つはフロイトの理論を拠りどころとした診断派、もう1つはフロイトと袂を分かったランクの理論を拠りどころとした機能派である。この両派は、自我の捉え方の異なるそれぞれの理論に依拠したため、その考え方の違いから鋭く対立した。

診断派は、適切な診断こそが有効な支援を可能にするという立場で、主にフロイトの理論を拠りどころとした。クライエントの生活状況や過去からの生育歴を分析の中心に据え、クライエントのパーソナリティ構造の明確化と現在の生活状況の中での自我の働きを解明し、そこから自我の強化とパーソナリティの社会環境への適応力を高めようとした。また診断派はフロイト理論に依拠したことから、援助関係にみられる顕在的・意識的関係だけではなく、潜在的・感情的転移現象や逆転移現象などにも着目した。

他方、機能派は、人間のパーソナリティにおける自我の自発的・創造的総合力を強調して、援助者中心というよりもクライエント中心の援助関係を重視した。援助者が属する機関の機能をクライエントに自由に活用させることから、クライエントの自我の自己展開を側面から援助することが援助者の課題であるとした。

この両派の対立はさまざまな問題を浮き彫りにした。援助の目的は何か、自我は治療の対象か、それとも適切な場さえあれば自ら発展していく主体か、援助過程において援助者が主体なのか、それともクライエントが主体なのか、感情の問題をどう扱えばよいのか、クライエントに対するワーカーの基本的態度はいかにあるべきか、ワーカーと機関との関係は、などである。

この両派の違いと問題提起は、援助関係全体の見直しの契機となり、ある意味でケースワークを深化させた。しかし過度に精神的・対人的側面や、パーソナリティ要因だけに目を向け過ぎてしまったため、かえってケースワークの機能を限定化してしまったともいえよう。

［4］ 方法・技法の分化

この時代は、ケースワークのみならず、グループワークやコミュニティ・オーガニゼーションなどの各方法・技法が分化した時代でもあった。

グループワークの技法に関しては、メイヨーらのホーソン実験における「インフォーマル・グループ」の発見以降、小集団内の力動関係に目が向けられ、1940年代になると精神科やリハビリテーション部門において、治療的グループワークが展開されるようになった。また、コミュニティ・

フロイト
Freud, Sigmund

診断派

ランク
Rank, Otto

機能派

パーソナリティ構造

自我

転移

逆転移

クライエント中心

グループワーク
group work

メイヨー
Mayo, George Elton

ホーソン実験（1927～
1932）

インフォーマル・グループ

**コミュニティ・オーガニ
ゼーション**
community organization

オーガニゼーションの技法に関しては、ニュー・ディール政策の一環としての「社会保障法」の成立以降、ワーカーの公的機関への採用・配置、ならびにそこでの調査・計画・立案への関与から、その方法・技術の確立期へと入っていった。

C. ソーシャルワークの発展期

[1] 統合化へ向けての動き（1950 ～ 1960）

1950 年代になると、精神分析や心理学に過度に依拠した診断派と機能派への批判が展開された。

パールマンは、1952 年に「ケースワークに〈ソーシャル〉を取り戻せ」と語り、マイルズも 1954 年に「リッチモンドに帰れ」と主張した。パールマンは基本的には診断派の立場に立ちつつも「個人を取り巻く状況」に関心をもち、機能派の理論を積極的に取り入れて、援助活動の構成要素（4 つの P）を明確化して、〈人－問題〉状況に対する問題解決アプローチを提唱した。

また機能派のアプテカーは力動論的立場から、ケースワークとカウンセリングと心理療法の違いを明確にして、ケースワークの位置づけとその機能の見直しを図り、「個人の社会生活のトータルな発展」という観点から、各援助段階における援助者の役割の明確化を図った。

こうした「個人を取り巻く状況」「個人の社会生活のトータルな発展」という視点は、個人の内面的な力動関係に焦点を注いでいたアプローチからの脱却を目指したものであり、「家族の力動関係のなかにある個人」、さらには「社会の力動関係のなかにある個人や家族」へとその視点を拡大化させ、ケースワークに〈ソーシャル〉を取り戻し、より全体的な視点の回復を図ろうとした動きの現れだと語れよう。

また各技法、各分野が細分化されるようになって以降、技法ごと、分野ごとに各専門職団体が設立され、それぞれが個別の発展を遂げていたが、「多問題家族への関心」が、実践レベルにおいて、各技法の統合化や各分野の統合化の必要性を提起する動きへとつながった。

そして 1955 年には、これらの各種団体を統合化して全米ソーシャルワーカー協会が設立され、各理論の体系化へ向けての取組みや、ソーシャルワークの共通基盤に対する問い、さらにはソーシャルワーク実践を行う上で共通して要求される専門的職業倫理などの検討が行われた。専門的職業倫理に関しては、1960 年に「全米ソーシャルワーカー協会倫理綱領」が策定された。またバイステックの「ケースワークの援助の原則」が公表さ

パールマン
Perlman, Helen Harris

マイルズ
Miles, Arthur P.

個人を取り巻く状況

4 つの P
Person、Problem、Place、Process

〈人－問題〉状況

アプテカー
Aptekar, Herbert H.

力動論

個人の社会生活のトータルな発展

全米ソーシャルワーカー協会

全米ソーシャルワーカー協会倫理綱領

バイステック
Biestek, Felix Paul

れたのもこの時期である。

　この一連の動きは、ケースワークに〈ソーシャル〉を取り戻そうとする
動きであると同時に、特殊化された専門技術や専門分野に閉ざされがちで
あったワーカー自身が、自らの内に〈ソーシャル〉を取り戻そうとする動
き（クライエントや社会に対する専門家としての倫理と責任を問う動き、
専門家としての社会性を問う動き）であったとも語れよう。

［2］批判期（1960 ～ 1970）

　1964 年、下院教育労働委員会において、アメリカ国民の 5 人に 1 人は
貧しい生活を強いられているという報告がなされた。その属性別貧困率を
見ると、非白人、低学歴、女性、都市居住者、高齢者、単身世帯の貧困率
が高く、これらの属性を併せ持っている人たちの貧困率が極めて高いこと
が示された。貧困はある一部の属性を併せ持っている人に集中し、多くの
人には見えにくいものとなっていたのである。この報告を通じて、貧困問
題の再発見がなされた。

　だが、この「再発見された貧困問題」に対するケースワーカーたちの反
応はいたって鈍いものであり、消極的なものであった。統合化へ向けての
動きはみられていたものの、分断化された専門分野、分断化された専門的
技法の内部に留まり、専ら面接室の中で、個人の内面や家族関係の調整に
焦点を当てていたケースワークにとって、この問題はあまりにも大きすぎ
たのかもしれない。この貧困問題を忘れたケースワーカーたちに対して、
内外から厳しい批判が寄せられ、批判はその存在意義をも問うものであっ
た。パールマンはこうした事態に対し、「ケースワークは死んだ」「ケース
ワークは小さくなった」という一連の論文を発表し、ケースワークの自己
批判を展開した。

　ここには権利擁護の問題を含め、具体的な生活問題の改善という大きな
社会的な問題・課題が存在していた。この問題に力を発揮したのは、専門
職としてのワーカーよりも、ボランティアや一般住民、一部のコミュニテ
ィワーカーたちであった。彼らは連邦政府のサポートを得つつ、住民参加
に基づく地域活動計画の立案化や具体的な資源の開発と提供、地域住民や
ボランティアによるサポート活動の展開、グループワークを活用しての弁
護士による権利擁護などの活動を展開した。また当事者自身によるセル
フ・ヘルプ・グループやセルフ・アドボカシー組織なども形成され、当事
者自身による援助過程への主体的参加と当事者自身の自己決定を尊重した
援助過程の展開などの必要性も明確化された。

再発見された貧困問題

セルフ・ヘルプ・グループ
self help group

セルフ・アドボカシー
self advocacy

当事者自身の自己決定
client self-determination

［3］ 再編期（1970〜現代）

　「再発見された貧困問題」への対応に関しての厳しい批判に応えるべく、ソーシャルワークの再構築に向けての動きが活発になった。それらの動きはソーシャルワークの理論と実践に全体性と包括性を求めようとするものであり、次のような方向性をもっていた。

　従来のケースワークに欠如していた機能あるいは潜在的であった機能を強化する方向性、すなわち従来の治療的機能や側面的援助機能に、調停機能や仲介機能、代弁機能や資源動員機能などを加えて問題解決機能を一層充実したものに変えていこうとする方向性、また隣接諸科学の知見を積極的に導入することでソーシャルワークの基盤となる理論の強化を図り、そこから全体的な視点の提示と新たな援助技術のモデルの構築化を図ろうとする方向性、さらには専門分化した諸技術の統合化へ向けて、ソーシャルワーク実践を援助の提供者からの視点ではなく、当の問題を抱える利用者の視点から見直していくという方向性、すなわちソーシャルワーク・メソッドからソーシャルワーク・プラクティスへというソーシャルワーク実践を通じての各種方法の統合化へ向けての動きなどが登場してきた。

　理論レベルでは 1970 年代はじめに、「生活」という視点の確保と多様化したサービス供給システムの統合化という観点から、一般システム論や社会システム論の導入が図られた。それらのシステム論は、確かに社会生活上の諸問題を全体的・包括的に理解する視点を提供した。だが、個人と家族と社会との関係を機能調和的なシステムとして扱う傾向が強かったため、力動的な諸関係の中で生じた〈問題〉を機能不全の問題として捉え、援助に関しても「機能の回復」や「社会への適応の問題」として扱う傾向を強くもっていた。つまり、「個々人の福祉の実現」という視点が欠如していたのである。

　その後この均衡論的な一般システム論の欠点を補うアプローチとして、生成論的システム論としての生態学的アプローチが登場した。このアプローチは、「生活モデル」とも呼ばれ、個人と社会の交互作用の全体を「空間的」（ハートマンのエコマップなど）に把握し、生活の質の改善という目的に向けて各種技法を「時間的」局面の中に位置づけ、「個人の生活技能の修得」と「社会的支援の開発・提供」という「二重に焦点づけられた介入」を展開しようとするアプローチである。1980 年代以降、この生態学的アプローチは実践領域で広範囲に活用されるようになった。

　また 1970 年代半ば以降は、新連邦主義に基づく地方分権の動きや、対人福祉サービスの所得保障からの分離という動きを受けて、「地域」社会への関心が高まり、地域を基盤とする対人福祉サービスが進展した。そこ

ソーシャルワーク・メソッド
social work method

ソーシャルワーク・プラクティス
social work practice

一般システム論

社会システム論

生態学的アプローチ

生活モデル

ハートマン
Hartman, Ann
「ハルトマン」とも記される。

エコマップ
eco-map

生活の質
QOL: Quality Of Life

二重に焦点づけられた介入

54

では公的諸機関の連携のみならず、当事者団体やセルフ・ヘルプ・グループ、ボランティア組織や市民団体などを結びつけるソーシャル・サポート・ネットワークの形成や、個人にそれらのサポート・ネットワークを適切に結びつけるケースマネジメントの手法なども重要視されるようになった。また専門職・準専門職・非専門職との違いは何かという問いも提起され、専門職や専門性への問いが大きな課題となった。

またこの時期、保険適用範囲の拡大化などを受け、臨床ソーシャルワーカーの個人開業やグループ開業が進展した。この動きの中で、臨床ソーシャルワーカーは民間保険会社やマネジドケア組織との結びつきを強めるが、次第に「実践の評価」という問題と結びつくようになり、ソーシャルワーク実践の「効果」に関心が集まりだした。また臨床ソーシャルワーカーの個人開業やグループ開業は、隣接する専門職間の異職種間連携を強めることになったが、その連携の中で、ソーシャルワークの独自性や固有な視点が再度問い直されるようになった。

3. 日本におけるソーシャルワークの展開

A. 戦前のソーシャルワークの展開

日本におけるソーシャルワークの発展は、アメリカからの影響が大きい。日本で初めてケースワークの理論が紹介されたのは、リッチモンドがケースワークの理論の体系化を行った大正中期（1910 年代）のことであり、主に児童領域や医療領域でその導入が図られた。

児童領域では 1915（大正 4）年に日本児童学会による児童教養相談所、1919（大正 8）年には大阪市児童相談所などが開設され、児童に関する相談・診断・検査などを行う相談機関が開設された。また現在の民生委員の前身である方面委員活動と関連づけて、1920（大正 9）年には教護や保護を要する児童の個別的保護と調査を行う東京府児童保護委員制度などが始まった。医療領域においては 1926（大正 15）年に芝済生会病院に済生社会部が、1929（昭和 4）年には聖路加国際病院に社会事業部が発足し、医療機関への医療ソーシャルワーカーの配置が始まった。また理論面では、リッチモンドのケースワーク論が主流で、「診断」「調査」に重点を置いた実践が展開されていた。

ソーシャル・サポート・ネットワーク

ケースマネジメント

マネジドケア組織
医療費抑制を目的として設立されたアメリカの会員制保険医療組織。加入した組織の推奨するネットワークの中で医療サービスや保険などが提供される。

実践の評価

リッチモンド
Richmond, Mary Ellen

児童教養相談所

大阪市児童相談所

方面委員

東京府児童保護委員制度

医療ソーシャルワーカー

B. 戦後のソーシャルワークの展開

GHQ: General Head-
Quarters
連合国最高司令官総司令
部

　戦後は GHQ の指導の下に、新たな福祉政策の展開の一環としてソーシャルワークが導入された。アメリカのソーシャルワーク実践が民間の活動から育まれてきたこととは対照的に、日本の場合は、上からの指導の下、公的部門を中心にその導入が図られた。そのためケースワーカーやケースワークというと、福祉事務所で公的扶助を担当する現業の社会福祉主事やその仕事を指し示す言葉であるかのようにも受け取られてきた。

　戦後アメリカから導入されたケースワーク理論は、主に精神分析や心理学の理論に依拠したものが主流であったため、とりわけ公的扶助問題に関連して、ケースワークに対して社会科学的立場からの厳しい批判が展開された。当時の「技術方法論」と「制度政策論」との激しい対立の構図は

社会福祉本質論争

「社会福祉本質論争」といわれ、「過度に心理主義化した技術方法論」と「過度に社会科学化した制度政策論」との対立であり、換言すれば、「キリスト教的立場」と「マルクス主義的立場」との対立であった。

福祉三法体制

　高度経済成長期になると、わが国の社会福祉は「福祉三法体制」から

福祉六法体制

「福祉六法体制」となり、社会福祉の拡充期へと入っていく。社会福祉の対象もそれまでの「生活困窮者」のみならず、いわゆる「社会的弱者」へと広がり、社会福祉の概念も社会的弱者に対する「制度的措置」を意味する制度概念として明確化された。

　日本の社会福祉は、選別主義的に、対象者別、分野別に制度を構築してきたために、制度間の谷間のニーズはこぼれ落ち易く、利用者ニーズを中心に据えたソーシャルワークの展開を行いにくい状況にあった。また社会福祉が社会的弱者への措置制度として展開されたため、その実践もいわば上から下へのお恵み的な性格を持っていた。1970 年代に入ると、ソーシャルワークの書籍がわが国においても本格的に出版されるようになるが、まだアメリカのソーシャルワーク論の翻訳・紹介が中心であり、理論面でも、分野別、方法別のソーシャルワーク論が主流であった。

国際障害者年

C. 地域を基盤としたソーシャルワークの展開

ノーマライゼーション

脱施設化

地域福祉の展開

　1980 年代に入ると、国際障害者年を契機にノーマライゼーションの理念の普及が進み、障害者領域においては脱施設化の動きが模索されるとともに、地域福祉の展開の方向性が明確になった。そして 1990 年代に入ると、少子・高齢化の進展に伴い、子ども領域や高齢者領域においても、少

地域ケアシステム

子高齢社会対応型の福祉システム、すなわち地域ケアシステムの構築や地

域子育て支援システムの構築が目指され始めた。

　そうした中、ソーシャルワーク実践においても、地域を基盤とした実践の構築が必要となり、コミュニティワークやソーシャルワーク・リサーチの技法、ケアマネジメントの技法、さらには一般システム論や生態学的システム論、ソーシャル・サポート・ネットワーク論などの導入が図られるようになった。

　1987（昭和62）年には社会福祉士・介護福祉士の国家資格が制定され、1997（平成9）年には精神保健福祉士の国家資格も成立した。住み慣れた地域の中で利用者が1人の市民として生活していくことを支援する人的資源の養成も進み、2000（平成12）年からは要介護高齢者を地域において社会的に支えていく介護保険制度も実施された。

　また社会福祉基礎構造改革においては、援助者と利用者との対等な関係の確立や、社会福祉における権利擁護と相談支援体制の総合性の確保が強く求められ、2005（平成17）年の介護保険制度の改正では、地域包括支援の方向性が強く打ち出された。そして新たに創設された地域包括支援センターには、保健師、主任ケアマネジャーとともに、社会福祉士が配置された。

　そして2015（平成27）年の介護保険制度の改正では、医療・介護・予防・住まい・生活支援が包括的に確保される地域包括ケアシステムの構築が目指され、総合的・包括的な援助、多職種連携のチームアプローチ、多機関による包括的支援体制の構築等が進められている。

　また教育領域においても、いじめ、暴力行為、不登校問題や子どもの貧困問題等の拡大に対応するため、教育と福祉の両面に関して専門的な知識・技術を有するスクールソーシャルワーカーの配置が進められている。

　わが国のソーシャルワークには、こうした地域福祉の主流化と利用者の主体化の流れの中で、総合的・包括的な援助を展開できる質の高いソーシャルワーク実践とその理論化が求められている。

地域子育て支援システム

コミュニティワーク

ソーシャルワーク・リサーチ

ケアマネジメント

一般システム論

生態学的システム論

ソーシャル・サポート・ネットワーク

社会福祉士

介護福祉士

精神保健福祉士

介護保険制度

社会福祉基礎構造改革

地域包括支援センター

地域包括ケアシステム

総合的・包括的な援助

多職種連携のチームアプローチ

多機関による包括的支援体制

スクールソーシャルワーカー

参考文献
●ヤングハズバンド，E. 著／一番ヶ瀬康子・窪田暁子訳『社会福祉と社会変化』ヤングハズバンド2，誠信書房，1979.
●一番ヶ瀬康子・高島進編『講座社会福祉2　社会福祉の歴史』有斐閣，1981.
●小松源助『ソーシャルワーク理論の歴史と展開─先駆者に辿るその発達史』川島書店，1993.
●仲村優一『ケースワーク』社会福祉事業シリーズ，誠信書房，1975.
●吉田久一・高島進『社会事業の歴史』社会福祉事業シリーズ，誠信書房，1964.
●足立叡・佐藤俊一・平岡蕃編『ソーシャル・ケースワーク─対人援助の臨床福祉学』中央法規出版，1996.
●宮本義信『アメリカの対人援助専門職─ソーシャルワーカーと関連職種の日米比較』Minerva 福祉専門職セミナー13，ミネルヴァ書房，2004.

ジェネリックポイント

ソーシャルワークの歴史をどういう視点から理解すれば
よいでしょうか。

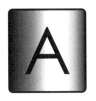

社会福祉の制度や資源は歴史的に形成されてきた産物で
あり、多くの人たちの活動の結果です。ソーシャルワー
クに関しても同様で、今日のソーシャルワークは、数多
くの先人たちの活動の結果として存在しています。ソー
シャルワークの歴史を人間の活動の足跡と考え、歴史的に存在していた人
物や活動を自らの内に甦らせることができれば、その人たちが援助の対象
や対象者をどのように捉え、どのようにかかわってきたのか、また自らの
活動をどのように位置づけ、何と苦闘してきたのか等々について、彼・彼
女らと対話することもできます。確かに生きてきた時代や文化の違いは大
きなものですが、歴史上存在する彼・彼女らも時代的な制約を負いながら
もソーシャルワーク実践と深くかかわってきた人たちです。自分の仲間や
同僚と対話するのと同じように、歴史上の彼・彼女らとの対話も自らのソ
ーシャルワーク実践に広がりと厚み、深さをもたらしてくれるでしょう。

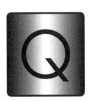

イギリスで生まれたソーシャルワークの先駆的な活動
と、今日のソーシャルワーク実践とは、どこで、どうつ
ながっているのでしょうか。

慈善組織協会の活動、警察裁判所伝導員の活動、セツル
メントの活動にはさまざまな違いが見られますが、そこ
には共通した動きや構えが存在しています。「対象者の
現実への接近」「対象者の人間関係への介入」「対象者の
生活世界への住み込み」といった動きです。対象者のもとへと赴き、対象
者とかかわり（人間関係）をもち、対象者の生活世界へと住み込んでいく
という動き、この動き自体の中に気づきと了解があり、その了解のもとに、
その人固有の問題の解決を図るという視点や、対象者の世界の側から社会
のあり方を見直していくという視点が生まれてくるのです。この基本的な

動きが、形の違いはどうあれ、後のソーシャルワーク実践の理念・理論・方法を生み出してきたといえるでしょう。

▮理解を深めるための参考文献

- ●ヤングハズバンド, E. 著／一番ヶ瀬康子・窪田暁子訳『社会福祉と社会変化』ヤングハズバンド 2, 誠信書房, 1979.
  イギリスのソーシャルワーク実践の歴史を、史実をもとに丁寧に解説している。
- ●小松源助『ソーシャルワーク理論の歴史と展開―先駆者に辿るその発達史』川島書店, 1993.
  ソーシャルワーク実践理論の生成や発展に関して、その背景と要因を明確にしながら跡付け、多くの先駆者たちの苦闘を描き出している。
- ●宮本義信『アメリカの対人援助専門職―ソーシャルワーカーと関連職種の日米比較』Minerva 福祉専門職セミナー 13, ミネルヴァ書房, 2004.
  現在のアメリカのソーシャルワーク実践をその歴史とともに明確化している。
- ●久保紘章・副田あけみ『ソーシャルワークの実践モデル―心理社会的アプローチからナラティブまで』川島書店, 2005.
  ソーシャルワークの実践モデルの歴史的変遷を取り上げ、心理社会的アプローチからナラティブ・アプローチまでの実践モデルを 4 つの時期に分けて概観している。

新救貧法

価値ある貧民
able-bodied poor

価値なき貧民
impotent poor

救貧院

寄る辺なき児童
dependent children

　ソーシャルワークの先駆的活動は、「新救貧法」に基づく公的救済活動に対してさまざまなアンチテーゼを提起してきたといわれる。当時の救貧事業は、仕事の有無と労働力の有無という基準から対象者を選別し、労働力はあるのだが仕事のない「価値ある貧民」に対しては、ワーク・ハウスを設けて労役を与え、病気・老齢などにより労働力をもたない「価値なき貧民」に対しては、救貧院において混合一括収容管理を行い、未だ働くことのできない身寄りのない「寄る辺なき児童」に対しては、9歳までは救貧院において保護し、その後は徒弟奉公先を斡旋するという処遇を行っていた。しかもそれらの人びとに対しては、一般の労働者よりもその生活水準を下層に抑えるという「劣等処遇の原則」と、個人の恥の感覚に訴えることからその状況の打破を図らせるという「懲罰的処遇の原則」を貫いていた。当時の自由主義経済、自由競争のもと、「貧困の個人責任」という前提の上に救貧制度は築かれていた。

　それに対してソーシャルワークの先駆的な活動は、対象者のもとへと赴き、対象者の現実や対象者の生活世界に積極的に入り込むという活動を展開し、対象者や対象者の生活世界の側から、現行の制度や社会のあり方を見直すという動きをとっていた。その活動の中から、同じ貧困状態に陥るにしてもさまざまな原因があること、貧困は個人の責任というよりも、社会の側の責任が相当比重を占めていること、同じ貧困状態とはいえ、求めていることが個々人によって相当異なっていることなどに気づいていった。そうした気づきの中から、貧困の社会的責任、院外保護への移行、分類保護の原則、対象者の回復的処遇の原則などの原則が打ち立てられていくとともに、人びとの生活世界や環境への関心が育まれていった。そしてそのような視点が、ブースやラウントリーの「貧困原因調査」に代表されるような環境調査を生み出し、「貧困の社会的責任」が明らかにされるとともに、国家責任としての環境整備問題が浮き彫りになっていったのである。

ブース
Booth, Charles James

ラウントリー
Rowntree, Benjamin
Seebohm

第4章 相談援助の理念

1

私たちが相談援助に携わるにあたり、
どういった理念を念頭に置く必要があるだろうか。
相談援助の理念は
ソーシャルワークにおける「価値」とつながり、
ソーシャルワークの土台となる。

2

利用者を大切にする援助とは何であるかを、
理念との関係性で理解する。

3

「人権尊重」「社会正義」「利用者本位」
「尊厳の保持」「自立支援」「ノーマライゼーション」
「社会的包摂」といった相談援助の理念を具体的に理解し、
ソーシャルワーク実践のなかでどう生かすかについて考える。

1. 相談援助の理念とは

　社会福祉士は相談援助にかかわる専門職である。こんな事例から考えたい。

　A社会福祉士は地域包括支援センターに所属する社会福祉士である。ある日、民生委員のDさんから電話があり、近所に住む80歳代で一人暮らしのGさん（男性）が「この前息子が突然やってきて、自分が銀行からおろしておいたお金を勝手にもっていったので、息子に話してお金を取り返してほしい」と訴えたという。Dさんは息子が仕事の都合でイギリスに住んでいて急に帰ってくるとは考えにくく、息子と付き合いのある同じ近所の男性に連絡を取ったが、そんな事実は確認できなかったと話す。また、最近近所の銀行でGさんを偶然見かけた際、顔見知りの銀行の職員が、Dさんが民生委員であることを認識したうえで、「毎日通帳を持って、お金を下ろしに来るけれど、印鑑をいつも忘れる」といったことを話していたともいう。訪問して様子を見てほしいとのことであった。

　この場合、相談援助の展開過程における「ケース発見」に該当するが、緊急時の対応を除けば、インテーク、アセスメント、モニタリング等と相談援助が展開していくことになる。こうした一連の展開過程において、専門職として展開過程に沿った支援を行うと同時に、一貫した「価値」でクライエントにかかわる必要がある。

　相談援助とは、社会福祉援助においては、問題を抱えた者に対して、援助者が主に個別援助等の方法を活用して、問題解決の手助けを図ることをいう[1]。また、援助に関し稲沢[2]は、「援助とは、ある人のおかれている否定的な状態や状況に対し、その人との関係性に基づいて、改善を目指す過程である」と定義している。そして稲沢は、「援助」は、以下の3つの要素を含んでいると指摘する。①ある人のおかれている否定的な状態や状況、②クライエントと援助者との関係性、③改善を目指す過程、の3つである。こうした3つの要素を踏まえつつ、相談援助を展開していくことになるが、社会福祉の領域で働く人たちが用いる「価値」、「技術」、「方法」等をもってこの要素に働きかけていくことになる。そして、その担い手がソーシャルワーカーである。ソーシャルワーカーは、面接、相談といった個別の面接や面談等に限定した「ミクロ」な事象への専門職だけではなく、メゾレベルとしての地域、マクロレベルの社会福祉を規定する政策的・法

的な施策等を視野に入れた専門職でもある。それは、不況といったマクロレベルの社会の状況が、ミクロレベルの個人の状況に大きく影響を与える要素がある、こういった連続性や包括性を伴う一連の支援過程を担うことになるからである。相談援助は、このように、ミクロレベルからマクロレベルまで含む、広範な範囲をその領域としている。

　しかしソーシャルワークは、相談援助における援助技術体系だけで成り立つのではなく、価値・知識・技術に基づいた実践でもあることは前述した。ソーシャルワークとは、価値、理論、および実践が相互に関連しあうシステムである。相談援助の理念との関連で言えば、特に「価値」は重要である。

　ソーシャルワーカーは以下の価値より影響を受ける。①現実の社会が有している社会的価値、②ソーシャルワーカー個人の有している社会的価値、③専門職として有している価値、④機関が有している価値。こういった４つの価値に影響を受けつつも、ソーシャルワーカーは「専門職として有している価値」に特に影響を受ける。

　ソーシャルワークの有している重要な価値は以下の通りである。

(1)　根本的価値→ソーシャルワークの価値を根拠づける。「人権尊重」、「尊厳の保持」、「自由」、「平等」、「社会正義」など

(2)　中心的価値→ソーシャルワーク実践の方向性を指し示す価値。「利用者本位」、「自立支援」、「健康で文化的な生活」、「自己実現」、「QOL」、「エンパワメント」、「社会的包摂」、「ノーマライゼーション」など

(3)　手段的価値→ソーシャルワーク実践における行動原則を導く価値「権利擁護」、「自己決定」、「プライバシー」、「多様性」など

　特にここでは、「人権尊重」、「社会正義」、「利用者本位」、「尊厳の保持」、「権利擁護」、「自立支援」、「ノーマライゼーション」、「社会的包摂」を取り上げることとする。これらの理念は、ソーシャルワークにおける価値に関連した重要な理念である。

　相談援助とは、ソーシャルワーカーが発する「価値に由来した言動や行為」によって、クライエントに「安心感」や「一緒に問題を解決しようと考えるきっかけ」を与えるものである。そのためには、ソーシャルワーカー自身が「自己覚知」を根底にすえながら、こうした理念が現実の相談援助の場面でどういった影響を受けるかを深く考え、「支援的な言動や行為」として発する必要性がある。特に昨今の社会情勢において、貧困状態にある人や社会的不利にある人に対する「自己責任論」が、支援を受ける側のスティグマを増幅したり、社会的排除につながることもソーシャルワーカーは自覚する必要がある。それゆえに、ソーシャルワーカーの価値が

スティグマ
stigma
汚名の烙印を押されるといった意味があり、心身の障害や貧困による社会的な不利益や差別、屈辱感や劣等感のことをいう。

利用者にとって大きく影響すると考える。また、こうした相談援助の価値は、専門職としての「倫理綱領」によって体現される場合も多い。

日本社会福祉士会の倫理綱領[3]では前文にて、「われわれ社会福祉士は、すべての人が人間としての尊厳を有し、価値ある存在であり、平等であることを深く認識する。われわれは平和を擁護し、人権と社会正義の原理に則り、サービス利用者本位の質の高い福祉サービスの開発と提供に努めることによって、社会福祉の推進とサービス利用者の自己実現をめざす専門職であることを言明する。われわれは、社会の進展に伴う社会変動が、ともすれば環境破壊及び人間疎外をもたらすことに着目する時、この専門職がこれからの福祉社会にとって不可欠の制度であることを自覚するとともに、専門職社会福祉士の職責についての一般社会及び市民の理解を深め、その啓発に努める」と定めている。このように、ソーシャルワーカーの倫理は、相談援助の理念を凝縮したものとして存在している。

2. 利用者を大切にする相談援助のために

ソーシャルワーカーは、自分自身の言動や態度がクライエントやその家族に大きな影響を与えることを、大いに自覚する必要がある。

そういった意味でも、ソーシャルワーカー自身が影響を受ける「価値」に敏感であるべきであり、また、「価値」に影響を与える「理念」を認識し、支援上の悩みが生じた際には、理念に立ち返る必要がある。また、「価値」の基盤としての「理念」を多く含む「倫理綱領」や「行動規範」は、支援の「道しるべ」として常に脳裏に刻んでおくべきものである。

A. 人権尊重

人権尊重は、欧米の人権（権利）宣言の歴史的端緒として、イギリスのマグナカルタ（1215年）、権利請願（1628年）、権利章典（1689年）まで遡ることができる。また、成文憲法としての、ヴァージニア、ペンシルヴェニア等のアメリカ諸州の憲法で初めて、人権（権利）宣言の規定が設けられた。その後、1789年、フランス人権宣言が採択され、成文憲法における人権（権利）宣言が慣行化した。また、カント[4]は、人間の理性を基礎とした人間の尊重という根本原理に基づく道徳哲学を展開した。「汝の

人格ならびに他のあらゆる人の人格における人間性を常に同時に目的として取り扱い、決して手段としてのみ取り扱わないように行為せよ」（カント）とある。

第二次世界大戦が引き起こした世界のあり方への反省から、国際社会でも国連人権宣言、人権条約などが締結された。また、社会的弱者という視点からは、障害者全般、高齢者、女性、子ども、少数民族の置かれている状況や人権について改めて問い直され、新たな規範や社会の仕組みづくりを進めていこうとする国際的な流れがあった。こうした流れのなか、国連人権宣言（世界人権宣言：1948）が成立することになる。

世界人権宣言は、すべての人間が生まれながらに基本的人権を持っているということを、初めて公式に認めた宣言である。1948年12月10日、フランス・パリで開かれた第3回の国際連合総会で、「あらゆる人と国が達成しなければならない共通の基準」として採択されたのである。

その後、わが国でも、日本国憲法の11条、12条、13条において人権保障の基本原則を定めているが、国連が中心となって作成した、「難民条約」等の人権関係諸条約を今日まで多く批准している。

このようにわが国は、「人権を尊重し、人権侵害に対し敏感な社会」であるはずだが、現実には、社会の偏見や誤解が多く存在していることを認めなくてはならない。メディアが発する稀有の事例によって、その対象者全体がそうであるようなレッテルを貼ってしまうことがしばしばある。「発達障害者は自分の嫌だと思うことはやらず、仕事で役に立たない」、「精神障害者は大きな事件を起こす危険な存在」など、理解することを放棄したかのような姿勢の報道も見かけられる。

ソーシャルワーカーは多くの困難や生きにくさを抱えた人と向き合うことが求められている。その際、ソーシャルワークは人権が守られていないことに敏感であり、人権が守られていない状態がある場合には、個人の人権が守られるようにはたらきかけを行うことになる。また、一人ひとりをかけがえのない個人として尊重すること、また社会に向けては「社会的包摂（ソーシャル・インクルージョン）」を促すなど、社会の人権尊重が促進されるよう、働きかけることが肝要である。

難民条約
国連が中心となって1951年に採択。わが国の批准は1981（昭和56）年。

国際連合日本政府代表部
https://www.un.emb-japan.go.jp/jp/topics/human_right.html

B. 社会正義

社会正義とは、「人間が社会生活を行う上で必要な、正しい道理」[5]であり、あらゆる人が偏見や差別、排除を受けることなく、ともに生きることを目指す社会を作ることにつながる。ソーシャルワークにおいては、さ

まざまな生活困難・生きづらさをかかえている人たちの支援を行う場面で、社会正義が守られていないと判断される状況に出くわすことは多い。こうした状況において、社会正義を追求し、クライエントと共に問題を解決すべき方向性を示す必要がある。そのための具体的な指針として倫理綱領が存在する。

倫理綱領にみる社会正義として、日本社会福祉士会の倫理綱領においては、価値と原則　Ⅱ［社会正義］では、「差別、貧困、抑圧、排除、暴力、環境破壊などの無い、自由、平等、共生に基づく社会正義の実現を目指す」とある。

「社会正義」の課題としての貧困例を考えると、「ホームレス問題」のような典型的なイメージとしてある貧困ばかりではなく、「高齢者」や「児童」「単身の引きこもり」など、外見や様子等からは明らかな貧困であることが認識できない、「潜在化した貧困」に対する社会正義の行使も必要となる。また、そこには「社会的排除」が貧困そのものと重なり、社会正義行使の課題として存在することも認識しなければならない。

志賀[6]はこうした状況に介入するソーシャルワーカーについて、「社会正義」に照らして次のような見解を述べている。「ソーシャルワーカーは支援を必要とされる人や状況に対してさまざまな形で介入し支援実践し、そのことが社会正義を追求することにもなる。しかし、そもそもソーシャルワーカーもその社会の一員であり、そういうものとしての自己理解なくして専門職たるソーシャルワーカーたりうるのかという疑問がある。その疑問に直面したとき、専門職として社会の負託を受けたソーシャルワーカーが社会正義を追求する過程では、避け難く『政治性』が伴うものであるということに気づく。このことは、たとえばソーシャルワークにはソーシャルアクション（社会変革）が含まれていることに立ち戻れば理解しやすい」。

ソーシャルワーカーは個々のクライエントへの介入を足掛かりに、そのクライエントの「社会正義」にかかわる支援を展開することになる。社会正義の側面からみると、同じような環境にあるクライエントの「社会正義」に関しても二次的に責任を持つことになる。この意味からも、個人に対するミクロレベルな「社会正義」から、地域を意識したメゾ・マクロレベルの「社会正義」まで、連続するものとして捉えることが重要である。

ソーシャルアクション
社会福祉制度の創設や制度運営の改善を目指し、世論に働きかける活動。

C. 利用者本位

「利用者本位」とは、利用者の立場に立ち、利用者の意思や考えが最大

限尊重されることをいう。その際、考えるべきことはクライエントの考える「自己決定」や「意思決定」をどう盛り込むべきかといった課題である。

「利用者本位」であることは、究極的にはクライエントの「自己決定」、「意思決定」を根拠とし、本人が本当に納得し、満足ができるような方法をともに考え、実現に向けることにある。

また、フォーマルな福祉サービスはしばしば「制度の谷間」によって、サービス適応が困難となるケースがある。その際には、「ソーシャルアクション」として、行政や施策に働きかけることは重要である。しかし、ソーシャルワーカーが利用者に真摯に働きかけ、利用者が心から納得し、満足できるための可能な方法をともに考え、実現に向けた努力を行うことも必要である。そのためにはソーシャルワーカーが利用者と「パートナーシップ」を築き、「協働」していく姿勢が重要になる。

「利用者本位」であるためには、創造性を働かせ、クライエントの「QOL」の充実に結びつけることが重要である。

QOL: Quality of Life
生活の質。

D. 尊厳の保持

「尊厳の保持」とは、人間は生まれながらに尊い存在であることを保つことにある。そして、人間が誰もがかけがえのない存在であることを認める必要がある。日本国憲法14条において「平等権」を定め、「すべて国民は、法の下に平等であつて、人種、信条、性別、社会的身分又は門地により、政治的、経済的又は社会的関係において、差別されない」と規定しているが、平等であることは、尊厳を有する人間存在としての「平等」も意味する。人は肌の色の違い、宗教の違い、また男女の差、生まれながらの境遇の違いなど、社会に生きる存在として平等でありながらも、個々の「違い」を認めた人生の選択や決定を重ねていくことになる。

こうしたなかで、ある人は親の家業を継ぎ、経済的な成功を得ることになる。またある人は、両親が事業に失敗し、経済的な困難のあるなか、父親がアルコール依存症を患い、人生の選択や決定が十分に行えない状況で苦しむことになるかもしれない。

ただし、人間の尊厳はこうした人生の成功や失敗で測るものではなく、人間がそれぞれ生まれながらに持っている「尊厳」として、個々が持つ固有の「人間存在」や「生きる意味」を花開かせる基盤である。

ソーシャルワーカーは、こうした人間の持つ固有の「尊厳」を保持することに力を注ぎ、固有の「その人」を支援する。

人間の尊厳を守ることは、人権を尊重することでもある。人権を尊重す

るとはどういうことであるのか。日本国憲法 11 条では「基本的人権の尊重」をうたっている。現代の人権の尊重は、人権が尊重されなかった時代の反省から生まれた、「恒久的な人間の権利」としての意味を持つ。

ソーシャルワーク実践においても、「恒久的な人間の権利」としての「尊厳の保持」は、人権を尊重することをつながる重要な理念である。

しかし、残念ながら、ソーシャルワークの現場において、「尊厳の保持」が守られていないような事態が起こっているのも事実である。

生活保護の現場において、生活保護受給者を軽視し、ある意味脅すような文言を、ローマ字と英語で記載したジャンパーを羽織って、生活保護受給者宅を訪問する事態が、2007（平成 19）年から約 10 年にわたって行われてきた。現状では大きく改善されてきているが、全国紙で取り上げられる機会も多くあったため、覚えている方も多いのではないだろうか[7]。

「尊厳を保持する」ためには、利用者（生活保護受給者）の思いに寄り添い、「痛み」に対し敏感であり続けることが必要である。

また、「尊厳の保持」とは、パターナリズムの姿勢でもって「上から目線」で支援を行うことでは決して生じてこない「感覚」であることを、ソーシャルワーカーは自覚することが必要である。

E. 権利擁護

現代において「権利擁護」はなぜ必要であるのか。例えば、高齢者や障害者において、「財産侵害」、「不公正な取引」、「経済的な搾取」等の被害を被る機会が増している。高齢者における「消費者被害」は後をたたず、法的に擁護する「虐待」の対象は、障害者、児童、配偶者、高齢者と広範である。こうした現状に対し、権利擁護にかかわる法的なシステム内で、被害者や対象者を擁護する仕組みは、重要であるが、ソーシャルワークの視点からは、権利擁護を進めながら、「自立を支援する」ことが大切である。

ソーシャルワーカーによる「自立を支援する」権利擁護の活動とは、家庭、企業、社会と権利侵害の場は異なるが、抑圧されていた当事者が権利と自分自身、自尊感情を取り戻す取組みを、「権利擁護」における支援に組み入れることである。

権利擁護というと「成年後見制度」や「生活自立支援事業」のような日常的な不都合や、劣悪な状況に置かれることへの防止や救済を意味する（狭義の権利擁護）。しかし、今日、権利擁護は自己決定を支援し、利用者のエンパワメントを促進する積極的な意味を持つようになった（広義の権利擁護）。

このことは 1960 年代のアメリカの公民権運動における「利用者自らが抑圧（権利侵害）されている状況に気づき、自らの自尊感情に気づくことで、その能力を高めていくことで問題に対処する」としたセルフエンパワメントの動きと関連する。潜在的能力に気づき、「自己決定」する生き方を身につけることが「権利擁護」につながることになる。

F. 自立支援

「自立支援」を考えるにあたり、「自立」について検討しておこう。われわれが「自立」について考えるとき、「経済的自立」と「ADL（日常生活動作）」を中心とする身体的な自立を考えることが多い。このことは、「人の手助けを受けずに生きる」ことの 1 つの形であり、さらに「心理的にも自立」することで、社会的に求められた存在として生きることを意味してきた。

しかし昨今、自立の概念は広がってきている。立岩真也[8]は自立の意味を3つに分けている。それは1つには「職業自立」・「経済的自立」であり、2つ目には「身辺自立」・「日常生活動作（ADL）の自立」といった、先ほど述べたわれわれが一般的に考える「自立」である。しかし、現在では、「自己決定権の行使としての自立（自己決定としての自立）」・「自己決定する自立」が含まれてきていると指摘する。

障害を持って生きる人たちにとって、「経済的自立」や「日常生活動作（ADL）の自立」が実現されないケースは多く存在する。こうしたなか、1960 年代にアメリカの障害を持つ大学生がはじめた「自立生活運動」では、サポートを受けつつも自分の生き方を自分で決める「自己決定」を中心とした「自立」へと考えを広めるきっかけとなった。

先ほども「権利擁護」の箇所で「自立」について触れたが、「自立支援」とは権利としての「自立」を支援する意味を含んでいることになる。

G. ノーマライゼーション

ノーマライゼーションは、1950 年代にデンマークで「知的障害のある親の会」の活動を通じて具体化された。具体的には、1959 年、デンマークの「1959 年法」でノーマライゼーションの思想が導入されることになる。「ノーマライゼーションの父」と呼ばれるバンク-ミケルセンは、大学卒業後、1944 年、ナチスのデンマーク不法侵入と同時に、レジスタンス運動に身を投じることなる。その後逮捕され、強制収容所でデンマーク解放

のときまで収容生活を送ることとなった。

　バンク−ミケルセンはその時の心境を語りつつ、その後の影響について以下のように語っている。

　「ユダヤ系デンマーク人に対してナチスは特に激しく弾圧しました。それは、非人間的な暴挙でした。彼らが、人間性を冒瀆するありさまを見て、なぜ人間はそこまで横暴になれるのかを考えさせられました。そして、それらのことを経験したり考えたりしたことが、人間の平等ということに関心を持つようになった理由です」。(9)

　戦後、デンマークの社会省に入省したバンク−ミケルセンは、「知的障害者の親の会」にかかわるなかで、知的障害のある人たちが人間としての尊厳からは程遠い生活を強いられていることを知り、自身のナチスの収容所の体験と似たものであると考えるようになる。

　そして、彼は、大型の収容施設から一般家庭に近い規模での生活の実現、親や保護者と同じ地域で暮すこと、他の子どもと同じような教育を受けることなど、「健常者と同じ生活条件等」を作りだすことに尽力し、法制化に努めた。そして、親たちの願いを象徴的に表現する言葉として「ノーマライゼーション」を採用した。

ニィリエ
Nirje, Bengt

　その後、彼の理念はスウェーデンのニィリエに継承され、1968年スウェーデンでも「ノーマライゼーション」が法制化された。

　ニィリエは、①1日のノーマルなリズム、②1週間のノーマルなリズム、③1年間のノーマルなリズム、④ライフサイクルでのノーマルなリズム、⑤ノーマルな要求の尊重、⑥異性との生活、⑦ノーマルな経済的基準、⑧ノーマルな環境基準、以上8つの原理をまとめている(10)。

　ノーマライゼーションはその後、障害領域以外でも語られることになるが、それは、どの人にとっても「当たり前のことを当たり前に」を実現するために、社会環境の整備をも含み込むことになる。

　そして、この当たり前を実現するために、「基本的な人権の保障」、「自分のできる範囲で身のまわりのことを行いながらも支援を受けつつ、当たり前を実現する」「自らの自己決定にもとづき行動する」「社会の一員として健常者と同じに生きる」といったことを念頭に置くべきことが示された。

　わが国では1981（昭和56）年の「国際障害者年」以来、この理念が導入され、「共生社会」を標榜する今日においても、思想的な原点の1つとなっている。

H. 社会的包摂（ソーシャル・インクルージョン）

　社会的包摂（ソーシャル・インクルージョン）は、もともとはフランス・EU諸国での社会的経済的格差の問題から生まれた言葉で、1970年代フランスが戦後復興と福祉国家の諸制度が整いつつも、その中からでさえも排除されている状態、それを「社会的排除：ソーシャル・エクスクルージョン」（social exclusion）と呼んだことに始まる。その後、1980年代に入って、ヨーロッパ全体で若者の失業問題がクローズアップされた際に、このフランス生まれの「ソーシャル・エクスクルージョン」という言葉が注目され、同時にその対語としての、「社会的包摂：ソーシャル・インクルージョン（social inclusion）という言葉がヨーロッパ全体の社会政策の中心的な概念となっていったといわれる。

　わが国でも新たな理念として、2000（平成12）年「社会的に援護を要する人々に対する社会福祉のあり方に関する報告書」（厚生労働省）以降、注目を集めることになる。

　岩田[11]が指摘している通り、「わが国の社会的排除への対策も、労働参加強調を基調としている」と述べているが、そのキーワードを「自立支援」としていた。しかし、社会的排除の問題は自立としての「労働への参加」にかかわる問題以上に広範である。

　社会的排除に関しては、「社会的排除は人びとが雇用、収入、教育や文化的・社会的な参加の機会を喪失し、貧困やホームレス状態に陥った人びと、障害や生活上の困難を抱える人びと、制度の谷間にあって社会サービスの行き届かない人びととして次第に社会から排除され、孤立していく状態をいう[12]」という記述がある。

　現代の日本において、引きこもり等にかかわる「生きにくさ」の問題が語られる際、「社会的排除」との関連で捉えることも重要である。「引きこもり」の問題に関連して、重大な犯罪に結びつく事例をマスコミが大々的に報道することがある。こうした問題の背景として、ソーシャルワーカーは、犯罪の残虐性を憎むばかりではなく、人間関係が希薄な、社会的に孤立した状態で生きる人びとの存在を想起する。ここで登場するいわゆる「犯罪者」の多くが、明らかに個人や家族・社会との関係性のなかで「生きにくさ」を抱えていることを想像することは容易である。また、「社会的排除」と「社会的孤立」は隣接する概念として考える必要があり、ともに社会的に孤立した人びとであるという共通点がある。

　社会福祉士は「つながり」を重要視しながら、「ともに生きる社会づくり」を推進することが求められる。

注)

(1) 中央法規出版編集部編『社会福祉用語辞典』六訂版，中央法規出版，2012，p.379.

(2) 稲沢公一『援助関係論入門―「人と人との関係性」』有斐閣アルマ，2017，p.8 ほか

(3) 公益社団法人日本社会福祉士会『日本社会福祉士会倫理綱領・行動規範』
https://www.jacsw.or.jp/01_csw/05_rinrikoryo/

(4) カント著／波多野精一・宮本和吉・篠田英雄訳『実践理性批判』岩波文庫，1979，p.181.

(5) 山田忠雄・柴田武ほか編『新明解国語辞典』第七版，三省堂，2011，p.507.

(6) 志賀文哉「社会正義とその教育―フィールドと倫理教育を結ぶ一考察」日本社会医学会『社会医学研究』第 27 巻 1 号，2009，p.65.

(7) 生活保護問題対策全国会議編／尾藤廣喜ほか『「生活保護なめんな」ジャンパー事件から考える―絶望から生まれつつある希望』あけび書房，2017.

(8) 庄司洋子・木下康仁・武川正吾・藤村正之編『福祉社会辞典』弘文堂，1999.

(9) 花村春樹『「ノーマリゼーションの父」N・E・バンク-ミケルセン―その生涯と思想』増補改訂版，ミネルヴァ書房，1998，p.70.

(10) 前掲書（1），p.520

(11) 岩田正美『社会的排除―参加の欠如・不確かな帰属』有斐閣 Insight，2009，p.169 ほか

(12) 柳澤孝主・坂野憲司編『相談援助の基盤と専門職』第 3 版，社会福祉士シリーズ6，弘文堂，2018，p. 71.

参考文献　●曽和信一『ノーマライゼーションと社会的・教育的インクルージョン』阿吽社，2010.

理解を深めるための参考文献

●岩田正美『社会的排除―参加の欠如・不確かな帰属』有斐閣 Insight，2009.

社会的排除を貧困・生活困窮に付属するフランス生まれの新たな概念として明らかにする。またホームレス問題等を扱う際，外観や振る舞いから，社会が「排除」するという「社会的帰属の喪失」につながる点をソーシャルワーカーは理解する必要がある。

●奥田知志・稲月正・垣田裕介・堤圭史郎『生活困窮者への伴走型支援―経済的困窮と社会的孤立に対応するトータルサポート』明石書店，2014.

今日の生活困窮者は，「経済的困窮」と共に「社会的孤立」状態にあるといえる。そして、この両者は相互に絡み合っている。その解決策の1つとして，長年の実践に裏付けされた「伴走型支援」を提唱する入門書である。クライエントの人生に伴走するかたちで，地域内での自立した生活の実現まで継続的にサポートを行うこと、この重要性について強調している。

ジェネリックポイント

ソーシャルワーカーとして外国人支援に関してどのような心がけが必要でしょうか。

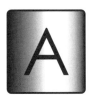

わが国に定住する外国人は18万人弱（2017年）おり、2019年には入管法の改正もあり、定住する外国人は増えています。それに伴い、「生活課題」も多様化しており、医療・福祉・教育と広範な支援が求められます。行政や一部のNPO法人等による支援も、児童・要介護高齢者と対象者も広がっています。また、難民として、定住する外国人など、定住理由もさまざまです。ソーシャルワーカーは言語の問題や生活習慣の違いによる意思疎通の難しさに直面することもあります。しかし、「人権」などの「根本的価値」、「自己決定」などの「手段的価値」を重視することが外国人においても同様です。

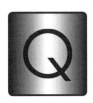

「生きづらさを抱えた人」を支援するにはどんな学びが必要でしょうか。

ソーシャルワークは、生活に困難を抱えた利用者個々にかかわりながら、主訴を中心とした生活困難状況の改善と安定した暮しの実現に寄与する営みです。こうした困難のなかに「生きづらさ」が含まれます。「生きづらさ」は、本人の主観的な感覚や体験に密接にかかわっています。そして、その人の感情や気持ち、その人の体験そのものを指している場合も少なくありません。周囲からは欠陥が観測できなくても、その人が困難を感じていれば、それは「生きづらさ」ということになるのです。よって、ソーシャルワーカーに必要な学びは、本人の「語り」や「困難を抱えている状況」に対し、共感的に理解する共感力や観察眼といったものを磨くよう、心がける必要があります。

コラム　　当事者の声―セルフアドボカシーと当事者研究

　セルフアドボカシーとは、生活上に障害や困難のあるクライエント（当事者）が、自身の権利や利益、意思等を自ら主張し、主に自分自身のために権利擁護活動を行うことをいう。

　わが国では、障害当事者の意志や自己決定は、親や施設職員といった専門職が「当事者本人」に代わり代弁してきた歴史がある。

　1960年代のアメリカ・カリフォルニア州で、当時の障害のある大学生による抗議運動から始まった「自立生活運動（IL運動）」において、管理的なリハビリテーション・システム等に対して問題提起を行い、障害者のニーズとその満たし方を最もよく知るものは障害者自身であるという発言が生まれた。

　しかしながら、こうした障害者たちのセルフアドボカシー活動が直面する最大の課題は、これまでの施設主体の長い歴史のなかで、沈黙を強いられてきた障害者たちが、はたして「自立した権利の主体」となれるのか、という懸念の中に現われている。

　こうした懸念への現代の答えの1つが、北海道の過疎の町、浦河町にある精神障害者のコミュニティ「べてるの家」の活動の中にある。べてるの家では、「自立した権利の主体」ほど、障害者の自立性を強調するわけでもない。「弱さ」を前面に出しつつ、「自分たちの生き方や病気そのものを肯定するかたちで、自分たちにとっての病気を取り戻す」といったユニークな取組みを行っている。

　そして、「病気を取り戻す」有名な活動の1つに、当事者研究の「自己病名」や、今までタブー視されてきた「幻覚・妄想」の語りなどの精神医療や精神保健福祉の常識を覆す試みがある。

　こうして、いままでは医師や専門家に「なんとかしてほしい」と丸投げしていた自分の病気の苦労を、自分自身の手に取り戻し、苦労とともに生きることを覚え、自分の感情や症状とうまく付き合っていけるようになっていく、という。

　セルフアドボカシーの1つの形である。

　当事者研究は現在、身体障害、発達障害、認知症、薬物依存症、性的マイノリティなどにも広範な広がりをみせている。

第5章 相談援助の位置づけと構造

1. 社会福祉の理念と相談援助

A. 社会福祉の理念

人間の福祉 社会福祉の理念とは、人間の福祉の実現であり、それは、「共同体に集う人びとがともに連帯して幸せな生活を追求し、守る」[1]ことを意味する。この理念の具体的実現のためには、社会的な制度・政策と実践的な方法・技術が必要である。かつてこのいずれか一方が正しいとする立場に立った「社会福祉の本質論争」と呼ばれる対立があった。前者を正しいとするのが制度・政策としての社会福祉（政策論）、後者を正しいとするのが実践としての社会福祉（技術論）である。まず、それぞれの対立点を整理してみよう[2]。

政策論 いわゆる政策論の立場は、マルクス経済学の社会政策論的視点から社会福祉の問題を捉え、社会福祉とは、歴史的に自由主義的段階から国家独占資本主義へといたる近代資本主義社会の従属変数として展開してきたものであり、それゆえ現代の社会福祉もまた、その本質においては労働者階級の生活問題に対応するために設けられた資本主義社会の特性の一部であると捉える立場である。それゆえ、そうした政策の一部としての社会福祉の技術は、資本主義社会の構造的矛盾を不問とし、体制の論理を超えることのない「適応のために適応させる技術」に過ぎないと考える。

技術論 他方、いわゆる技術論の立場は、個人と社会的諸制度との関係（社会関係）をその当の個人の立場に立って扱い、ケースワーク、グループワーク、コミュニティワークなどの方法を通じて、人間の福祉の実現を図ろうとする活動として自らを位置づけている。この立場の固有性は、社会関係の主体的側面に光を投じることであり、その意味で、社会福祉政策とは相対的独自性を保つものであると主張する。相談援助（ソーシャルワーク）の実践をこの立場から考えれば、それは、ケースの中に現れる生きた社会問題の発見から、その個人をあくまでも現実の中で援助するとともに、人間の福祉を阻む数々の社会的要因にも目を向け、それに対しても積極的に働きかけていく二重の活動であると考える。

しかし、そもそもこの両者は相対立しているわけではない。それぞれの立場が拠り所としている科学や学問の相違、その基底をなす人間観や社会観の相違、そしてそこから浮き彫りにされる問題の捉え方の相違が対立と

みなされているのである。社会福祉は多様なあり方をしているにもかかわらず、それを政策論か、技術論かと二者択一することに無理がある。多様なあり方ならば、多様な見方、枠組みがあってしかるべきで、この政策論と技術論とは互いにチェックしながら機能していくことで、理念としての社会福祉に近づくことができる。すなわち、理念としての社会福祉は、現実の社会福祉の諸施策が達成しようとする目的、あるいは目指すべき確固たる理想を指すことが多いものの、政策と技術の相補的な関係によって、作られていくものである。

B. 相談援助における理念

　実践活動の方法である相談援助の理念や目的もまた、必ずしもそのように確固たるものとして存在しているわけではない。

　相談援助は、社会福祉の理念から何らかの指針を得てその活動を始める。だが、そこで相手にするのは、一人ひとりの生きている人間である。実践の意味は、現在の理念に支えられた諸制度の個人への適用という意味ばかりではなく、現在の理念と諸制度とを具体的実践の中から問い直していくという契機をもその内に含んでいる。つまり、Aという人物にとってはどうか、Bという人物にとってはどうかというように、その理念は個別的実践活動の中で、絶えず問われ続けるものとして存在している。それゆえ、その理念は、実践活動の目指すべき普遍的な理念というよりも、実践活動に何らかの指針を与えつつも、実践活動の中で絶えず問われ続け、さらには新たな理念として形作られていくような、問いとしての理念[3]として述べたほうが適切であろう。私たちは誰もが自分の価値観から自由になることはできないにもかかわらず、そのことを忘れて自分の枠組みで見ているものを唯一の真実と思い込みやすい。自分は正しく、他方が間違っていると信じ込んでしまうからである。しかし、普遍的な価値観などはなく、どうすれば正解が導き出せるかという公式もないのである。つまり、理念は自己完結的、普遍的なものにはならず、常に問いとして存在していくものなのである。

問いとしての理念

2. 相談援助と社会資源

A. 社会資源とは何か

社会資源

社会福祉における社会資源とは、「福祉ニーズの充足のために利用・動員される施設・設備、資金・物品、諸制度、技能、知識、人・手段などの有形、無形のハードウエアおよびソフトウエアを総称」[4]する。ここでは社会保障制度と社会福祉事業について整理しておこう[5]。

社会保障制度

社会保障制度とは、社会福祉の拡大方向に沿い、公共的責任において展開される、主として経済的な生活保障である。その保護方法としては収容保護と居宅保護とがあり、給付方法としては保険方式、年金方式、公的扶助方式とがある。

社会保障制度には2つの柱がある。一方の柱である社会保険には、年金保険、労働保険、医療保険があり、これらは国民の拠出金と国庫補助によって賄われている。社会保険の給付には、現金給付と現物給付があるが、賃金水準や保険期間、所属などに応じて均一的、画一的に給付される。この給付は、老齢、失業、疾病、死亡などによる極度の貧困や生活困難に対する防貧的サービスである。だが、社会保険には、本人の拠出金すなわち自己負担分が課せられているため、低所得者や働くことのできない者は、この予防的な網の目からこぼれ落ちてしまう。

もう一方の柱である公的扶助には生活保護や社会手当がある。これらは本人負担のない無拠出金すなわち公費負担で賄われている。たとえば生活保護の給付に関しては、申請後、生活困難の事実確認のために資産調査が行われる。

このように社会保障制度は最低限の生活を保障するという、主として物質的・経済的な援助体系である。極めて重要なものであるが、それだけでは十分ではない。

社会的弱者と呼ばれる高齢者、障害者、児童などは経済的な援助を含む複数の福祉サービスによって生活上の困難を軽減している。そうした特殊なニーズに対応する特殊的サービスの提供を図るのが社会福祉事業である。

社会福祉事業

社会福祉事業は、社会福祉六法ならびにその他多くの関連法規に基づきながら、諸種の機関や施設がその実務に当たっている。社会福祉事業は、社会保障制度よりも、より一層特殊的で属性固有のニーズを有する受給者を

その対象としているが、あくまでも制度的次元における特殊性である。制度の一般的特性として、それを利用しようとする個人の条件が、制度側の要件に適うかどうかということが重要な事柄となる。個人の側の主観的な問題や個人の抱える事情とその意味といった問題は、制度的次元においては一般的には問題とならないのが普通である。

制度的次元における特殊性

B. 相談援助にとっての社会資源の意義

　相談援助は、制度体系としての社会福祉、個人、団体レベルでの諸種の社会福祉的な活動の実体としての社会福祉を必要条件としつつ、Ａさんという人の個別的で、具体的な現実に接近し、個別化による援助を展開している。その援助の展開の中での社会資源を活用するか、しないか、あるいは活用するにしてもどのように活用すべきかという判断は、あくまでもＡという人の福祉を実現する上でどのような意味を持つのかという点から判断される。さらには、Ａという人の福祉を実現する上でそれらが不十分であったり、活用するものがなかったりする場合には、それらを作り変えたり、新たなものを作り出すようにと働きかけたりする、ソーシャルアクションの対象としての性格をも持ち合わせている。したがって、相談援助を駆使した活動にとっての社会福祉関連諸制度は、活用可能な社会諸資源という性格と働きかけの対象という2つの側面を併せもつものである。

個別化

ソーシャルアクション
social action

　同時にＡさんの内面にある問題解決の力も資源であり、それが援助への動機づけであることを知らなければならない。つまり、援助の実践において社会資源を活用することで、Ａさんが依存し自らの問題解決能力を低下させるのではなく、Ａさんの内的資源を刺激し活用することで、Ａさんの「自立度」を高めることを目指すことも忘れてはならないのである。

内的資源

　また、福祉サービスとしての社会資源が、本来の目的に適った利用のされ方をしているかを検証することもある[6]。たとえば、Ａさん家族が特別児童扶養手当を受給していたとする。受給している特別児童扶養手当は、児童の福祉に活かされるものであるが、親であるＡさんの遊興費に消えていたとしたら、このサービスはＡさんのその場限りの楽しみには意味があるかもしれないが、働いて金を稼ぐことをやめてしまうなど、Ａさん家族にとって害をもたらすものとなるかもしれない。このような場合、福祉事務所のソーシャルワーカー、児童相談所のソーシャルワーカー、児童委員、あるいはその他の第三者の介入が必要になってくるかもしれない。特別児童扶養手当の目的をＡさんに明確に伝えること、本来の目的に使われない理由を明らかにすること、家族関係の問題性の有無を明確にする

こと、その上で援助する際に実践的に援助活動を進めていくことが、対人援助技術を駆使する場面である。つまり、制度体系によって規定されているサービスをより有効に活かすために、それを受けている個人の側に目を向けることが大切なのである。仮に有効に活かされていない場合には特に、対人援助技術を駆使したソーシャルワークという実践活動が必要になってくる。

3. 相談援助の構造と機能

A. 社会福祉の拡大と個別化

一般化された人

　これまでみてきたように、制度・政策は平均化され、一般化された人を対象としている。社会保障制度にしても「国民一般」すべてを対象にした制度であるし、社会福祉においては、児童福祉、高齢者福祉、障害者福祉などにかかわる制度・政策も、対象者属性においてより細分化されているが、「児童一般」「高齢者一般」「障害者一般」を対象とした制度・政策であることに変わりはない。そしてまた、たとえば障害のある高齢者、1人暮らしの高齢者、認知症を患った高齢者というように、「高齢者一般」の対象者属性をより細分化した形で扱うこともできる。しかし、対象者属性を細分化しても、制度は制度であるゆえに、どうしても一般性のカテゴリー内部にとどまらざるを得ない。たとえば、障害という枠組みに入るかどうかは「障害等級表」によって示された基準で判別される。要件を充足しているかどうかの判定から始まり、原則として受給条件が発生しなければ何もできず、発生したにしてもそれは想定されたニーズに対応する均一的なサービスの給付となりがちである。要するに、その人物は「障害等級表第○○級」に該当する人物という形で、基本的には誰であろうと同一に扱われることになる。そこにおいてはAさんとBさんの違いはない。つまり、そのカテゴリー内部にその人間が当てはまるかどうかが問題なのである。だが、実際にはAさんとBさんは抱えている問題も生きている世界もそれぞれ違う。それゆえ「Aさんにとっての」という側面は、制度・政策レベルでは、原理上考慮し得ない問題となってしまう。そこで対象者属性を細分化したり、または対象者の枠組みを広げることで、このカテゴリーの網の目は、より細かなものにすることもできるし、そこにおいて想

定されるニーズの質や量とサービスの適切さを考慮し、問題とすることもできる。

　社会福祉の拡大、制度の拡大とは、このようなカテゴリーの網の目をより細かなものとし、そこに、より適切なサービスを振り当てる動きである。しかし、その網の目をより細かなものにしても、そこから抜け落ちてしまう人もいる。さらに重要なことは、そのように細分化された属性をいくら寄せ集めてみても、Aさんという人の抱えている問題・状況の全体性は見えてこないし、全体的にかかわることもできない。Aさんという人の抱えている問題・状況は、属性分類に応じた福祉対策の網の目に引っかかる部分もあるが、決してそれだけでは捉えられない、より全体的なものでもある。

　そこで、その個人の個別的で、具体的な現実に接近し、その現実に対して徹底的に個別化の態度で臨む援助をなしていくのが、相談援助を駆使した活動（ソーシャルワーク）である。社会福祉の拡大が、個人の権利の拡

図5-1　社会福祉の拡大と個別化

（a）社会福祉の拡大

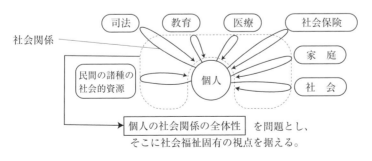

（b）社会福祉の個別化

出典）夏刈康男・石井秀夫・宮本和彦『改訂　社会生活の実践と構造』八千代出版，1995，
　　　p.237より．

大に応じた諸制度の完備という、制度の全体性を問題にしているのに対して、社会福祉の個別化は、その個人が取り組んでいる家族関係や社会的諸関係という、その関係の全体性に自らの視点を据え、一人ひとりの人間の福祉の実現を図ろうとする。これらをまとめたのが、**図5-1** である。

B. 個別性と全体性

　相談援助を駆使した活動とは、個人の社会関係の全体性ならびに全体的自己に視点を据え、専門的技術に基づいて個別的な援助を行う実践活動である。この場合の個別的な援助とは、一領域内部での領域目的に応じた機能的個別化ではなく、さまざまな領域にまたがるという意味での領域間個別化、また他の人とのかかわりを重視するという意味での対人関係における個別化または社会的個別化を意味している。

　福祉サービスなどの社会資源の力を借りながら社会生活を営む場合は、通常複数のサービスを利用している場合が多い。そしてこれら複数のサービスを同時に受けようとする場合、それぞれのサービスやその根拠となる社会制度そのものが、それぞれに機能しているために、それらを利用しようとしている個人の側からすれば、自らも社会制度の要請や条件に合わせ

機能分化せざるを得なくなる。それは統合性を欠いた「部分としての個人」にならざるを得ないことを意味する。つまり、社会制度の側から要請してくる条件に自らを適合させていったら、個人はバラバラな存在になってしまうのである。ここでは、複数のサービスを個人の側で、いわば「統合」しなおす必要性が生じてくるのである。いわば縦割り行政の弊害によるものであるが、個人の側の人格的全体性を損なうことなく、各制度領域

間のサービスを調整しながら有効に活用していく手助けをする。個人の領域間個別性を尊重した援助が、相談援助では求められる。

　医療の場を例に考えてみよう。Aさんが体調不良により、病院を受診したとする。そこでさまざまな手続きの後、診察、諸検査が行われ、ある診断が下され、その診断結果から、さまざまな治療と、治療に向けての処方箋が提示される。そのプロセスの中で、いわばAさんは「○○病の患者」として扱われ、「○○病の」Aさんという新たな位置を獲得する。そして、Aさんには病気を治すという医療目的に沿った患者役割が要求される。病気を治すためにはAさんはこの患者役割を確実に実行しなければならない。それを個別的に指導し、Aさんがその役割を確実に実行するように援助するのが、医療内部における個別的援助である。しかし、当のAさんにとっては、患者役割は果たさなければならない役割の1つで、

それ以外にもさまざまな社会的役割があり、Aさんにとってその役割の優先順位は必ずしも一様ではない場合もある。しかも、それらの役割は、社会的諸制度が要求するほどには専門分化されていない。ときにはさまざまな役割が葛藤を起こしてしまう場合もある。こうした葛藤は、ほんの少しの調整ですむ場合もあれば、ときには、生きるということにかかわる重大問題を引き起こす場合もある。その際には、Aさんの社会関係の全体性、全体的自己への配慮が必要とされる。その配慮の基本的前提となるのは、Aさんが見ている現実とAさん以外の人が見ている現実とは異なっているということであり、その点を十二分に理解しておく必要がある。現実の見方は、その人が取り結んでいる家族関係や、社会関係に規定されているのであって、たとえ同じものを見ていたとしても、そこから引き出されてくる意味は個々人によって異なってくる。だからこそ、その人が取り結んでいる特有な諸関係へと近づき、その諸関係の中でのその役割の意味を理解し、その調整を図ったり、新たな関係を作り上げるといった援助が必要とされる。つまり、その人が抱えている社会関係ならびに全体的自己に視点を据えた個別化、それに対する援助を行うのが相談援助である。

C. 理念・実践・実体

　このように、人間の福祉の実現という理念、実践活動としての相談援助、制度や政策といった実体は、実践を通して非常に密接なつながりをもっている。ある人への援助的かかわりを通して、その人が体験している現実に近づく努力をする中で、人間の福祉という理念の実現、あるいは理念に向かっていく過程の問い直しに気づくことがある。そうした気づきは、その人に対する概念的な了解の中では起こらない。私たちは、それぞれの生活体験の中で価値観、先入観、偏見を形成する。たとえ援助者の立場に立っても、それらを取り払うことなど不可能である。そのことを了解しながら、援助的にかかわれば、その具体的な実践の中で、理念や理念に向かっていく過程についての問い直しに気づくはずである。既定された何かに当てはめようとするのではなく、また唯一正しいものを求めようとはせずに、目の前の人にとっての福祉を問い直し続けることが必要である。なぜなら、個々人に対する具体的な実践活動の中にこそ、その社会の福祉の質のすべてが集約されているといっても過言ではないからである。

注）

(1) 小田兼三他編『社会福祉概論』ミネルヴァ書房，1986，p.2.
(2) 足立叡・佐藤俊一・平岡蕃編『ソーシャル・ケースワーク』中央法規出版，1996，pp.26-27.
(3) 夏刈康男・石井秀夫・宮本和彦『改訂　社会生活の実践と構造』八千代出版，1995，p.240.
(4) 京極高宣監修『現代社会学レキシコン』雄山閣出版，1993，p.164.
(5) 前掲書（3），pp.243-247.
(6) 足立叡・佐藤俊一・宮本和彦編『新社会福祉学』中央法規出版，1999，p.68.

ジェネリックポイント

一人ひとりの人に対して個別的な援助をすることは大切だと思いますが、ソーシャルワーカーのかかわりとして心がけるべきことはどのようなことでしょうか。

福祉サービスの多くは制度をもとに展開されています。そのため「初めに制度ありき」として利用者を制度に当てはめ、その制度に適う・適わないと判断することは簡単です。しかし制度は同じような問題を抱えた人すべてを対象として考えられているため、必ずしも目の前にいる利用者にとって必要なサービスを展開しきれない可能性もあるのです。同じような問題を抱えていても、一人ひとりの顔が違うように、その問題に対するそれまでの取り組み方や受け止め方は違っています。その違いを認め、その人にとっての問題とはどのようなもので、それまでどのように取り組み、これからどのような対処ができそうなのかを利用者とともに探っていくのが、相談援助です。サービスを提供する側の都合ではなく、サービスを必要としている利用者の状況を理解し、その利用者にとって最大限の効果をもたらすサービス展開となるよう、調整していくことも必要です。相談援助は、一方で利用者の声に耳を傾け、もう一方でどういった制度の運用が可能かを考えていくことが求められています。ただ福祉サービスを分配するのではありません。その人その人にあったサービスの展開が可能かどうかは、ソーシャルワーカーが相談援助の理念を忘れずに実践活動ができるかどうかにかかっています。

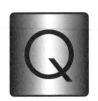
ソーシャルワーカーは利用者に対して、どのようにアドバイスをしていけばよいのでしょうか。

問題を抱えた本人だけでは解決しきれず、万策尽きた状態で相談に来られた人は、ソーシャルワーカーが短時間で問題解決につながる方策のいくつかをアドバイスしてくれると思っているかもしれません。しかしソーシャルワーカーは、問題を解決するスーパーヒーローでも魔法使いでもありません。利用者の期待に応えて、ソーシャルワーカーが問題の解決方法を即座に伝授してしまうと、利用者自身の問題解決の機会を奪うことになりかねません。早急なアドバイスは避け、利用者の声に耳を傾けてください。利用者の持つ解決力（内的資源）を引き出すのもソーシャルワーカーの役割です。利用者の問題解決の過程に寄り添い、必要に応じて情報提供しますが、問題解決するのは利用者自身であることを忘れないようにしましょっ。

■理解を深めるための参考文献

●福祉臨床シリーズ編集委員会編『臨床に必要な人間関係学』福祉臨床シリーズ16, 弘文堂, 2007.
　　臨床的実践活動の基礎工事としての人間関係学という視点から、援助関係の基盤となる人間関係学的発想等、人とのかかわりをラディカルに問い直していく著書である。
●夏刈康男・宮本和彦・幡山久美子・柳澤孝主『変動する現代の社会学』八千代出版, 2013.
　　変化する現代社会の諸問題へのアプローチを具体的に示した著書であり、なかでも第6章、第7章は社会福祉の構造およびソーシャルワーカーの意義とその可能性を臨床社会学の視点から捉えている。
●丸山晋・松永宏子編『スタートライン臨床福祉学』弘文堂, 2006.
　　臨床福祉学のアウトラインをその基礎となる臨床的視点から提示し、ソーシャルワークの理論と方法をわかりやすく解説した著書である。

コラム　援助者の一言の重みを問う

　人はそれぞれ異なる価値観や先入観をもっている。援助者がよかれと思って言ったことでも、困難や問題を抱える利用者にとってはこうあるべきと決めつけられたように感じやすい。Aさんは20数年前の自分の行為を今でも悔やんでいる。

　Aさんの父親（60歳代）は末期がんで自宅療養を続けていた。ある日、Aさんは父親から宗教色をなくした葬儀と散骨をして欲しいとの希望を託された。20数年前当時、本人が生前、自分の葬儀や埋葬方法の希望を託すことは非常にまれであった。Aさんは情報を集め、父親の希望をかなえてくれる葬儀社をようやく見つけ、打ち合わせの日程を決めるところまでいった。その打ち合わせの前夜、Aさんの父親は変調を訴え病院へ行き、即時入院となった。そのとき付き添った母親は、医師から余命数日と告知を受け、翌朝「看護師が急いで来るように言っている」とAさんに連絡してきた。Aさんは打ち合わせをキャンセルして病院へ駆けつけた。だが拍子抜けするくらい父親の病状は落ち着いていた。駆けつけたAさんに対して担当看護師は「傍についていてあげなさい」と言った。それは、一晩中付き添った母親を休ませてあげなさいということだったらしいが、Aさんにしてみれば、父親の希望をかなえるための葬儀社との打ち合わせだったのに、横槍を入れられたように感じたという。Aさんはそれから3日間付き添い、父親の最期を看取った。父親の遺志を通した葬儀を執り行ったものの、親類縁者からの反発を買い、寺院へ埋葬することになってしまったという。Aさんは葬儀社との準備が万全でなかったことから、親類縁者に理解を求めることができなかったからだと悔やんでいる。父親の担当看護師の一言は、出かけている間に急変して最期を看取れないことを心配してくれたのかもしれないが、一方的な言い方にAさんには聞こえたそうだ。最期が迫った人の家族に対する援助者（この場合、看護師）のよかれと思って語った一言は重く響くものである。利用者にとっての個別的援助になっていたのだろうか。

第6章 相談援助における権利擁護

1

権利擁護を取り巻く背景と権利擁護の必要性、
そして人権侵害の現状を
社会福祉サービス提供施設、サービスの内容、家庭・地域
という視点で理解する。

2

相談援助における権利擁護の概念、定義、機能を
実践の流れに即して理解する。

3

契約制度における自己決定とその際必要な条件、
エンパワメント、アドボカシーの概念について理解を深める。

4

権利侵害された状態からの回復を図るソーシャルワーク実践と、
権利侵害の恐れがある予防的ソーシャルワーク実践について学ぶ。

5

権利擁護において重要な意思決定支援の構成要素、
基本的原則、最善の利益の判断について理解を深める。

1. 相談援助と権利擁護

A. なぜ権利擁護が必要なのか

　戦後のわが国の社会福祉は、平等性と公平性の名のもとに、さまざまな制度の充実を図ってきた。しかし、この平等性と公平性の実態は、社会福祉の根本理念である「一人ひとりの個別性を重視し、個人の権利を尊重する」からはかけ離れたものとなった側面があることは否定できない。

　2000（平成12）年の介護保険制度や社会福祉基礎構造改革等の取組みと歩調を合わせるように、社会福祉の新たな実践理念である「利用者主体」「自己選択・自己決定」「施設の社会化」「ノーマライゼーション」「QOL」等々が提唱された。しかし、これらの理念が具体的な取組みとして実践されるには、まだ時間を必要とした。

　この取組みの中心である、介護保険制度導入の考え方に表れているように、これまでの措置制度が利用者の選択の権利や自己決定を認めていなかったという反省から、多様な福祉サービス提供事業者からサービスを選び、契約によりサービスを利用するという契約制度として具体化された。つまり、契約という行為により、どのような人びとにとっても自分の生き方にあったサービスが選択でき、自ら望むところで生活ができるという仕組みが整ったと言える。この仕組みは人間の尊厳に関わる重要な考えであり、このことは利用者主体の保障となるものである。

　一方、利用者は、何らかの福祉サービスを必要とする状況にあるからこそ利用者なのである。そして、利用者は、この福祉サービスを利用する際の契約において事業者と対等な能力が保持されているのかと言うと、現実的には疑問符がつく。つまり、身体的・精神的な障害により援助を必要とし、そのために福祉サービスを利用しようとしていることを考えれば、契約に際しては、契約能力不十分な人を支える制度が整備されていることが必要になる。

　そもそも、「利用者主体（本位）」であるということは、可能な限り自分の生き方を自分で決定できる「自己決定」が不可欠であり、そして生活全般を包含する生存権が保障されてはじめて主体的な生活が可能になる。

　つまり、契約制度を着実なものとするために、まずもって整えることは、誰しもが自らの意志を可能な限り反映できる基盤づくりである。そのよう

に考えれば、認知症高齢者などのように意思表示が難しい人びとには、誰かがその意思表示を擁護する支援を行うことが必要であり、そのことにより主体性が確保されていくことになる。

このように契約制度においては、自分で決定したり判断したりする能力の十分でない人びとの、自己決定の尊重と権利擁護が不可欠である。しかし、現実には、これらの人びとに対する重大な権利侵害が起こっており、権利擁護がソーシャルワークにおける機能として重視される背景となっている。

B. さまざまな人権侵害の顕在化

一人暮らしや、寝たきり、認知症等の高齢者の増加、障害者の地域での自立生活志向の流れのなかで、高齢者・障害者に対する財産侵害、不公正な取引、経済的な搾取、高齢・障害を理由とする差別、身体的・精神的・性的虐待など権利侵害の事例が多く見受けられる。さらに、児童虐待やドメスティック・バイオレンス等も頻繁に起きており社会の関心は高まっている。

[1] 社会福祉サービス提供施設での人権侵害

生活上の課題を抱え社会的に支援を必要としている利用者が、本来保護されて生活の支援等がなされるべき入所施設などの社会福祉サービスの提供施設で、虐待や搾取の対象となっている。

具体的には、職員から利用者への暴力、指導という名目での非人道的な対応、職員によるセクシュアル・ハラスメントであったりする。さらには、利用者間による性被害、作業に見合わない不当な工賃、寄付という名目による年金からの強制徴収であったりする。これらの背景には、社会福祉サービス利用者の多くは社会的弱者であり、自分の置かれている状況について外部に発信する力が弱く、さらには現状のサービスに代わり得る代替のサービスや生活の場がないという現実がある。そのため、自ら声を上げたり改善の動きをしたりすることが難しく、人権侵害である虐待や搾取の対象になりやすいという状況にある。

[2] 社会福祉サービスの内容が人間の尊厳を守る水準に達していない

本来享受する権利があるにもかかわらず、不当な施設運営のルールや慣行などのために享受できずにいる実態が指摘されている。次に示す例は、

ドメスティック・バイオレンス
明確な定義はないが、一般的には「配偶者や恋人など親密な関係にある、又はあった者から振るわれる暴力」という意味で使用されることが多い。

89

実際に筆者が体験した事例である。

　ある県の高齢者施設での事例である。入所にあたり私物の持ち込みは極端に制限された。本人の意思に関係なく通帳と印鑑、現金、障害者手帳は施設管理とされ、利用者は少額の現金のみ所持することが認められた。外出は基本的に認められておらず、必要な物は職員に依頼するか、施設に月に一度来る移動販売車より施設内のみで通用する買い物券で購入する決まりとなっていた。さらには他の施設の事例であるが、入浴の際は衣服の着脱に時間を要するということで、かなり前より裸にされてタオルをかけた状態で廊下に待機させられている事例、トイレにドアがなく廊下より中の様子が見えてしまう事例など、まだまだ人権に配慮した状態からはかけ離れた実態が存在する。

［3］　家庭や一般社会においての人権侵害

　人権侵害は、家庭や地域社会の日常にも潜んでいると言える。発生する可能性はどこにでもあり、個人が個人に対して行う権利侵害も深刻な状況にある。従前からの性的役割分担意識による男女差別、配偶者等からの暴力、子どもへの虐待、子どもの間のいじめ、高齢者への虐待、障害者への虐待など、さまざまな人権問題が起きている。

　また、社会情勢の変化に伴って、インターネットやソーシャルメディアを介した人権侵害等、新たな人権問題も発生している。

　そして、これらの人権問題は多岐にわたり、また互いに絡み合って複雑化している傾向にある。

　家庭や社会における人権侵害の根絶に向けて、誰もが気軽に人権についての情報に触れたり、学習できる機会の提供が必要とされている。そして、家庭、保育園、幼稚園、学校、職場、地域社会等あらゆる生活場面においても、人権啓発・教育を行っていく必要がある。

　以上のような実態を踏まえ、現実に発生している、高齢者・障害者・児童・女性への権利侵害の実態を明らかにしつつ、社会保障に関連する権利ばかりでなく、財産権、身体的自由、精神的自由などの市民権利をも含む諸権利の擁護の問題という視点から検討を行い、すべての人びとを対象とした権利擁護システムを構築していくことが課題となっている。

2. 相談援助における権利擁護の概念、機能

A. 相談援助における権利擁護の概念

　「権利擁護」とは社会福祉の根幹をなす重要な概念であり、社会福祉用語辞典[1]では、「自己の権利や援助のニーズを表明することの困難な障害者等に代わって、援助者が代理としてその権利やニーズ獲得を行うことをいう」と説明されている。しかし、実際の社会福祉領域における利用のされ方は、その解釈において大きな幅があり、多様な解釈が存在する。寺田喜美代は、「権利擁護概念に統一的定義は存在せず、文脈に応じて多義的に使用」されており、大きく次の３つに分類されるとする[2]。

　「社会保障との関連に基礎をおく定義」「利用者の代弁や自己決定の尊重に基礎をおく定義」「アドボカシー概念との関係性に基礎をおく定義」という３つの観点からの定義である。それぞれについて、具体的に見ていきたい。

[1] 社会保障との関連に基礎をおく定義

　「権利擁護には実定法上の定義はないものの、社会保障を中心に、法や制度との関連から権利擁護を論じ」[3]ようとするものが多く存在する。特に、日常生活自立支援事業（旧：地域福祉権利擁護事業）や成年後見制度が、実践において権利擁護の中核であることから、これらに関する諸制度を含めて、権利擁護概念について論じるものが多い。

　その論者の１人である河野正輝は1999（平成11）年に、「権利擁護とは、判断能力が不十分な人びと」の「立場に立って、虐待を防止し、福祉サービスの利用を援助し、あるいは財産を管理するなど、総じて権利行使を擁護すること（実践としての権利擁護）である」と述べ、狭義には、制度としての権利擁護として「成年後見制度および地域福祉権利擁護事業が導入され」ており、「法廷の手続き又は契約により選任された者（成年後見人、生活支援員など）が、判断能力の不十分な特定の人（被後見人、生活支援の利用者など）のために、直接権利擁護を提供するしくみ」を指すとした[4]。

日常生活自立支援事業
認知症高齢者、知的障害者、精神障害者等のうち判断能力が不十分な方が地域において自立した生活が送れるよう、利用者との契約に基づき、福祉サービスの利用援助等を行う。

[2] 利用者の主体性に着目し、その代弁や自己決定の尊重に基礎をおく定義

その論者の1人である高山直樹は2001（平成13）年に、「権利擁護は、社会福祉サービス利用者の権利主張を支援・代弁・弁護する活動として位置づけ」られ、「利用者の主張、権利獲得のプロセスを重視し、利用者の主体性に価値を置く概念である」と述べており、「特に近年、自己決定権の尊重が改めて重要視されてきている状況のなかで、権利擁護は社会福祉実践の根幹を支える重要なものとなってきている」と論じている[5]。

[3] 権利擁護とアドボカシー概念との関係性に着目した定義

その論者の1人である秋山智久は1999（平成11）年に、アドボカシーと権利擁護の概念的相違点として、「アドボカシーは社会福祉利用者の『生活と権利』を擁護するために行う専門的実践であって、単に『権利』のためだけの擁護、つまり『権利擁護』だけではない」と述べ、「アドボカシーはその実践の中核として『権利擁護』を行うが、アドボカシーはそれよりも広い概念であって、『ニーズ充足』、『生活支援』、『生活擁護』も行う」と指摘している[6]。

以上のように、権利擁護概念は多様な解釈が施されており、使用される場面に応じて多義的に使用されている。その結果、時としてしばしば曖昧な概念として用いられている状況もある。このような状況について寺田は「このような社会福祉領域における権利擁護概念の多義性は、この概念の守備範囲の広さ」[7]であるとする。

現在、後を絶たない家庭や施設内での虐待事案が報道され、権利擁護に対する意識が高まっている。そして、社会福祉の現場では、より一層権利擁護への取組みが求められている。そのようななか「権利擁護概念をあえて限定せずに汎用性の高い概念として位置づけることによって、権利擁護の理念を実践に反映させやすくするという効果を発揮している」[8]として、活動の実態に即した建設的な捉え方がされている。

B. 相談援助における権利擁護の機能

権利擁護を行うにあたり、ソーシャルワーカーは適切な役割を果たすことが求められている。ここでは権利擁護の機能についてみてみたい。

(1) 発見機能

アセスメントやモニタリングにおいて、利用者が権利行使できていない、あるいはしていない等の権利が侵害されている実態を発見する。

(2) 啓発（教育）機能

- 利用者自身がどのような権利をもっているかを理解し、その権利を行使することができるということを自覚できるようにする。
- 支援過程において選択や自己決定の機会を提供し、権利行使の経験とその結果が認識できるようにする。
- 利用者を取り巻く環境に対して、権利擁護の必要性とその実践について助言や指導を行う。

(3) 予防機能

- 啓発機能の実践を通して、権利侵害の事態が発生しないように予防を行う。
- 権利擁護の制度（日常生活自立支援事業や成年後見制度など）につなげることで、本人の権利行使を補完し権利侵害状態を発生させないようにする。

(4) 救済機能

- 緊急保護対応や権利擁護制度の活用、さらに苦情解決の仕組みへつなげるなどして、事後的に権利侵害状態からの救済を図る。

(5) エンパワメント機能

- 一連の支援過程を通して、利用者自身が権利主体としての認識を強めることができるようにする。
- 自らが主人公となり、自立した生活を送れるように問題対処能力を高めていく。

(6) 開発機能

- 地域で自立生活を送るために必要な社会資源を開発すべくソーシャルアクションを行う。

この6つの機能を適切に用いることで、利用者の権利擁護を行っていく。
特に、(1) 発見機能は、利用者の多様な権利侵害の実態に対してはじめに用いられる重要な機能である。この (1) 発見機能においてソーシャルワーカーが適切に権利侵害の実態の状況を判断することによって、(2) 啓発（教育）機能、(3) 予防機能、(4) 救済機能、(6) 開発機能をその実態に合わせて活用することができる。そして、これらの機能を活用することにより、利用者本人や利用者を取り巻く環境自体が (5) エンパワメントされていくのである。

3. 相談援助における権利擁護を支える理念

A. 契約と自己決定

　福祉サービスの提供が契約制度中心に行われていることから、利用者の自己決定は一層尊重されなければならない。

　なぜならば、契約を行う行為とは、利用者自らが申請、依頼、交渉、選択、利用の各段階において、判断し自己決定を行っていくことに他ならないからである。しかし、現実には、支援を必要とする利用者が、契約の手続きを主体的に自らの判断によりスムーズに行うことができる状態ではない。つまり、契約制度という利用システムが、どんなに利用者の自己決定と権利を尊重する仕組みであったとしても、利用者自身が円滑なサービス利用に向けて平易にアクセスできるための支援がなければ、適切なサービス利用につながらないということである。場合によっては、存在それ自体を知らない、あるいは理解することができない、選択することを途中で諦めてしまう、などにより、権利主張の機会もなく、知らないままに権利を失うことも生じてしまう。このようなことから、権利を十分に行使し適切なサービス利用ができる仕組みである権利擁護体制が必要になってくる。

　契約制度においては、とりわけ情報へのアクセスと、利用者の意思を支援・代理・弁護する権利擁護システムが重要である。さらに、自己決定のために利用者とサービス提供者との関係において必要な条件として、①情報を受ける権利と広報義務、②ニーズの判定過程における権利、③サービス決定過程における権利、④サービス利用過程における参加、がある。このような関係性が成熟していくと、利用者が単にサービスを自ら選択するということにとどまらず、サービス利用とそのプロセスを自らマネジメントしていくという前向きな動きにもつながっていく。

B. 自己決定とエンパワメント

　利用者の自己決定を保障するということは、サービス提供者主体の論理から利用者主体の論理への転換を意味する。

　具体的な事例として、近年の施設での取組みをみてみよう。部屋に愛着のある家具の持ち込みを認めたり、食事での選択食やバイキング方式の導

入を行ったり、さらには食事時間を一律に決めずに開始時間に幅を設けたり、余暇活動などへの利用者意見の反映や、宿泊行事実施に向けての実行委員会方式の導入、自主活動の奨励や自治会活動の保障、などである。このような利用者主体の取組みは、以前は見られなかったものであり、評価されるべきものである。しかし、このような取組みを行ったからといって利用者の自己決定権を保障したことになるかと言うと、それほど簡単なことではない。

　なぜならば、利用者の自己決定には、その延長線上に利用者自身の自己実現がなければならないからである。つまり、利用者の生き方における自己実現こそが、自己決定の本質といえる。そのように考えるならば、利用者がどこで誰とどのような生活を送るか、あるいはどのような人生を自分のものとして目指していくのかという、他の誰かが決めることではない自己志向性に対する問いかけが不可欠であり、実に深いところに対する援助が必要なのである。そのためには利用者の主体性を取り戻す援助、利用者が自己決定を行う力を引き出す援助、あるいはその力をつけていくエンパワメントの視点に立った援助が求められてくる。

　エンパワメントは、利用者の持っている適応能力、潜在的能力、自己決定能力等の力を信じ、かつその可能性を引き出し、さらには自己実現と幸福追求の権利を援助の中心におくものである。そして、利用者の自己実現を支援するということは、それを阻んでいる社会制度の改革にも取り組んでいくことを求める。つまり、援助者には、利用者を支援し社会的・経済的・政治的に抑圧された状況の改善を図り、利用者の諸権利を実現していくソーシャルアクションが求められる。このような取組みにより、利用者が社会システムに対して力を持った存在となっていく。さらには、この取組みにより、援助者自身も力を獲得していくのである。

C. アドボカシー

　アドボカシーとは、伝統的な生活習慣のなかで差別と偏見、不自由な生活を強いられてきた人びとの権利を擁護するために、援助者が代弁し、意識を変革していくことである。さらに、利用者の主張、権利獲得のプロセスを重視し、利用者の主体性に価値をおく概念でもある。

　特に現在、アドボカシーは、自己決定が重視されている社会福祉実践の根幹を支える重要な概念となっている。

　しかし、アドボカシーは、ある1つの制度があれば完結できるものではなく、成年後見制度、日常生活自立支援事業、オンブズパーソン制度、さ

権利擁護センター
知的障害者、精神障害者、認知症高齢者などの判断能力が不十分な人が、身の回りのことや日常的な金銭管理などで困っている場合、地域で安心して生活が送れるように支援を行う相談支援機関。

地域包括支援センター
介護保険法で定められた、地域住民の保健・福祉・医療の向上、虐待防止、介護予防マネジメントなどを総合的に行う相談支援機関。

ヘップワース
Hepworth, D. H.

ルーニー
Rooney, R. H.

ラーセン
Larsen, J. A.

らにはこれらの実施相談機関である権利擁護センター、地域包括支援センターなどと連携を図りながら、ネットワークを構築していくなかで具体化されていくものである。

アドボカシーには、個別の人への支援と社会へのはたらきかけとの双方が含まれる。それはいくつかの種類に分けられるが、ヘップワース、ルーニーとラーセンは、ソーシャルワーカーによるアドボカシーを「ケースアドボカシー」と「クラスアドボカシー」の２種類に分けている[9]。

(1) ケースアドボカシー

個人の権利を守るために、個人を対象として行われる活動のことである。社会には、本来受けられるはずの公的扶助やサービスなどがあるにもかかわらず、その権利を知らずに、あるいは知っていても行使が困難な状況にある人びとが存在する。そのような人たちに適切な支援が行き届くように働きかけることが、ケースアドボカシーである。その際、ケースアドボカシーの目的はあくまでも個人の権利の尊重であるので、対象者個人の気持ちや意向・要望を充分に理解したうえで支援が行われることが重要である。

(2) クラスアドボカシー

特定の対象者に限定せず、地域全体の状況を改善するために取り組む活動のことである。社会制度の不備や、他の地域と比較して公的支援が少ない地域などに対して、行政に制度や政策の改善を求めて働きかけを行うのが、クラスアドボカシーの活動である。この活動は、同じような属性にある人びとすべてにポジティブな影響を与えることから、「クラスアドボカシー」と呼ばれている。

なお、ケースアドボカシーとクラスアドボカシーはどちらか一方があればよいというものではない。両方のアドボカシーを駆使して、個人の利益と公共の利益との両面から権利を守っていくことが、社会的に不利な立場にある人びとの権利を擁護することに繋がっていく。

その他のアドボカシー活動として、次のような種類がある。

(3) セルフ・アドボカシー

権利擁護の活動を当事者自ら行う。

(4) ピア・アドボカシー

同じ問題を抱える人が集まり、互いのニードを代弁する。

(5) コーズ・アドボカシー

集団のニーズのために、制度改革や資源の開発を目指すことを目的とする。

4. 相談援助実践としての権利擁護

A. 権利侵害からの回復を図るソーシャルワーク実践

すでに権利侵害が生じている場合には、権利侵害状態からの回復を支援することが必要となる。

狭義の権利擁護であるアドボカシーにおいて必要とされる要素について、秋山智久は、「アドボケイター」たるソーシャルワーカーに求められる機能と役割として、以下の5つを挙げている[10]。

(1) 発見の機能—問題発見者、問題提起者

社会福祉利用者は、生活と権利に関する問題を問題としないことが多い。訴える手段を知らない場合もある。そこでソーシャルワーカーは、まずこのような「問題」の発見者であり、問題の提起者であることが求められる。

(2) 調整の機能—仲介者、媒介者

制度・組織と社会福祉利用者の間の軋轢にあって、社会福祉利用者の紹介・移送や、実施要領等の柔軟な適用、慣習・前例からの拡大解釈などを試みようとする。個人を対象とする「ケースアドボカシー」における役割である。

(3) 介入の機能—攻撃的介入者、「触媒」、「とげ」

社会福祉利用者は、何が自らの「権利」であるかを知らず、また認識していたとしても、錯綜した社会福祉サービスの機構—社会福祉の迷路の中で、社会資源へのアクセスの方法を知らないことが多い。そのようなことから、従来のワーカーとクライエントの関係が知識と力の格差による「捕獲者－捕虜関係」でありがちであったところから脱して、社会福祉利用者のための「攻撃的介入者」となることが必要となる。

その際、ソーシャルワーカーは、「触媒」として、ワーカーの理念と組織・制度の問題とを結び付け、こうしたクライエント集団のエネルギーや計画と、地域福祉施策とを結びつける役割を果たす。また、従来のサービス供給体制とその手続きに慣れてしまっている既成組織に対しては、ソーシャルワーカーはその眠りを覚ます「とげ」でなければならない。

(4) 対決の機能—「スパイ」および「パルティザン」・「ゲリラ」

この段階では、その役割も表現も厳しくなってくる。(3) の積極的介入にあってなお、制度・組織の壁が厚く社会福祉利用者の権利が守られず、

それでもなお、社会福祉利用者の側に立つことを覚悟した場合、少なくとも有利な情報を流すという「スパイ」の役目を果たし、さらには、まさに弁護士のように「パルティザンシップ」をもつことになる。しかし、この場合にも、専門職として「中立性の原理」を犯すわけではなく、「クライエントの主観的私的状況にまきこまれることなく、常に専門的距離を維持」できることが大切である。

(5) 変革の機能—変革主体者、弁護的変革者

　ソーシャルワーカーは、足元にきた社会問題の中で直接的に処遇・援助できる部分にまず着手し、しかも、社会福祉利用者の権利に視点を凝固しつつ、体制・制度・既成組織の欠陥を気長に、執拗に変革していこうとする努力をしていく存在であるはずである。この意味において、ソーシャルワーカーは、「アドボカシー」という「制度としての社会福祉」と「実践としての社会福祉」の統合の位置に立ち、制度・行政と地域社会と個人の「変革」にかかわるものである。

　以上のように、すでに権利侵害が発生している場合には、権利侵害状態からの回復を支援することが必要となる。

　具体的な展開に沿って整理をするならば、ソーシャルワーカーは、①権利侵害の状態にあるケース等の発見を行い、②本人や関係者、関係機関などから情報収集を行い、③本人を取り巻く状況を総合的に理解し、専門的な見地からリスクアセスメント等を行い、④本人意思を確認しながら、現在取り得る適切な対応を検討する。そして、⑤具体的に介入し、その後⑥結果を確認する。この介入の仕方にはさまざまな活動段階がある。初めに「調整・交渉」が行われる。権利侵害の事実を確認し、共通の認識を持つところが第一歩である。仮に錯誤に基づいた権利侵害であれば、この段階で回復を図ることが可能である。さらには、一定の関係性が成立していれば、この段階の交渉過程の中で具体的な提案により解決が図られる場合もある。

　次の段階は「主張」である。主張の場合は、一定の決められた手続きに基づき書面などの形式により、サービス提供事業者に権利侵害の状態を回復するように求めることとなる。社会福祉法においても「常にその提供する福祉サービスについて利用者からの苦情の解決に努めなければならない（82条）」と規定されている。事業者に言いにくい場合などは、行政の担当部署に申し入れる方法も現実的である。

　「主張」等の方法により回復がなされない場合には、「より強い介入」が

必要となる。運営適正化委員会等の苦情解決制度やオンブズパーソン等の第三者委員制度等の活用である。さらには、行政による権力行使や訴訟などの法的な対応策なども含まれる。

　最後の段階は、⑥介入による結果の確認である。⑤の具体的な介入により、権利侵害状態からの回復がなされたのかどうかの確認が必要である。権利侵害が改善され、本人が安定した状態となっているのかどうか、あるいは権利回復の行動を起こしたことによって不利益を被っていないかどうかの確認も重要なことである。

B. 権利侵害のおそれがあるため、権利侵害を予防するためのソーシャルワーク実践

　今現在は、権利侵害の状況ではないものの、本人に対して何も支援がなされないと、権利侵害となってしまうおそれのあるクライエントに対して支援を行うことも、ソーシャルワーク実践においては重要である。

　特に、予防的な権利擁護となるソーシャルワーク実践においては、クライエントが自分の意思に基づき、自分らしい生活を実現していけるように支援していくことに配慮しなければならない。そして、このような予防的な権利擁護の支援は、長期的な関わりや継続的で総合的・包括的な支援が必要とされる。

5. 権利擁護と意思決定支援

　ノーマライゼーション理念の浸透や障害者の権利擁護が求められるなか、障害者の自己決定を尊重して支援することの重要性が注目されている。しかし、自己決定が困難な障害者への支援の枠組みや支援方法等が十分に確立されていないのが現状である。2017（平成29）年に厚生労働省より「障害福祉サービス等の提供に係る意思決定支援ガイドライン」が示されたので、それを中心に検討してみたい(11)。

A. 意思決定支援の定義

　ガイドラインでは、意思決定支援を次のように定義している。

　「意思決定支援とは、自ら意思を決定することに困難を抱える障害者が、

日常生活や社会生活に関して自らの意思が反映された生活を送ることができるように、可能な限り本人が自ら意思決定できるよう支援し、本人の意思の確認や意思及び選好を推定し、支援を尽くしても本人の意思及び選好の推定が困難な場合には、最後の手段として本人の最善の利益を検討するために事業者の職員が行う支援の行為及び仕組みをいう」[12]。

B. 意思決定を構成する要素

　障害者の意思決定を構成する要素として、次の３点が挙げられる[13]。

　①「本人の障害による判断能力の程度」、②「意思決定支援が必要な場面」。具体的には、日常生活における支援場面と、自宅から入所施設等に住まいの場を移す場面や、入所施設から地域移行する場面などをとりあげる。そして、③「人的・物理的環境による影響」として、職員との信頼関係、家族等の関係者との関係性、さらには、初めての慣れない場所やサービスの利用の経験の有無などである。

C. 意思決定支援の基本的原則

　意思決定支援の基本的原則は次のように整理されている[14]。

①本人への支援は、自己決定の尊重に基づき行うことが原則である。本人の自己決定にとって必要な情報の説明は、本人が理解できるよう工夫して行うことが重要で、選択肢を絞った中から選べるようにしたり、絵カードや具体物を手がかりに選べるようにしたりすることにより、本人が安心して自信を持ち自由に意思表示できるよう支援する。

②職員等の価値観においては不合理と思われる決定でも、他者への権利を侵害しないのであれば、その選択を尊重するよう努める。

　また、本人に不利益が及ぶことが考えられる場合は、意思決定した結果を最大限尊重しつつ、生ずるリスクについて予測し、対応について検討しておく。なお、リスク管理を強調するあまり、本人の意思決定に対して制約的になり過ぎないよう注意する。

③本人の自己決定や意思確認がどうしても困難な場合は、本人をよく知る関係者が集まって、日常生活の場面やサービス提供場面における表情や感情、行動に関する記録、生活史、人間関係等さまざまな情報を把握し、根拠を明確にしながら障害者の意思および選好を推定する。

D. 最善の利益の判断

　本人の意思を推定することがどうしても困難な場合は、関係者が協議し、本人にとっての最善の利益を判断せざるを得ない場合がある。なお、最善の利益の判断は最後の手段であり、次のような点に留意する必要がある。

(1) メリット・デメリットの検討

　最善の利益は、複数の選択肢について、本人の立場に立って考えられるメリットとデメリットを可能な限り挙げた上で、比較検討することにより導く。

(2) 相反する選択肢の両立

　二者択一の選択が求められる場合においても、一見相反する選択肢を両立させることができないか考え、本人の最善の利益を追求する。

(3) 自由の制限の最小化

　住まいの場を選択する場合、選択可能な中から、障害者にとって自由の制限がより少ない方を選択する。

　また、本人の生命または身体の安全を守るために、本人の最善の利益の観点からやむを得ず行動の自由を制限しなくてはならない場合は、行動の自由を制限するより他に選択肢がないか、制限せざるを得ない場合でも、その程度がより少なくてすむような方法が他にないか慎重に検討し、自由の制限を最小化する。

　その場合、本人が理解できるように説明し、本人の納得と同意が得られるように、最大限の努力をすることが求められる。

E. 成年後見人等の権限との関係

　法的な権限を持つ成年後見人等には、法令により財産管理権とともに身上配慮義務が課されている。一方、事業者が行う意思決定支援の結果と成年後見人等の身上配慮義務に基づく方針が齟齬をきたさないよう、意思決定支援のプロセスに成年後見人等の参画を促し、検討を進めることが望ましい。

注)

(1) 中央法規出版部『社会福祉用語辞典』六訂版，中央法規出版，2012.
(2) 寺田喜美代「社会福祉領域における権利擁護概念に関する一考察」新潟医療福祉学会編『新潟医療福祉会誌』15巻2号，2016，p.28.
(3) 前掲書 (2)，p.28.
(4) 河野正輝「『地域福祉権利擁護』の基本課題」九州大学法政学会『法政研究』第

66 巻 2 号，1999，pp.467–496.

(5) 高山直樹「社会福祉における利用者の権利擁護—その意義・理念・展望」鉄道弘済会『社会福祉研究』第 68 号，1997，pp.2–10.

(6) 秋山智久「権利擁護とソーシャルワーカーの果たす役割—アドボカシーを中心に」鉄道弘済会『社会福祉研究』第 75 号，1999，pp.23–33.

(7) 前掲書 (2)，p.33.

(8) 前掲書 (2)，p.33.

(9) Hepworth, D. H., Rooney, R. H. & Larsen, J. A., *Direct Social Work Practice: Theory and Skills*, 6thed., Brooks/Cole Thomson learning., 2002.

(10) 前掲書 (6)，pp.28–30.

(11) 厚生労働省社会・援護局『障害福祉サービスの利用等にあたっての意思決定支援ガイドラインについて』2017，pp.1–6.

(12) 前掲書 (11)，p.4.

(13) 前掲書 (11)，p.4.

(14) 前掲書 (11)，p.5.

■ 理解を深めるための参考文献

● 日本福祉大学権利擁護研究センター『権利擁護がわかる意思決定支援』ミネルヴァ書房，2018.

いま対人援助の専門職が最も重要視する「意思決定支援」の事例を扱いながらわかりやすく学ぶことができ、権利擁護の本質に迫る。

● 高山直樹・川村隆彦・大石剛一郎『権利擁護』中央法規出版，2006.

社会福祉における権利擁護は、社会福祉サービス利用者の権利主張を支援し、代弁・弁護する活動として位置づけられる。利用者の主張、権利獲得のプロセスを重視し、利用者の主体性に価値をおく概念である。また、権利擁護センターや成年後見制度、地域福祉権利擁護事業、オンブズマン制度等の実践の重層的なネットワークがシステムとして機能することが求められている。

● 河野正輝・大熊由紀子・北野誠一『福祉サービスと自立支援』有斐閣，2000.

福祉サービスの質が問われている。在宅・施設における人権侵害の状況を見つめ、障害をもつ人への自立支援の見地に立った福祉サービスの体系と基準を考える。

 コラム アドボカシーの注意点

アドボカシーを行う際に注意しなければいけない点がある。アドボカシーは、援助者の義務感や感性、判断に左右される部分が多い活動である。そのため、援助者が強い義務感から思い込みや自己判断で利用者の気持ちを代弁してしまうことに気が付かずに支援を行ってしまう可能性がある。

アドボカシーを行う場合には、援助者自身の立場と担う役割の大きさを十分認識しながら支援を行うことが重要である。そして、あくまでも利用者の自己決定をサポートする立場であるということを忘れてはいけない。自分の考えを押し付けない、自己決定権は利用者にあり、支援者はサポート役であることを認識することが大切である。

第7章 相談援助専門職

1

ソーシャルワークの実践場面で働く
相談援助専門職とは何か、
その専門性の内容を考える。

2

福祉行政における相談援助専門職の種類と
業務内容を理解する。

3

民間の施設、組織における相談援助専門職の種類と
業務内容を理解する。

4

相談援助専門職のあり方と
諸外国の動向を考える。

1. 相談援助専門職とは

A. 相談援助専門職の概念

　福祉国家の実現を目指して、第2次世界大戦後わが国の社会福祉の法体系の整備が進むにつれて、社会福祉の専門性に関する議論も並行して行われてきた。

　社会福祉業務で必要とされる専門性について、加瀬裕子は、生活保護業務にかかわる職員の援助活動の分析から、①面接相談（受理・受付面接）、②調査・方針の決定、③個別相談・支援ネットワークの形成、という3点を挙げている[1]。

　福祉事務所の生活保護担当の面接相談員がまずインテーク（初回）面接において、生活困窮に陥って相談に来た人の声に耳を傾け、援助が必要であれば、保護の申請という段階に移る。

　生活保護申請が受理された場合、ケースワーカーと呼ばれる現業員が調査の上、保護の可否が決定されることになる。保護が開始される場合には、保護基準の算出に基づいた保護費の支給と並行し、援助方針の決定に基づいたケースワーカーによる被保護者の自立支援のための援助が行われる。

　被保護者の自立支援については、地域の民生委員とともに、被保護者の家族や近隣住民との人間関係の調整、医療機関や公共職業安定所などの利用といった、地域に存在する社会資源を総動員した支援ネットワークの構築が求められる。

　以上のような援助過程において、相談援助専門職には、面接などの専門技能とともに、ソーシャルワークの専門知識、そして実際には法制度や社会資源に関する知識が求められる。

　ソーシャルワーカーの専門性については、1980年にイギリスのバークレイ委員会報告「ソーシャルワーカーの役割と任務」において、ソーシャルワークを人と環境との問題を対象とすることを前提とした上で、コミュニティ・ソーシャルワーカーの任務として、①社会的ケア計画、②カウンセリング、という2点が挙げられている[2]。

　社会的ケア計画は、個人のケア計画とともに、個人をとりまく集団や、地域社会の改善を目指すフォーマル、インフォーマルのネットワークの強化を意味する。もう一方のカウンセリングは、ケースワークと同義に考え

バークレイ委員会報告
Barclay report
イギリス全国ソーシャルワーク研究所が1982年5月に発表。ソーシャルワーカーの役割と任務について、多数派意見とともに少数派意見なども列挙された。

フォーマル・サービス
formal services
法制度に規定されたサービス、統一的、画一的なサービス。

インフォーマル・サービス
informal services
法制度などには明記されていない、家族、近隣住民、ボランティアなどが提供する、臨機応変なサービス。

られるが、援助対象者と相談援助専門職との間の直接的コミュニケーションを基礎とした援助過程である。すなわち、個人へのアプローチと環境へのアプローチという2つの役割を果たすことが、相談援助専門職に求められることになる。

B. 相談援助専門職の範囲

医療・福祉従事者は、2019（平成31）年の総務省の「労働力調査」で約838万人という数値になっている（**表7-1**）。

医療・福祉分野の従事者は、今や「製造業」に次いで多く、「教育、学習支援業」の約2.5倍になっている。

以下のような分野別の相談援助を行う社会福祉専門職が、福祉現場その他周辺領域の現場において、福祉サービス利用者の相談援助に従事している。

● **公的扶助分野**

査察指導員、地区担当現業員、五法担当現業員、面接相談員、生活指導員、作業指導員

● **児童福祉分野**

児童福祉司、児童心理司、児童厚生員、児童指導員、児童相談員、母子指導員、職業指導員、心理指導員、児童自立支援専門員、児童生活支援員、家庭支援専門相談員、里親支援専門相談員、保育士

● **婦人保護その他家庭福祉分野**

家庭児童福祉主事、婦人（女性）相談員・指導員、家庭相談員、母子自立支援員

● **高齢者（老人）福祉、介護保険分野**

老人福祉指導主事、生活相談員・指導員、訪問介護員、介護支援専門員（ケアマネジャー）、地域包括支援センターの社会福祉士、在宅介護支援センターの相談員、ライフサポートアドバイザー、福祉用具専門相談員

● **障害者福祉分野**

身体障害者福祉司、知的障害者福祉司、更生相談所相談員、生活指導員、職業指導員、作業指導員、訪問介護員

● **地域福祉分野**

社会福祉協議会の企画指導員、福祉活動指導員、福祉活動専門員、生活支援専門員、生活支援員

● **医療分野**

医療相談員（医療ソーシャルワーカー；MSW）、精神科医療相談員（精神科ソーシャルワーカー；PSW）

査察指導員
社会福祉法15条に規定された、福祉事務所に配属される指導監督を行う所員、スーパーバイザー的役割。

五法担当現業員
生活保護法を除く、児童福祉法、身体障害者福祉法、知的障害者福祉法、老人福祉法、母子及び寡婦福祉法の5つの法律に関する措置を担当する福祉事務所の職員、ケースワーカー。

表 7-1　主な産業別就業者数

	年　　月	農業、林業	非農林業	建設業	製造業	情報通信業	運輸業、郵便業	卸売業、小売業	金融業、保険業	不動産業、物品賃貸業
実数（万人）	2008 年	247	6163	541	1151	190	343	1070	164	111
	2009	244	6071	522	1082	194	350	1059	165	110
	2010	237	6062	504	1060	197	352	1062	163	110
	#2011	〈231〉	〈6062〉	〈502〉	〈1049〉	〈191〉	〈352〉	〈1058〉	〈162〉	〈113〉
	2012	225	6055	503	1033	188	340	1044	164	112
	2013	218	6109	500	1041	192	341	1060	165	111
	2014	210	6162	507	1043	204	337	1062	155	113
	2015	209	6193	502	1039	209	336	1058	154	121
	2016	203	6262	495	1045	208	339	1063	163	124
	2017	201	6330	498	1052	213	340	1075	168	125
	2018	210	6454	503	1060	220	341	1072	163	130
	2018 年　6 月	228	6459	513	1051	216	342	1039	177	127
	7	220	6440	508	1043	221	337	1066	165	127
	8	227	6455	517	1056	217	336	1089	151	129
	9	218	6498	518	1066	216	338	1097	157	131
	10	213	6512	497	1052	232	341	1088	165	128
	11	210	6499	502	1063	215	347	1063	161	137
	12	190	6467	482	1063	218	352	1064	160	127
	2019 年　1 月	172	6456	473	1055	228	361	1062	157	118
	2	178	6478	496	1068	235	349	1051	161	125
	3	195	6491	509	1069	226	337	1066	157	132
	4	210	6498	503	1057	222	336	1081	165	124
	5	225	6507	499	1068	224	351	1069	174	128
	6	222	6525	504	1072	227	362	1037	169	141
	7	217	6515	495	1064	243	349	1019	157	132
	8	223	6528	508	1078	233	345	1048	162	127
	9	224	6545	502	1068	220	342	1060	168	129
対前年（同月）増減（万人）	2008 年	-5	-13	-13	-19	-2	12	-9	9	-2
	2009	-3	-92	-19	-69	4	7	-11	1	-1
	2010	-7	-9	-18	-22	3	2	3	-2	0
	#2011	〈-6〉	〈0〉	〈-2〉	〈-11〉	〈-6〉	〈0〉	〈-4〉	〈-1〉	〈3〉
	#2012	〈-6〉	〈-7〉	〈1〉	〈-16〉	〈-3〉	〈-12〉	〈-14〉	〈2〉	〈-1〉
	2013	-7	55	-5	-14	-1	-4	7	-2	-2
	2014	-8	53	7	2	12	-4	2	-10	2
	2015	-1	31	-5	-4	5	-1	-4	-1	8
	2016	-6	69	-7	6	-1	3	5	9	3
	2017	-2	68	3	7	5	1	12	5	1
	2018	9	124	5	8	7	1	-3	-5	5
	2018 年　6 月	6	98	9	12	-1	6	-7	3	8
	7	-3	100	1	-4	16	-2	-8	-10	9
	8	2	107	11	11	18	-9	-11	-20	-2
	9	-3	123	18	3	-5	-2	5	-25	2
	10	0	144	-8	-8	1	1	9	-13	12
	11	10	147	6	14	2	-3	-7	-3	12
	12	13	103	-12	23	8	12	-2	3	-4
	2019 年　1 月	5	61	-35	7	19	14	-8	5	-10
	2	-9	87	-1	-14	22	7	-32	-1	-1
	3	-9	75	8	-12	1	0	13	-10	-1
	4	-12	48	-1	4	-8	5	3	-8	-6
	5	-10	44	5	3	-6	12	-8	0	0
	6	-6	66	-9	21	11	20	-2	-8	14
	7	-3	75	-13	21	22	12	-47	-8	5
	8	-4	73	-9	22	16	9	-41	11	-2
	9	6	47	-16	2	4	4	-37	11	-2

#〈　〉内の実数は補完推計値又は補完推計値を用いて計算した参考値である。

注）1. 2010 年から 2016 年までの数値については，ベンチマーク人口を 2015 年国勢調査基準（新基準）に切り替えたことに伴い，比率を除き，新基準のベンチマーク人口に基づいて遡及又は補正した時系列接続用数値に置き換えて掲載した。

　　2. 2013 年（平成 25 年）1 月以降，労働者派遣事業所の派遣社員を派遣先の各産業に分類している。

　　　　ただし，各産業の 2013 年平均における対前年増減を算出する際には，これらを補正した数値で比較している。

　　3. 日本標準産業分類の改定（2007 年 11 月）に伴い，労働力調査においては，2009 年 1 月調査から新産業分類により結果を表章し，2007 年及び 2008 年分について遡及結果を作成した。

学術研究、専門・技術サービス業	宿泊業、飲食サービス業	生活関連サービス業、娯楽業	教育、学習支援業	医療、福祉	複合サービス事業	サービス業（他に分類されないもの）	公務
200	372	237	284	600	56	486	225
195	379	241	288	623	52	465	225
199	386	240	290	656	45	457	223
〈208〉	〈382〉	〈242〉	〈294〉	〈678〉	〈44〉	〈457〉	〈222〉
205	376	239	295	708	47	462	224
207	385	242	300	738	55	402	229
212	386	238	301	760	57	399	235
215	384	230	304	788	59	409	231
221	391	234	308	811	62	415	231
230	391	234	315	814	57	429	229
239	416	236	321	831	57	445	232
248	417	245	313	844	55	441	227
241	416	236	322	859	57	431	231
235	412	226	316	846	56	447	236
243	419	239	323	827	56	457	231
246	439	242	328	837	59	447	227
232	427	238	327	858	54	454	227
237	411	234	340	842	56	458	229
238	415	230	350	817	52	454	253
227	411	236	332	835	54	453	259
223	415	231	327	838	57	460	244
239	419	236	326	840	54	457	232
252	414	253	332	832	49	445	226
240	407	247	341	851	50	450	241
228	406	249	349	868	55	458	252
227	410	243	329	851	57	459	247
247	451	245	323	849	53	454	239
2	-7	4	4	19	-15	7	-3
-5	7	4	4	23	-4	-21	0
4	7	-1	2	33	-7	-8	-2
〈9〉	〈-4〉	〈2〉	〈4〉	〈22〉	〈-1〉	〈0〉	〈-1〉
〈-3〉	〈-6〉	〈-3〉	〈1〉	〈30〉	〈3〉	〈5〉	〈2〉
-1	7	1	3	25	8	5	4
5	1	-4	1	22	2	-3	6
3	-2	-8	3	28	2	10	-4
6	7	4	4	23	3	6	0
9	0	0	7	3	-5	14	-2
9	25	2	6	17	0	16	3
6	17	11	-1	8	-4	-5	0
8	12	4	7	24	0	7	18
6	5	-6	14	31	1	18	15
22	33	-3	16	20	-2	14	0
16	52	4	4	15	5	14	2
-1	34	9	-1	38	2	24	-7
1	19	4	11	14	-3	14	-12
2	1	5	13	10	-10	12	12
-3	7	12	8	49	-3	9	20
-12	-2	-1	15	39	-1	5	11
1	5	-2	17	15	-1	20	-4
-1	10	4	27	-9	-4	21	-4
-8	-10	2	28	7	-5	9	14
-13	-10	13	27	9	-2	27	21
-8	7	17	13	5	1	12	11
4	32	6	0	22	-3	-3	8

4. 2007 年 10 月 1 日に日本郵政公社が民営・分社化されたことに伴い，産業分類間の移動（「複合サービス事業」から「運輸業，郵便業」，「金融業，保険業」及び「サービス業（他に分類されないもの）」への移動）があるので，産業別の時系列比較には注意を要する。

5. 2012 年 10 月 1 日に郵便事業株式会社，郵便局株式会社が統合し，日本郵便株式会社となったことに伴い，産業分類間の移動（主に「運輸業，郵便業」から「複合サービス事業」への移動）があるので，産業別の時系列比較には注意を要する。

出典）総務省統計局「労働力調査（基本集計）令和元（2019）年 9 月分」

表7-2 社会福祉施設等（保育所・小規模保育事業所を除く）

（単位　人）

	総数　総数	総数　常勤	総数　非常勤	施設長　常勤	施設長　非常勤	サービス管理責任者　常勤	サービス管理責任者　非常勤	生活・児童指導員,生活相談員,生活支援員,児童自立支援専門員　常勤	同　非常勤	職業・作業指導員　常勤	職業・作業指導員　非常勤	セラピスト (再)理学療法士　常勤	(再)理学療法士　非常勤	(再)作業　常勤
総数	405837	326140	79698	20112	955	3790	39	75045	9418	3277	830	1784	263	1247
保護施設	6293	5763	531	211	1	…	…	726	27	73	3	—	2	3
救護施設	5915	5430	485	174	—	…	…	563	7	37	1	—	2	—
更正施設	278	240	38	19	—	…	…	142	17	1	1	—	—	—
授産施設	68	65	3	10	1	…	…			35	1			
宿所提供施設	32	28	4	8	—	…	…	15	3					
老人福祉施設	44719	36846	7873	3208	123	…	…	4490	124	106	27	23	12	18
養護老人ホーム（一般）	15602	13341	2262	711	0	…	…	1799	36	48	2	1	3	2
養護老人ホーム（盲）	1044	911	133	42	—	…	…	124	3	—	—	2	0	1
軽費老人ホームＡ型	2574	2259	315	180	1	…	…	201	1	—	—	—	1	—
軽費老人ホームＢ型	38	25	13	8	1	…	…	6	—	—	—			
軽費老人ホーム（ケアハウス）	18267	15329	2938	1293	4	…	…	1967	17	17	3	17	5	13
都市型軽費老人ホーム	402	271	132	45	—	…	…	41	—	—	—	—	0	
老人福祉センター（特Ａ型）	949	739	210	103	6	…	…	57	4	10	1	—	1	1
老人福祉センター（Ａ型）	4654	3365	1288	681	48	…	…	222	42	20	12	1	2	1
老人福祉センター（Ｂ型）	1189	607	583	146	64	…	…	73	20	12	8	2	1	0
障害者支援施設等	101443	87784	13658	3591	98	3790	39	50144	7453	2067	653	401	65	270
障害者支援施設	91138	79804	11333	1911	15	3460	26	47215	6416	1058	241	377	58	241
地域活動支援センター	10043	7778	2266	1606	79	325	13	2877	1022	1008	412	23	7	29
福祉ホーム	262	202	60	74	3	5	—	52	16	—	1			
身体障害者社会参加支援施設	2796	2287	509	210	7	…	…	233	37	90	20	22	3	21
身体障害者福祉センター（Ａ型）	613	490	123	30	0	…	…	47	1	19	6	8	1	10
身体障害者福祉センター（Ｂ型）	618	465	154	56	2	…	…	96	22	15	1	9	1	5
障害者更生センター	74	61	14	5	—	…	…	—	—	—	—			
補装具製作施設	190	170	20	7	—	…	…	15	6	2	4	6	1	7
盲導犬訓練施設	211	192	19	12	—	…	…	34	3	18	1			
点字図書館	618	513	105	57	2	…	…	25	1	8	2			
点字出版施設	118	96	22	6	1	…	…	4	—	1	—			
聴覚障害者情報提供施設	354	301	53	37	2	…	…	12	4	27	8			
婦人保護施設	370	271	99	28	0	…	…	111	32	8	4	—	—	—
児童福祉施設	81264	69236	12029	3972	403	…	…	12680	1148	405	49	923	39	714
乳児院	4921	4566	355	123	0	…	…	307	23	1	—	1	0	2
母子生活支援施設	1994	1769	225	202	3	…	…	98	3	—	—	1	0	—
児童養護施設	17883	16611	1271	560	1	…	…	6116	254	82	2	9	4	8
障害児入所施設（福祉型）	5736	5250	485	177	1	…	…	1718	110	103	—	6	0	6
障害児入所施設（医療型）	19384	17749	1635	106	2	…	…	1274	75	132	33	712	15	507
児童発達支援センター（福祉型）	8286	6657	1630	344	3	…	…	1206	258	9	1	70	15	108
児童発達支援センター（医療型）	1382	1176	206	41	0	…	…	120	7	—	—	124	5	82
児童心理治療施設	1309	1226	83	39	—	…	…	507	26	1	—			
児童自立支援施設	1838	1562	276	55	—	…	…	952	63	8	4			
児童家庭支援センター	390	315	75	51	3	…	…	36	6	—	—	1		
小型児童館	9596	6685	2910	1263	179	…	…	203	124	33	5	—	—	2
児童センター	7829	5145	2684	965	203	…	…	136	196	22	2			
大型児童館Ａ型	314	249	65	13	1	…	…	13	—					
大型児童館Ｂ型	68	59	9	4	—	…	…			3				
大型児童館Ｃ型	—	—	—	—	—	…	…	—	—					
その他の児童館	336	216	120	30	10	…	…	7	4					
母子・父子福祉施設	206	155	51	19	5	…	…	3	—	2	2	—	—	—
母子・父子福祉センター	205	155	50	19	5	…	…	3	—	2	2			
母子・父子休養ホーム	1	—	1	—	—	…	…	—	—					
その他の社会福祉施設等	168747	123798	44948	8874	320	…	…	6659	598	527	72	417	142	221
授産施設	360	332	28	60	1	…	…	21	6	210	13			
宿所提供施設	849	684	165	287	2	…	…	174	50	13	8	1	1	
盲人ホーム	40	27	14	12	1	…	…	2	1	8	3			
隣保館	2485	1791	693	516	156	…	…	337	151	14	7			
へき地保健福祉館	7	5	2	1	—	…	…	1	—					
有料老人ホーム（サービス付き高齢者向け住宅以外）	165006	120958	44047	7999	160	…	…	6124	390	283	42	416	141	221

注1）　従事者数は調査していない施設を除く。
　　2）　従事者数は，小数点以下第1位を四捨五入して求めた常勤換算数であるため，内訳の合計が「総数」に合わない場合がある。
　　3）　「0」は常勤換算従事者数が0.5未満の場合である。
　　4）　平成21年以降は調査方法等の変更による回収率変動の影響を受けているため，単純に年次比較できない。
　　5）　総数，児童福祉施設の総数には保育所等と小規模保育事業所の常勤換算従事者数は含まない。

出典）厚生労働省「社会福祉施設等調査報告書」

常勤換算従事者数、職種・常勤－非常勤・施設の種類別

平成29（'17）年10月1日現在

療法士	(再)その他の療法員		心理・職能判定員		医　師		保健師・助産師・看護師		精神保健福祉士		保　育　士		児童生活支援員		児童厚生員	
非常勤	常勤	非常勤	常勤	非常勤	常勤	非常勤	常勤	非常勤	常勤	非常勤	常勤	非常勤	常勤	非常勤	常勤	非常勤
162	2328	432	53	14	942	865	27539	6705	1005	140	15374	1463	579	30	7124	3719
0	1	0	…	…	4	24	379	38	95	2	…	…	…	…	…	…
0	1	0	…	…	4	20	362	35	95	1	…	…	…	…	…	…
—	—	—	…	…	—	3	17	3	—	0	…	…	…	…	…	…
—	—	—	…	…	—	0	—	—	—	—	…	…	…	…	…	…
3	65	11	…	…	14	121	2316	518	12	13	…	…	…	…	…	…
1	5	1	…	…	7	80	1091	160	2	—	…	…	…	…	…	…
—	1	0	…	…	1	5	86	6	—	—	…	…	…	…	…	…
—	1	0	…	…	1	15	179	10	—	—	…	…	…	…	…	…
—	—	—	…	…	—	3	—	—	—	—	…	…	…	…	…	…
2	54	6	…	…	3	8	692	179	2	13	…	…	…	…	…	…
—	—	—	…	…	—	—	—	—	—	1	…	…	…	…	…	…
0	—	1	…	…	1	8	81	15	2	—	…	…	…	…	…	…
1	3	3	…	…	1	2	162	115	5	—	…	…	…	…	…	…
—	1	0	…	…	—	1	25	32	—	0	…	…	…	…	…	…
34	122	38	53	14	68	234	4180	690	791	88	…	…	…	…	…	…
21	105	26	34	7	64	225	4025	608	34	10	…	…	…	…	…	…
13	17	12	19	8	4	9	154	82	755	78	…	…	…	…	…	…
—	—	—	—	—	0	1	2	—	2	1	…	…	…	…	…	…
2	22	4	…	…	3	4	54	24	2	—	…	…	…	…	…	…
1	5	0	…	…	2	1	17	5	1	—	…	…	…	…	…	…
1	4	4	…	…	—	1	32	19	1	—	…	…	…	…	…	…
—	1	—	…	…	1	1	5	0	—	—	…	…	…	…	…	…
—	—	—	…	…	—	0	—	—	—	—	…	…	…	…	…	…
—	—	—	…	…	—	—	—	—	—	—	…	…	…	…	…	…
—	12	—	…	…	—	0	—	—	—	—	…	…	…	…	…	…
—	3	4	…	…	—	5	21	2	—	—	…	…	…	…	…	…
58	1522	270	…	…	824	425	9591	590	…	…	15371	1459	579	30	7124	3719
1	53	8	…	…	4	14	591	58	…	…	2504	118	—	—	—	—
0	27	17	…	…	1	17	—	0	…	…	161	16	406	17	—	—
2	336	73	…	…	9	48	154	10	…	…	5748	202	—	—	—	—
1	40	7	…	…	10	27	243	23	…	…	1333	58	—	—	—	—
17	420	31	…	…	707	240	8265	364	…	…	1076	68	—	—	—	—
30	278	85	…	…	24	38	168	89	…	…	2890	618	—	—	—	—
7	57	13	…	…	54	18	99	26	…	…	277	65	—	—	—	—
0	241	9	…	…	12	12	44	2	…	…	166	1	—	—	—	—
—	20	11	…	…	2	7	16	12	…	…	8	—	173	13	—	—
—	47	12	…	…	—	0	1	1	…	…	23	1	—	—	—	—
0	1	5	…	…	3	2	4	3	…	…	667	163	—	—	3914	1951
—	3	1	…	…	—	4	4	3	…	…	482	138	—	—	2963	1664
—	—	—	…	…	—	—	—	1	…	…	3	0	—	—	121	22
—	—	—	…	…	—	—	—	—	…	…	3	—	—	—	16	—
—	—	—	…	…	—	—	—	0	…	…	30	11	—	—	110	83
—	…	…	…	…	…	…	…	…	…	…	3	3	—	—	—	—
—	…	…	…	…	…	…	…	…	…	…	3	3	—	—	—	—
64	593	105	…	…	30	53	10998	4843	105	38	…	…	…	…	…	…
—	—	—	…	…	—	1	0	—	—	—	…	…	…	…	…	…
—	—	—	…	…	1	0	4	2	0	—	…	…	…	…	…	…
—	2	—	…	…	—	3	24	4	—	—	…	…	…	…	…	…
—	0	—	…	…	—	—	1	0	—	—	…	…	…	…	…	…
64	591	105	…	…	29	50	10969	4837	104	38	…	…	…	…	…	…

●司法福祉分野

　　家庭裁判所調査官、保護観察官、社会復帰調整官

　　以上のように、相談援助を行う専門職は多岐にわたり、さまざまな現場に従事していることが伺える。

　　参考として、表7–2は、施設の種類別にみた職種別常勤換算職員従事者数を挙げておく。

　　近年、福祉従事者は慢性的に人材不足になっており、2014（平成26）年、社会保障審議会福祉部会に、福祉人材確保専門委員会が設置され、特に不足が現実化している介護分野の人材確保に取り組むようになった。

　　また、2015（平成27）年には、内閣の「一億総活躍社会」の実現に向けた取組みとして、「介護離職ゼロ」という目標が掲げられている。

　　社会福祉法の9章は、社会福祉事業に従事する者の確保の促進について、国や地方公共団体のとるべき方策について規定している。その89条では、「厚生労働大臣は、社会福祉事業が適正に行われることを確保するため、社会福祉事業に従事する者の確保及び国民の社会福祉に関する活動への参加の促進を図るための措置に関する基本的な指針を定めなければならない」と規定されている。

　　この「社会福祉事業に従事する者の確保を図るための措置に関する基本的な指針（福祉人材確保指針）」が2007（平成19）年8月に改正された。

福祉人材確保指針
社会福祉法89条に規定された、社会福祉事業に従事する者の確保および国民の社会福祉に関する活動への参加の促進を図るための措置に関する基本的な指針、厚生労働大臣に策定義務がある。

　　改正指針では、福祉や介護のニーズに的確に対応できる人材を安定的に確保していくため、経営者、関係諸団体と行政が講じるべき措置を整理した内容となっている。

　　近年、福祉・介護サービスのニーズが高まっており、従事者も増加しているにもかかわらず、他の分野の従事者に比べて離職率が高く、労働移動が激しいため求人募集が常態化しており、地域によっては人手不足のためサービス提供にも支障が出るといったことも現実的な問題となっている。

　　このような問題を解決するため、福祉・介護サービス分野が、就職期の若年層を中心とした国民各層から選択され定着できるよう、適切な給与水準の確保をはじめとした労働条件・労働環境の整備の推進、国家資格などの取得を目指すなどのいわゆるキャリアアップの仕組みを構築することが求められている。具体的には以下の5点が取り組むべき観点として指摘されている。

①労働環境の整備の推進

②キャリアアップの仕組みの構築

③福祉・介護サービスの周知・理解

④潜在的有資格者などの参入の促進

⑤多様な人材の参入・参画の促進

　介護保険法や障害者総合支援法によるサービス提供は、サービスを利用する本人とサービスを提供する事業者との契約が前提となっており、適切なサービスを受けるための契約締結に至るまでには、適切な専門職による相談や支援活動が必要不可欠である。また、サービス提供が開始された後においても、そのサービスが実際に利用者の日常生活の維持にとってプラスになっているかどうか、新たな問題が発生していないかどうか、サービス利用者の権利は守られているかどうかを常に見守り、必要に応じて状況を改善する方策を探る相談援助専門職の視点が求められる。

2. 福祉行政における相談援助専門職

　福祉行政の相談援助にかかわる従事者については、国家資格ではないものの、いわゆる任用資格として社会福祉法第4章に規定された社会福祉主事が充てられている。

　地域の第一線の社会福祉現業機関である福祉事務所は、社会福祉関連各法に規定された援護、育成、更生の措置に関する事務を担っている。この福祉事務所には、社会福祉法15条に定められた所長および指導監督を行う所員、現業を行う所員、事務を行う所員の配置が義務づけられている。そのうち、指導監督を行う所員と現業を行う所員については、社会福祉主事でなければならないとされている。

福祉事務所
社会福祉法第3章に規定された福祉に関する事務所、都道府県、市（特別区を含む）に設置義務があり、町村は任意設置。

［1］福祉事務所

　福祉事務所には、社会福祉主事任用資格を有する以下の相談援助専門職が配置されている。

（1）査察指導員

　福祉事務所長の指揮監督を受けて、現業を行う所員の現業事務の指導監督をつかさどるスーパーバイザー的役割を担う職員。

（2）現業員

　ケースワーカーや地区担当員とも呼ばれ、福祉事務所長の指揮監督を受けて、援護、育成、更生の措置（行政によるサービス提供）が必要な者の家庭の訪問、または面接により、本人の資産、環境などを調査し、保護その他の措置の必要の有無およびその種類を判断し、本人に対し生活指導を

行うなどの事務をつかさどる職員。

（3）老人福祉指導主事

　主に高齢者（老人）福祉を担当し、高齢者（老人）の福祉に関する実情把握に努め、相談に応じ、調査や指導を行い、現業員を指導監督する職員。

（4）家庭児童福祉主事

　児童福祉事業に2年以上従事した社会福祉主事などが任用され、原則として福祉事務所に設置される家庭児童相談室に配置され、家庭、児童に関する相談指導業務を担当する職員。

（5）家庭相談員

　原則として福祉事務所に設置される家庭児童相談室に配置され、家庭児童福祉主事とともに家庭、児童に関する相談を担当する職員（身分的には非常勤職員である場合が多く、元教員や児童福祉行政経験者が多い）。

（6）母子自立支援員

　母子家庭の母や寡婦の相談に応じ、その自立に必要な情報提供や指導を行い、職業能力の向上および求職活動に関する支援を行う職員（実際には非常勤職員である場合が多い）。

［2］各種相談所

　児童相談所、身体障害者更生相談所、知的障害者更生相談所、婦人相談所などの各種相談機関には、以下の職員が相談援助業務を担当している。

（1）児童福祉司

　児童相談所長の命を受けて、児童の保護その他の児童の福祉に関する事項について相談に応じ、専門的な技術に基づいて必要な指導を行う職員。社会福祉主事として2年以上児童福祉事業に従事した者、社会福祉士、大学で心理学、教育学、社会学（社会福祉学を含む）を専修し、1年以上相談援助業務に従事した経験のある者、厚生労働大臣の指定する養成学校や講習会課程修了者から任用。

（2）身体障害者福祉司

　身体障害者更生相談所に設置され、身体障害者に関して、専門的知識や技術を必要とする相談・指導にあたるとともに、市町村に対する専門的な情報提供を行う職員。社会福祉主事の資格を有し2年以上身体障害者の更生援護その他の福祉事業に従事した経験のある者、社会福祉士、大学で厚生労働大臣の指定する社会福祉に関する科目を修めて卒業した者などから任用。

（3）身体障害者相談員

　身体障害者の福祉の増進を図るため、身体障害者の相談に応じ、その更

生のために必要な援助を行うことを都道府県・指定都市・中核市から委託された者（相談員自身が身体障害者である場合が多い）。

（4）知的障害者福祉司

知的障害者更生相談所に設置され、知的障害者の実情把握、専門的な知識・技術を必要とする相談・指導を行い、福祉事務所の所員に対し、技術的指導を行う職員。社会福祉主事の資格を有し2年以上知的障害者福祉事業に従事した経験のある者、社会福祉士、大学で厚生労働大臣の指定する社会福祉に関する科目を修めて卒業した者などから任用。

（5）知的障害者相談員

知的障害者の福祉の増進を図るため、知的障害者の相談に応じ、その更生のために必要な援助を行うことを都道府県・指定都市・中核市から委託された者。

（6）婦人相談員

婦人相談所に配置され、性行や環境上の要因により売春を行うおそれのある要保護女子の発見に努め、相談に応じ、必要な指導を行う職員（売春防止法上の勤務形態では非常勤職員）。

［3］地域包括支援センターの社会福祉士

2005（平成17）年の介護保険法改正によって新設された地域包括支援センターの行う介護予防、総合相談、権利擁護、ケアマネジャー支援業務のうち、社会福祉士は総合相談や権利擁護を担当する。

［4］その他

以上述べてきた公的機関の他に、公立の病院等の医療機関、保健所、母子保健センター、公立の老人福祉センターや精神保健福祉センター、公立の社会福祉施設に配置された生活指導員、生活相談員などが、福祉行政の上での相談援助専門職といえる。

3. 民間の施設、組織における相談援助専門職

民間の社会福祉法人などの運営する社会福祉施設や社会福祉事業に関する相談援助業務を担う専門職が、以下の通り配置されている。

知的障害者更生相談所
知的障害者福祉法12条に規定された、市町村の更生保護の実施に関し、連絡調整、情報提供その他必要な支援を行い、専門的な相談・指導、医学的、心理学的、職能的判定を実施。

［1］ 児童福祉施設関連

(1) 児童指導員

児童養護施設において、入所児童からの相談や生活指導を行う職員。施設内における児童の日常生活全般において児童の自主性を尊重しながら基本的な生活習慣を養い、共同生活の中から規律ある社会性を身につける指導を行う。また、親子関係の調整などソーシャルワークの専門性を発揮する。

(2) 保育士

基本的な生活習慣を児童に身につけさせたり、健全育成と人格形成を手助けし、保護者との連絡や、地域社会との連携を行う。

(3) 児童自立支援専門員

児童自立支援施設において、児童の生活全般の相談指導、教育・訓練にかかわる職員。

(4) 児童生活支援員

児童自立支援施設で、児童の施設内での生活全般のケアにかかわる職員（かつての教護院では「教母」と呼ばれていた）。

(5) 児童厚生員

児童館、児童遊園といった児童厚生施設で、児童の遊びを指導する職員。

(6) 母子指導員

母子生活支援施設で、個々の母子家庭の私生活を尊重しながら、家庭生活および母親の労働状況などに応じ、就労に関すること、家庭生活に関すること、子どもの養育に関する相談・助言や指導を行う職員。

(7) 家庭支援専門相談員（ファミリーソーシャルワーカー）

虐待等家庭環境上の理由により施設に入所している児童の保護者等に対し、児童の早期家庭復帰、里親委託等のための相談支援を行う。

(8) 里親支援専門相談員

児童養護施設や乳児院に配置され、地域の里親やファミリーホームを支援するため、里親研修や里親会等の活動を支援し、レスパイトケアの調整を行う。

(9) スクールソーシャルワーカー

いじめ、不登校、虐待、貧困等の子どもの生活環境上の問題に対応するため、児童相談所や学校と連携して教員を支援する。教育委員会等に配置される非常勤職員。

ファミリーソーシャルワーカー
広義では、児童を含んだ家族全体を対象としたソーシャルワーカーをいう。狭義では、児童養護施設の入所児童の家族調整を図る家庭支援専門相談員を指す。

レスパイトケア
障害児・者および高齢者等を在宅で介護している家族の保養を図るため、一時的にケアを代替して行う家庭支援サービス。

［2］ 高齢者（老人）福祉関連施設、介護保険施設、事業所など

(1) 生活相談員

老人福祉施設などで、入所者の生活全般にかかわる相談に応じ、必要な助言を行うなどの相談援助を行う職員。利用者の援助計画の作成、関係諸機関・団体などとの連絡・調整、他の専門職との連携などによる支援を行う。

(2) 介護福祉士

身体上または精神上の障害により日常生活を営むのに支障のある高齢者等に対し、心身の状況に応じた介護や、介護に関する指導を行う。

(3) 支援相談員

介護老人保健施設において、入所者の生活全般にかかわる相談に応じ、必要な助言を行うなどの相談援助を行う職員。

(4) 介護支援専門員（ケアマネジャー）

介護保険法上の居宅介護支援事業者や介護保険施設に所属し、要介護者などの相談に応じ、介護サービス事業者などとの連絡調整のうえで居宅介護計画を作成したり、給付管理などを行う介護支援サービス（ケアマネジメント）を行う。市町村からの委託を受けて、要介護認定の認定調査をする代行業務も実施。

(5) 福祉用具専門相談員

福祉用具貸与を行う事業所において、福祉用具に関する利用者からの相談に応じ、適切な助言や使用方法の指導などを行う。

［3］ 障害者支援施設、その他施設

(1) 生活相談員

身体障害者、知的障害者などの生活の場である入所施設などの障害者支援施設において、入所者の生活全般にかかわる相談に応じ、必要な助言を行うなどの相談援助を行う職員。

(2) 作業指導員

生活保護法に規定された保護施設の一種である更生施設、授産施設において、施設退所後の自立に必要な技能を習得できるよう、訓練・作業を担当する職員。

(3) 相談支援専門員

障害者等の相談に応じ、助言や連絡調整等の必要な支援を行うほか、サービス利用計画の作成を行う職員。

(4) 生活支援員

障害者支援施設、地域活動支援センター等で、日常生活上の支援や、創作・生産活動にかかわりながら身体機能・生活能力の向上に向けた支援を

行う職員。

（5） ガイドヘルパー

市町村の非常勤職員や、社会福祉協議会職員として、屋外での移動が困難な障害者に対し、同行援護、移動支援事業等の外出時の移動の介助等を行う職員。

（6） 手話通訳士

音声言語による意思疎通が困難な身体障害者に手話通訳を行い、健聴者とのコミュニケーションを仲介する役割を果たす。

（7） 義肢装具士

病院やリハビリテーションセンター等で、四肢・体幹に障害がある人に対し、技師や装具を適合させ、社会復帰を支援するリハビリテーションを行う職員。

［4］ 地域福祉関連、その他関連事業

（1） 福祉活動指導員

都道府県・指定都市社会福祉協議会で、社協活動の推進指導体制整備強化のため、区域内の民間社会福祉活動の推進方策に関する助言・指導、調査、研究・企画立案、広報などを担当する職員。

（2） 福祉活動専門員

市区町村社会福祉協議会で、区域における民間社会福祉活動の推進方策についての調査、企画、連絡調整、広報、指導その他の実践活動に従事する職員。

（3） 生活支援専門員

都道府県・指定都市社会福祉協議会で、日常生活自立支援事業（福祉サービス利用支援事業：旧地域福祉権利擁護事業）を利用する判断能力が不十分な利用者に対し、地域において自立した日常生活を送ることができるよう、相談に応じるとともに、具体的な支援計画を作成する職員。

（4） 生活支援員

日常生活自立支援事業（福祉サービス利用支援事業：旧地域福祉権利擁護事業）において、生活支援専門員が作成した支援計画に基づき、判断能力が不十分な利用者に対し、福祉サービスの利用に関する情報提供、助言、手続きの援助、利用料の支払いなどを行う担当者。

［5］ 司法福祉関連

（1） 家庭裁判所調査官

家庭裁判所に持ち込まれる少年事件の審判や家事紛争に関連した審判・

日常生活自立支援事業（福祉サービス利用支援事業：旧地域福祉権利擁護事業）
社会福祉法81、82条に規定された、判断能力が低下した人のお小遣いなどの金銭管理、通帳などの預かり、福祉サービス利用手続きの代行などを行う事業、都道府県社会福祉協議会が運営主体。

家庭裁判所
離婚や扶養などの家事事件の審判・調停、少年保護事件の審判、虐待など少年の福祉を害する成人事件を扱う裁判所。

調停に必要な調査や面接などを行う特別職の国家公務員である。調査結果は審判の資料として活用される。

（2）保護観察官

保護観察所において非行行為のある少年および犯罪者に科せられる社会内処遇である保護観察処分にかかわり、担当保護司への指導、行動観察などの見守り、必要な場合の措置などを実施する法務事務官である。

（3）社会復帰調整官

刑務所などにおいて、受刑者の刑期終了後の生活や就労についての相談や指導について関係機関・団体との連絡・調整を行い、社会復帰を実現させるための支援を行う一般職の国家公務員である。

［6］医療関連

（1）医療相談員（医療ソーシャルワーカー）

病院などの医療機関において、患者やその家族の相談に応じ、必要に応じて福祉サービス利用の情報提供、他機関・団体、施設などの連絡調整を行う。

医療ソーシャルワーカー
MSW: Medical Social Worker

（2）精神保健福祉士（精神科ソーシャルワーカー）

精神病院などの医療機関や精神障害者社会復帰関連サービス事業所において、医療関係職種との連携の上、精神障害者や家族などからの相談に応じ、必要な情報提供を行い、サービス利用の便宜を図る。

精神科ソーシャルワーカー
PSW: Psychiatric Social Worker

4. 諸外国の動向

A. 欧米先進諸国の課題

欧米先進諸国、特にヨーロッパは、第2次世界大戦後、社会民主主義体制のもとで福祉国家建設を着実に遂行してきた。しかし、経済低成長の中、人口高齢化などに伴う社会保障支出の増大は、福祉国家の改革を余儀なくされており、各国の政治体制の差も明確に現れてきている。

イギリスでは、1942年のベヴァリッジ委員会報告「社会保険及び関連サービス」の発表以後、ナショナルミニマムの実現に向けて、福祉国家の建設に力を注いできた。1968年のシーボーム報告、それを具現化した1970年の「社会サービス法」によるコミュニティケアの体制の確立、

ベヴァリッジ委員会報告
Beveridge report
1942年、「イギリスの社会保険及び関連サービスに関する報告書」で、5つの巨人悪（貧困、疾病、無知、不潔、怠惰）や、均一拠出・均一給付の原則、最低生活保障というナショナル・ミニマムの原則を規定。

シーボーム報告
Seebohm report
1968年、イギリスの「地方自治体と関連する福祉サービスに関する報告書」で、コミュニティを基盤とした在宅サービスの推進を提言。

1974年の国民保健サービス（NHS）の充実により、福祉・医療体制の整備が進む。しかし、1970年代の2度のオイルショック（石油危機）により、右肩上がりの経済成長に裏打ちされた福祉の充実には歯止めがかかり、サッチャー首相が断行した政治・経済改革により、福祉国家の再編が行われることとなった。1982年のバークレイ報告「ソーシャルワーカーの役割と任務」では、コミュニティ・ソーシャルワークの充実のためのソーシャルワーカーの役割が述べられており、以降の対人社会サービス提供における社会資源の活用と関連専門職間の連携の強化、いわゆるサービスマネジメントの重要性が求められることになった。

1988年のグリフィス報告「コミュニティケア—行動計画案」により、コミュニティケアは抜本的な改革を迫られ、1990年に「国民保健サービス及びコミュニティケア法」が成立している。この改革では、ケアマネジメントシステムの導入、地方自治体によるコミュニティケア計画の策定、民間サービスの積極的活用、苦情処理と監査システムの強化といった対策が講じられた。

スウェーデンでは、1990年の「社会サービス法」の制定による福祉サービスの統一化が図られ、エーデル改革と呼ばれるようになった。ここでも、地方分権による県レベルから市レベルへの権限委譲、看護師やホームヘルパーなどのケア担当者の権限強化が行われている。

ドイツは、1994年に介護保険制度を開始、わが国にも大きな影響を与えている。

アメリカは、州により制度が異なるものの、1976年の「タイトルXX」と呼ばれる「社会保障法20章—社会サービス包括交付金プログラム」や1990年以降のPACEプロジェクトの実施など、連邦政府直轄の国内共通のサービス提供が行われるようになってきている。

このように、欧米各国は、地方分権、政権交代による経済政策優先などの規制緩和措置と民間サービスの台頭がみられるが、ソーシャルワーカーなど社会福祉専門職の養成に関しても、新たな動きが見られる。それは、1999年、イタリアのボローニャにEU加盟各国の教育学者など専門家が集まり、2010年を目途に、加盟各国における大学教育の統一化、統一資格の授与、単位互換に関する共通ルールを検討するというものであった。これは、「ボローニャ・プロセス」と呼ばれ、ソーシャルワーカーの養成教育も影響を受けることになった。たとえば、イギリスのソーシャルワーカーは大学院修士課程修了レベルであるのに対し、ドイツでは、3年制の専門単科大学（fachhochshule）での養成といったように、国別に規定されていたものが、統一される方向で検討されている。そこでは、学士課程

グリフィス報告
Griffifts report
1988年にイギリスで出された「コミュニティケア—行動のための指針」で、在宅サービスの拡充、地域の社会資源の統合化を提言。

国民保健サービス及びコミュニティケア法
1990年にイギリスで制定された、コミュニティケア計画策定、ケアマネジメントシステム導入、不服申立て手続き、監査規定が盛り込まれた。

エーデル改革
1992年にスウェーデンが行った高齢者・障害者福祉施策の改革、県から市（コミューン）への権限委譲を中心に、社会的入院を回避、在宅サービスへの移行を推進した。

タイトルXX

社会保障法20章
1976年、アメリカで20番目に制定された社会保障法で、連邦政府から、人口割で算出した補助金が州政府に交付され、対人社会サービスを提供する制度。

PACEプロジェクト
program of all-inclusive care for the elderly project

EU: European Union
欧州連合

ボローニャ・プロセス
1999年、ヨーロッパの高等教育の学位認定の水準の統一化を図るものとして、ヨーロッパ高等教育圏をつくるプロセスとなった。

レベルのジェネリック・ソーシャルワーカーと、修士課程レベルのスペシフィック・ソーシャルワーカーの2つの役割における検討が行われている。

　先進諸国では、以上のような政治的改革と、ソーシャルワーカー養成のマッチングが焦点になっていくと予測される。

B. 開発途上国の課題

　いわゆるアジア、アフリカ、中東地域には、アフガニスタン、イラク、シリアに代表される政治的に不安定な内戦あるいは紛争地域がまだまだ存在している。

　また、東南アジア諸国でも、フィリピンのストリートチルドレン問題、朝鮮民主主義人民共和国（北朝鮮）からのいわゆる脱北者問題などの絶対的貧困問題、あるいは生死にもかかわるような人権問題が大きく横たわっている。

　感染症対策、特にエイズの問題などは、医療を始めとする社会資源が未整備な状況もあり、まだまだ先進諸国からの経済支援や、NGO 非政府系民間活動団体による地道な援助活動が行われている。中国やインド、タイでは、経済成長がみられるものの、それは富者と貧者との格差をますます増大させている。

　これら自国における社会福祉・社会保障制度も、まだまだ機能していない部分も多く、ソーシャルワーカーなどの専門職養成にも着手されていない国も多く存在する。経済政策を優先させ、所得を再分配するとともに、住宅、雇用、教育、医療といった日常生活維持に密着した課題に対応する施策の充実が待たれる。台風、地震といった自然災害に瀕し、一瞬にして多くの人命や生活困窮を招く状況にある地域も多く存在していることも忘れてはならない。

　その一方では、韓国のように、人口高齢化を見越して、わが国の介護保険制度を参考として、2007 年 2 月に「老人長期療養保険法」を成立させている国もある。韓国版介護保険制度とも呼ばれるこの制度では、わが国の介護支援専門員のようなケアマネジャーは存在せず、保険者である保険公団職員が実質的にマネジメント業務を担っており、その専門性が今後課題になっていくだろう。

エイズ
AIDS: Acquired Immune Deficiency Syndrome
後天性免疫不全症候群。

注)
(1) 福祉士養成講座編集委員会編『社会福祉原論　第4版』新版社会福祉士養成講座
1，中央法規出版，2006，pp.218-219.
(2) 小田兼三訳『ソーシャル・ワーカー＝役割と任務─英国バークレイ委員会報告』
全国社会福祉協議会，1984，pp.48-60.

参考文献 ●蟻塚昌克編『社会福祉原論』社会福祉選書1，建帛社，2001.
●厚生統計協会編『国民の福祉と介護の動向 2017/2018年』厚生統計協会，
2017.
●厚生労働省編『厚生労働白書　平成28年版』ぎょうせい，2016.
●春見静子「ヨーロッパ大学圏の形成とドイツのソーシャルワーカー養成の転
換─その展望と課題」『医療福祉研究』第3号，愛知淑徳大学医療福祉学部.
●福祉士養成講座編集委員会編『社会福祉原論　第4版』新版社会福祉士養成
講座1，中央法規出版，2006.
●福祉臨床シリーズ編集委員会編『臨床に必要な社会福祉─社会福祉原論』福
祉臨床シリーズ1，弘文堂，2006.
●山縣文治・柏女霊峰編『社会福祉用語辞典　第9版─福祉新時代の新しいス
タンダード』ミネルヴァ書房，2013.

■ 理解を深めるための参考文献

●宮田和明・加藤幸雄・牧野忠康・柿本誠・小椋喜一郎編『社会福祉専門職論』中央法
規出版，2007.
　わが国の社会福祉の発展とともに拡充されてきた社会福祉専門職について、社会福祉
のさまざまな分野からその役割と意義を考察した、バランスのとれた書。
●青木紀『ケア専門職養成教育の研究─看護・介護・保育・福祉　分断から連携へ』明
石書店，2017.
　看護・介護・保育・福祉の各分野の専門職の養成に関し、それぞれの専門性に関する
共通性や差異を明確化し、わが国における専門職教育の現状と連携に向けた課題につ
いて論じている。
●秋山智久『社会福祉専門職の研究』社会福祉研究選書3，ミネルヴァ書房，2007.
　わが国の社会福祉専門職研究の第一人者である著者が、25年間にわたり6回の調査
をはじめとした実証研究に基づく、わが国の社会福祉専門職の歴史、意義に関する考
察を凝縮した書。

ジェネリックポイント

わが国では、まだまだ社会福祉の水準が低いと言われていますが、社会福祉専門職の地位は、諸外国と比べて、どのようになっているのでしょうか。

確かに、ヨーロッパ諸国と比較すると、民主主義の生成過程や人権意識の違いなど、わが国は社会福祉の水準が低いと言われることが多いようです。

　わが国は、明治以降諸外国の文化を積極的に取り入れ、第2次世界大戦の敗戦を契機として、戦後基本的人権の尊重を柱とした民主主義思想の徹底と福祉国家の建設を進めてきました。戦後半世紀を経て、社会福祉基礎構造改革の名のもとで、従来の行政措置中心の社会福祉サービス提供から、サービス利用者が必要なサービスを選択、自己決定して事業者との間にサービスの利用契約を結ぶという方法が一般的になりました。

　近年では人口の高齢化と少子化に対応するために、福祉サービスの枠を超えた国家的な取組みが求められています。介護サービスの人手不足や、ワーキング・プアと呼ばれる待遇の低さが問題となりましたが、徐々に政府も国民の視点に立った対策を考えざるを得なくなってきているようです。

　社会福祉士というわが国のソーシャルワーカーの専門職が誕生して30年がたちました。わが国の介護保険制度や障害者総合支援法によるサービスの中でも、社会福祉士の役割は利用者本位のサービス提供と、関連専門職との連携にあっては、着実に力をつけているといっても過言ではないと思います。さまざまな分野で、ソーシャルワークの重要性が再認識され、社会福祉専門職の地位向上を目指すには、日々の実践の積み重ねが大切です。

コラム 社会福祉従事者の置かれた状況

　社会福祉に関するニーズの認識と世間の関心の高まりにより、福祉サービスに従事する専門職の数も確実に増加している。そして、それらの人びとに対する認識も変化してきているように思われる。

　昭和50年代までは、社会福祉学部・学科を要する大学は、現在よりもはるかに少なく、社会学部や文学部、人間科学部等の社会学科の中の１つのコースとして社会福祉関連の講義が開講されている程度であった。

　1987（昭和62）年に制定された「社会福祉士及び介護福祉士法」が１つの契機となり、わが国にもようやく社会福祉関連の国家資格制度が法制度化されたことが、現在までの流れの基礎をつくったといえる。

　かつて、専門技術も曖昧で、学問体系が未成熟であった社会福祉分野では、福祉サービス利用者に対する情熱と自己犠牲精神（？）ともいえる献身的姿勢が、社会福祉従事者に求められていた。正義感が強く、世の中の矛盾に対し、真っ向から自分たちの意思を表明し、学生運動にのめり込んでいった人が、社会福祉実践の場に腰を落ち着けたという話もよく耳にしたものである。

　現在でも社会福祉分野は、慢性的な人手不足状態が続いている。市場原理の導入とサービス提供の効率化という名のもとで、公然と人件費削減が行われるようになり、新卒者の非正規雇用も決してめずらしくなくなった。施設長からも、「サービスを拡充したいのだが、職員募集を出しても、思うように人が集まらない」と言われる一方で、「施設運営が厳しいので、常勤雇用は増やせない」とも言われる。

　社会福祉従事者の雇用や待遇が不安定のままでは、利用者にとってよりよい福祉サービスの提供もできない。社会福祉分野では、まだまだ「人」も「コンクリート」も必要である。

第8章 相談援助専門職の倫理

1

専門職倫理、相談援助専門職の倫理とは
何かについて学ぶ。

2

『社会福祉士の倫理綱領』について、
その内容と意義を理解する。

3

倫理的ジレンマと倫理的意思決定の考察を通して、
相談援助専門職の倫理について理解を深める。

1. 専門職倫理の概念

A. 専門職倫理とは

専門職倫理

医師や弁護士などに代表される、「専門職」とよばれる職能集団は、専門的「知識」と専門的「技術」の他に、専門的「倫理」＝「専門職倫理」なるものを有しているといわれている。近年の議論では、専門職倫理をもたない集団は専門職とは呼べない、ということさえもいわれるようになってきた。そしてその専門職倫理は一般的に、「〜をしてはならない」「〜をするべきである」といった行動基準を示す言説の体系にまとめあげられ、

倫理綱領

「倫理綱領」というかたちをとって存在している。

専門職において倫理が、知識や技術同様に重要なものとされているのは、その知識や技術の高度さ、そしてそれらが使用される対象の特徴によっている。

特別な教育と訓練によって、それを受けていない多数の人間よりも高度な知識と技を身につけている専門職は、その専門知識・技術を必要とする多数の人間に対して、それらをいかようにでも使うことができる。医学の知識も法学の知識も、それ自体は中立なものであっても、善用もできれば悪用もできるものなのである。また何らかの悪用が行われたとしても、専門職以外の人間には、何が不利益になるのか、何が起こっているのかさえも理解できないという可能性がある。さらに医学や法学に関連する人間を相手にする専門職は、多くが何らかの理由で助けを必要としている人、専門職よりも相対的に弱い立場におかれた人が対象となっている。このような状況下では、専門知識や技術を使って、あるいは直接には全く使わずとも、専門職であるというだけで、人を利用したり傷つけたりすることも可能である。

ここに、専門職が専門職倫理を重視しなければならない理由があるのではないだろうか。専門職（profession）という語は、もともとラテン語で「誓約によって縛られた者」を意味するものであった。専門職は職務を遂行するにあたって、字義通りこの専門職倫理という誓約に縛られる必要がある。秋山が専門職の倫理綱領の機能を「価値志向的機能」「教育・開発的機能」「管理的機能」「懲戒的機能」と捉え、それらは対象者の利益を守るものとして機能するとしたのも、このことを示しているといえよう[1]。

専門職自身が専門職を律する倫理綱領をもち、相互にチェックし合う機能を有していなければ、専門知識や技術を必要とする弱い立場の者の利益は守ることができないのである。近年では専門職自体が持つ相互チェック機関である倫理委員会も設置されることが多くなった。

倫理委員会

B. 相談援助専門職の倫理とは

相談援助専門職もまた、援助を必要とする状態にある人の問題解決や自己実現の支援を行う専門家である。さらに相談援助専門職の業務は、利用者の生活全般にかかわることが多いため、常に反福祉的な行為になる危険性を孕んでいるといわざるをえない。福祉サービスについての専門的知識と権限によって、サービスのありようをさまざまなかたちで操作できる立場にある相談援助専門職は、基本的に支配者性を内在させた存在である。

たとえばホームレスやDVの被害者、外国人労働者などが、基本的人権が損なわれている状態で援助を求めに行った先の機関で、差別的発言や制度の不備などによって二重に傷つけられる、いわゆる相談援助専門職によるセカンド・アビューズの問題も年々深刻化している。意図せざる結果であったとしても、相談援助専門職が利用者の人権をふみにじってしまうというような事態が起こっているのである。このような状況の下、相談援助専門職のあり方に関して、今ほど高い倫理観や人権意識が強く求められている時代はないのではないだろうか。

DV: Domestic Violence
ドメスティック・バイオレンス

セカンド・アビューズ
second abuse
二次虐待。利用者から見た場合は「二次被害」という。

またソーシャルワークにおける倫理の研究においては、レヴィが倫理を、人間関係とその交互作用に価値が適用されたものであると規定し、倫理は人間関係における行動に直接影響をおよぼす点に特色があると指摘した。さらに、ソーシャルワークの価値についてコーズは、キリスト教的な価値観に基礎を置きつつも、さまざまな哲学的諸概念がソーシャルワークの実践を基礎づけてきたのであり、社会福祉の諸価値は単一の哲学から導き出されるものではない、とした。またベームは、ソーシャルワークの理論は、当該社会において支配的な価値と一致するような諸価値をソーシャルワークに賦与することを意味するものではない、と述べている。

レヴィ
Levy, Charles
『ソーシャルワーク倫理の指針』

コーズ
Kohs, Samuels
『ソーシャルワークの根源』

ベーム
Boehm, Werner
「ソーシャルワークの性質」
（『ケースワークの基礎』）

社会福祉士という相談援助専門職の倫理がどのようなものであるのか、次節でその「倫理綱領」を概観していこう。

2. 倫理綱領

A. 社会福祉士の倫理綱領とは

国際ソーシャルワーカー
連盟
IFSW: International
Federation of Social
Workers

　わが国の代表的な相談援助専門職の倫理綱領は、1986（昭和61）年に日本ソーシャルワーカー協会が宣言した「ソーシャルワーカーの倫理綱領」であった。日本社会福祉士会も、1995（平成7）年にこの綱領を会の倫理綱領として採択した。その後、社会の変化や国際的な動向に鑑み、ジュネーブにある国際ソーシャルワーカー連盟（以下、IFSW）に加盟する4つのソーシャルワーク職能団体（日本ソーシャルワーカー協会、日本社会福祉士会、日本精神保健福祉士協会、日本医療社会事業協会〔現、日本医療社会福祉協会〕）が2003（平成15）年に合同で社会福祉専門職団体協議会（現、日本ソーシャルワーカー連盟）を組織し、4団体から派遣された委員による社会福祉専門職団体協議会倫理綱領委員会によって、新しい倫理綱領の作成が始められた。

ソーシャルワークにおける倫理─原理に関する声明
➡ p.222 参照

　そしてIFSWが2004（平成16）年に採択した「ソーシャルワークにおける倫理─原理に関する声明」に準拠した倫理綱領を目指して策定作業が進められ、2005（平成17）年1月、社会福祉専門職団体協議会倫理綱領委員会によって「ソーシャルワーカーの倫理綱領（最終案）」がとりまとめられた。この委員会の成果は4団体共有のものとされ、日本社会福祉士会は最終案の「ソーシャルワーカー」という語を「社会福祉士」に置き換え、2005（平成17）年6月に「日本社会福祉士会の倫理綱領」として採択した。さらに日本社会福祉士会は、倫理綱領の倫理基準に基づく、実践上の具体的な行動規範（ガイドライン）を独自に作成し、「社会福祉士の行動規範」として明示している[(2)]。

B. 社会福祉士の倫理綱領と社会福祉士の行動規範

社会福祉士の倫理綱領
➡ p.225 参照

社会福祉士の行動規範
➡ p.227 参照

　以下では、日本社会福祉士会の社会福祉士の倫理綱領（以下、倫理綱領）と社会福祉士の行動規範（以下、行動規範）を概観しながら、相談援助専門職が尊ぶべき価値および倫理と、遵守すべき規範のポイントを解説する。

［1］倫理綱領と行動規範の重要ポイント

(1) 「前文」および「価値と原則」

「前文」では、社会福祉士が拠って立つ価値と原則の体系が、簡潔に示されている。どのような状況であろうとも、すべての人が尊厳と価値と平等の権利を有していることを確認した上で、2000（平成12）年開催のIFSW の総会で採択された「ソーシャルワークの定義」が示されている。ソーシャルワーカーは人びとのエンパワメントと解放を促すということ、すべてのソーシャルワーク活動は人権と社会正義の原理に則って行われるということが宣言されている。その後に続く「価値と原則」においても、社会福祉士は、人間の尊厳の尊重と社会正義の実現のため、倫理綱領に「誠実に」、「専門的力量」を高め、よりよい社会の実現のために「貢献」する、ということがうたわれている。IFSW が最も重視する人権と社会正義を、社会福祉士「倫理綱領」のトップにもってきたことによって、わが国の社会福祉士も、この2つの価値を拠り所とするということを明らかにした。

(2) 利用者に対する倫理責任

この項目は多岐にわたっているが、社会福祉士はまず何よりも、「利用者の利益の最優先」（倫理綱領の倫理基準1-2）を念頭において、利用者との援助関係を結ばなければならない。利用者と私的な関係になったり（行動規範1-1-2）、正規の報酬以外に金銭や物品を受け取ったりしてはならないのは（行動規範1-2-2）、「専門的援助関係」（倫理基準1-1）を構築・維持しなければならない社会福祉士にとって、公平性や誠実さといった重要なファクターに影響が出る可能性があるからである。一見、親密なあたたかい関係を築いているように見えても、複雑な人間心理の作用などにより、結果的に利用者の不利益につながる関係となる危険性があるのである。社会福祉士が自らの業務についてパターナリズムに陥っていないか、常に自己点検しなければならない（行動規範1-6-3）のも、このことにつながっている。

また、性的差別やセクシュアル・ハラスメント、暴力、虐待に関する正しい知識を得ること（行動規範1-11-4）、利用者の個人情報を最大限慎重に取り扱い、厳正に管理すること（倫理基準1-7、1-8など）などは、DVや情報を不正に扱う犯罪の増加など、今日的な社会問題から利用者の利益を守ることが肝要なためである。

(3) 実践現場における倫理責任

この項目では、社会福祉士が相談援助活動を行う場において、倫理綱領の精神をどれだけ発揮できるかということが問われている。社会福祉士が

ソーシャルワークの定義 IFSW は、「ソーシャルワークの定義」を、2000年7月にカナダのモントリオールにおける総会で採択した。この定義が及ぼしたソーシャルワーク各方面におけるソーシャルワークの倫理（綱領）への影響は本文に示されている通りである。その後 IFSW は、2014年7月にオーストラリアのメルボルンで開催された総会にて「ソーシャルワークのグローバル定義」を採択した（詳しくは本書第2章の？を参照のこと）。ソーシャルワークの倫理にどのように反映されるのか、今後注目しておくべきことである。

自分の所属する組織や団体の中に、また利用者がサービスを利用している施設や機関の中などに、倫理綱領に反する方針・規則・手続きなどが存在していることに気づいた場合、それらを見過ごしたり許してしまうことがあってはならない（行動規範3-3-3）ということが明記されているのである。これは福祉サービスの市場化、選択・契約制度への変化の中で、さまざまな不正や権利侵害が生じてきている昨今の福祉現場の状態をかえりみると、非常に重い規定である。社会福祉士が他の専門職と連携することの重要性（行動規範2-2-2）や所属機関内での意思疎通の円滑化が強調されている（行動規範2-2-1）のも、日頃からの積極的なコミュニケーションによって、倫理綱領に反する点があった場合、指摘しやすいように環境を整えておく努力が求められているということである。

(4) 社会に対する倫理責任

ソーシャル・インクルージョン

　この項目において、「ソーシャル・インクルージョン」（倫理基準3-1）が一番に掲げられていることは、注目に値する。この理念は、前文で引用されているIFSW「ソーシャルワークの定義」の中の「価値」の項目にまとめられたもので、「ソーシャルワーカーは不利益を被っている人々と連帯し、貧困の軽減に努め、傷つきやすく抑圧されている人々を解放して、社会的包含＝ソーシャル・インクルージョンを促進するよう努力」しなければならない、と明記されている。日本の社会福祉士も、すべての人びとが社会的孤立、抑圧、暴力などから守られる社会、特に不利益な立場におかれている人びとが援護される社会を目指す役割を担っているということになる。

(5) 専門職としての倫理責任

　専門的知識や技術の水準を向上させること（倫理基準4-5）が倫理責任になりうるのは、それらが利用者の利益になるということを前提としているからである。専門職としての社会的認知度をあげることや信用の保持（倫理基準4-1～4-3）も、利用者に最善の利益をもたらすため、というところに最も大きな動機と力点がなければならない。その姿勢が市民に伝わったときに初めて、相談援助専門職はひろく認知されることになるだろう。「全ての知識、全ての技術は利用者のために」が肝要である。

［2］倫理委員会

　「実践現場における倫理責任」の項目における「業務改善の推進」（倫理基準2-4）および、「専門職としての倫理責任」の項目における「社会的信用の保持」（倫理基準4-3）は、倫理委員会の設置、というかたちで具現化されている。利用者の声に耳を傾け苦情の対応にあたり（行動規範2

-4-1)、倫理委員会および理事会の審議によって厳重注意、戒告、除名などの処分が決定される。社会福祉士には常に、自己点検と信頼に基づく相互チェックの責任が課されているのである[3]。

3. 倫理的ジレンマ

A. 倫理的ジレンマとは

　これまでみてきたように、倫理綱領は相談援助専門職としての業務を遂行するにあたってすぐれた行動規範・基準となるものであるが、現実の援助場面においては、相談援助専門職はさまざまな価値や利害が相反する困難な場面に遭遇し、悩むことが少なくない。このような状態が、倫理的ジレンマ（もしくは倫理上のジレンマ）とよばれるものである。ジレンマとは、問題の解決にあたり、2つ以上の対立する判断基準があり、その選択が困難な状態をさしている。

倫理的ジレンマ（倫理上のジレンマ）

　倫理的ジレンマには、
①利用者の希望・意思と相談援助専門職としての立場との間のジレンマ
②利用者の家族の希望・意思と相談援助専門職としての立場の間のジレンマ
③利用者の希望・意思と利用者の家族の希望・意思との間のジレンマ
④利用者の希望・意思と制度や法律との間のジレンマ
⑤職場の方針と相談援助専門職としての立場との間のジレンマ
⑥他の専門職等の関係者と相談援助専門職としての立場の間のジレンマ
⑦制度や法律と相談援助専門職としての立場の間のジレンマ
などがある。

　倫理的ジレンマの中でよく見られるものとして、利用者の希望や自己決定が、利用者自身や他者の福利を損なわせる可能性の高いことが明らかなケース、を挙げることができる。利用者の自殺願望や、復讐行為への意思、などがわかりやすい例である。実際には「緩慢な自殺」願望といわれる、自身の心身の健康を損なうような行為への希望というケースが多い。倫理基準1-5の「自己決定の尊重」の項目において「社会福祉士は、利用者の自己決定が重大な危険を伴う場合、あらかじめその行動を制限することがあることを伝え、そのような制限をした場合には、その理由を説明しなけ

自己決定の尊重
　「日本精神保健福祉士協会倫理綱領」では、クライエントの自己決定の尊重について、倫理原則と倫理基準の両方において言及されている。精神的障害により自己決定が困難と思われるケースが少なくないこの分野では、自己決定の尊重は大変重要な原則とされている。クライエントに対して、利用者一人ひとりの状況に合わせたさまざまな説明方法を駆使する、クライエントの疑問に十分応えるなど、「自己決定力を引き出すこと」「クライエントの利益を守るために最大限の努力をすること」が重視されている。

ればならない」（行動規範1-5-3）と明記されている。利用者自身や他者に対して、その生命や尊厳、財産などに損害を与えることが明らかな自己決定については、制限を加えることがありうるということである。「自己決定の尊重」や「利用者の秘密の保持」（倫理基準1-8）など重要とされる倫理規定も、利用者の真の利益を優先するという立場から、一定の制限を受けることがあるのである。そしてこの制限によって、相談援助専門職と利用者や家族、他の職種などとの間に軋轢や葛藤が生じないよう、「実践現場における倫理」において、「社会福祉士は、社会福祉士の倫理綱領を実践現場が熟知するように働きかけなければならない」（行動規範2-3-1）ということになる。社会福祉士は常に社会福祉士の倫理綱領および行動規範に基づいて行動しているということ、そしてそれらの内容がどのようなものであるのかということを、利用者や家族、他の職種などに向けて、機会あるごとに表明していくことが重要である。このような働きかけがあって初めて、実践現場において倫理綱領が遵守される環境を作り出すことができる。

B. 倫理的意思決定とは

人間と社会をめぐる問題がますます複雑化する今日、倫理的ジレンマを簡単に解決できるような処方箋はない、といっても過言ではない。その場面場面において、相談援助専門職が利用者や問題と真摯に向き合い、なんらかの判断と行為の選択をしていく他ないのである。それは倫理的意思決定と呼ばれるが、この倫理的意思決定の質を高める努力が必要で、その1つの方法として、リーマーは「倫理的意思決定のプロセス」を次のように整理している[4]。

①衝突するソーシャルワークの価値と義務を含む倫理的問題を特定化すること。

②倫理的意思決定によって影響を受けそうな個人、グループ、組織を特定化すること。

③各々のすべての実行可能な行動の筋道や参加者を、潜在的な利益とリスクと共に試験的に確定化すること。

④各々の行動の道筋に対する賛成と反対の理由を入念に検討すること（倫理的な理論、原則、方針、倫理綱領、ソーシャルワークの実践理論、個人的な価値観、などの観点から）。

⑤同僚や適切な専門家に相談すること（機関のスタッフ、スーパービジョン実施機関の運営者、弁護士、倫理学者など）。

⑥意思決定をし、その過程を文書化すること。

⑦決定をモニター化し、評価し、文書化すること。

　またドルゴフとローエンバーグは、倫理的意思決定について7つの倫理原則からなるリストを作成し、倫理的ジレンマ解決のための優先順位を以下のように示している⁽⁵⁾。中でも原則①が最も優先されるべきものである。

原則①　　生命の保護の原則

原則②　　平等の原則

原則③　　自己決定・自由の原則

原則④　　危害最小の原則

原則⑤　　生活の質（QOL）の原則

原則⑥　　プライバシーと秘密保持の原則

原則⑦　　誠実と開示の原則

　さらに医療倫理学者であるビューチャンプとチャイルドレスは、以下のような状況下であれば、守秘義務違反が正当化される場合があるとして、①第三者に及ぶ危害が極めて重大だと予測されること、②危害を起こす可能性が高いこと、③リスクのある人への警告や保護以外に選択肢がないこと、④守秘義務を破ることによって危害を予防できること、⑤患者に対する危害が最小限で許容範囲内であること、を挙げている[6]。

　次に事例をみながら、倫理的ジレンマと倫理的意思決定について考えてみよう。

事例　**DV被害者の生活問題と倫理的ジレンマ**

　地方都市に住む30代なかばの女性A子は、夫のDVから逃れるため、4歳の娘を連れて家を出た。現在、隣町でアパートを借りて生活しているが、小さな子どもを抱えて十分に働くことができないということに悩み、生活相談の窓口にやってきた。窓口の相談担当であるB子が熱心に話を聴いてくれたので、A子はときどき窓口にやってきては、B子にこれまでの人生の出来事などを話すようになっていた。そのような中である日、A子は「黙っていようと思っていたけれど…」と、これまで生活費が足りなくなるたびに、食料品を万引きしていた、ということをB子に打ち明けた。「万引きは現在の経済状態では仕方のないこと。そうでもしなければ暴力をふるわれても夫の元に戻るしかない」と話した。悪い行為だという認識はあるものの、今すぐにやめるということは難しいと話すA子に、相談員であるB子はどのように接していけばよいか悩んでいる。

　この事例では、利用者の秘密保持と自己決定の尊重という問題、利用者

ドルゴフ
Dolgoff, R.

ローエンバーグ
Loewenberg, F. M.

ビューチャンプ
Beauchamp, T. L.

チャイルドレス
Childress, J. F.

第8章 ● 相談援助専門職の倫理 ｜ 3・倫理的ジレンマ

131

を暴力から守る義務、不正を避け法を遵守させる責任など、多くの価値と義務の問題が内在している。万引きは明らかに違法で告発されるべき行為ではあるが、この場合、暴力から利用者の安全と利益を守ろうとする援助者にとって「夫の暴力から逃れるために必要な環境を得るための、一時的な致し方のない行為」という利用者の認識を、頭ごなしに非難し罪を告発することにも困難が生じる。とはいえ倫理綱領に照らせば、専門職倫理の責任上、このまま利用者の万引きを黙って見過ごすこともできない。利用者のおかれた困難な状況を理解し、利用者との信頼関係を保持しつつ、利用者が違法行為を行わずに安全な生活を営んでいけるよう、あらゆる支援の方策を講じる努力が必要となる。小さな子どもをもっていても、生活が成り立つ賃金が得られるような働き方のできる（さらには子どもの生育環境という観点からみて不利益が生じないような働き方の可能な）就労先を探すこと、あるいはさまざまなサービスを受けることのできるシェルターを探すことなど、相談援助専門職としての知識と情報収集力を最大限に活用し、不正行為と暴力の両方から利用者を守る道筋をつけていく努力が必要とされる。倫理的意思決定に迷いがある場合には、スーパービジョンやコンサルテーションによって同僚や専門家の意見を聴くことが、判断と意思決定の力をつけていく大きな助けとなるだろう。意思決定を行った後は、真に利用者の利益が守られる方向で援助が進んでいるかどうか、注意深くモニタリングしていくことが重要になる。

　倫理的ジレンマは、相談援助専門職にとって困難な状況をもたらすものではあるが、一概に悪いものであるということもできない。それは本当の意味で利用者を尊重するとはどういうことであるのかを深く自問する、利用者への真摯な態度によって現れてくる苦悩だからである。また倫理的ジレンマによって、社会の側の問題、制度や法律の不備などが明らかになってくることもある。この事例の場合、2008（平成20）年1月に施行された改正ドメスティック・バイオレンス防止法で、市町村の努力義務とされた「DV被害者支援の基本計画」を作成した自治体が、全国で6割程度にとどまっている（2018〔平成30〕年10月）という実態をみれば、利用者に対していかに社会資源が不足しているかが明らかである。このことからも、相談援助専門職は、倫理基準3-2「社会に対する倫理責任」の項目における「社会福祉士は、社会に見られる不正義の改善と利用者の問題解決のため、利用者や他の専門職と連帯し、効果的な方法により社会に働きかける」という倫理責任をまっとうすべく、努力していかなければならないということは明らかである。

　倫理的ジレンマとそれを乗り越えようとする努力は、弱い立場におかれ

ている人間に集中して覆いかぶさることの多い社会的な不正義や不平等への敏感さ、利用者をめぐる福祉問題の社会的原因を見抜くことのできる批判的思考力[7]などを鍛える、援助専門職にとってまたとない大きな成長の機会であるといえるのではないだろうか。

注）
(1) 秋山智久「倫理綱領」仲村優一編『ケースワーク教室─自立と人間回復をめざして』有斐閣選書，1980，pp.256-259.
(2) 社団法人日本社会福祉会倫理委員会編『社会福祉士の倫理─倫理綱領実践ガイドブック』中央法規出版，2007，pp.5-10.
(3) 前掲書（2），pp.160-166.
(4) リーマー，F. G. 著／秋山智久監訳『ソーシャルワークの価値と倫理』中央法規出版，2001，pp.107-108.
(5) Dolgoff, R., Harrington, D. & Loewenberg, F. M., *Ethical Decisions for Social Work Practice*, 9th ed., Brooks/Cole Thomson 2012.
(6) Beauchamp, T. L., Childress, J. F., *Principles of Biomedical Ethics*, 6th ed., Oxford Univ, New York 2009.
(7) 「新版・社会福祉学双書」編集委員会『社会福祉援助技術論』全国社会福祉協議会，2004，p.43.

批判的思考力
critical thinking

ジェネリックポイント

IFSW とは、具体的にはどのような機関でしょうか。また IFSW に加入する意味について教えてください。

IFSW は、1928 年、パリに設立された「国際ソーシャルワーカー常任事務局」を前身とし、1956 年、ミュンヘンでの「社会福祉についての国際会議」において設立された、ソーシャルワーカーの国際組織（本部：ジュネーブ）です。現在 80 ヵ国の組織が加盟し、世界中のソーシャルワーカーの代表組織として活動しています。その主な目的は、国際的な活動や協力を通して、専門職としてのソーシャルワーカーの知識・技術や倫理の水準、労働条件などの向上を図ること、社会福祉政策および社会福祉計画策定へのソーシャルワーカーの参加を促進すること、ソーシャルワーカー間の国際的交流を推進し、大会・研究訪問・調査事業・出版物の交換などを通じて、意見交換や討論の場を提供すること、などとされています。このよう

な目的に沿って、隔年ごとの国際会議の開催、ニュースレターの発行、国際的な指針として政策綱領の改革や発表などを行っている機関です。

　IFSWへの加入は、IFSWが採択したソーシャルワークの定義を共有し、「人権と社会正義」という原理をソーシャルワークの拠り所としていることを意味しています。ソーシャルワーカーとしてのアイデンティティを共有することで、世界各国のソーシャルワーク職能団体と連帯していることを意味しているわけです。IFSWの一員である社会福祉士は、倫理綱領3−3に示されているように、世界のソーシャルワーカーと連携・協力し、人権と社会正義に関する国際的な問題を解決するよう努めなければなりません。

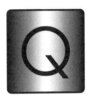 「社会福祉士の倫理綱領」でいうところの「実践現場」とは何を指しているのでしょうか。社会福祉士が所属している機関や施設と理解してよいでしょうか。

 「実践現場」とは、社会福祉士が所属する組織や機関だけを指すものではありません。また社会福祉法に定められているサービス提供施設や機関だけを指すものでもありません。社会福祉は特別な支援を必要とする人だけでなく、社会に生きるすべての人を対象としています。したがって、社会のあらゆる場所が「実践現場」になるといえます。社会福祉士が相談援助専門職としての役割を得た場であるならば、どのような場所、場面でも「実践現場」になりうると考えてよいでしょう。そして倫理綱領の2−1に示されているように、社会福祉士にはいかなる「実践現場」においても、最良の業務を遂行するため、自らの専門的知識・技術を惜しみなく発揮することが求められています。またどのような「実践現場」でも、倫理綱領の基本精神が遵守されるよう、あらゆる面で働きかけていく責任をもっているといえるでしょう。

■ 理解を深めるための参考文献

● 社団法人日本社会福祉士会編『改訂 社会福祉士の倫理―倫理綱領実践ガイドブック』中央法規出版，2009.
「社会福祉士の倫理綱領」と「行動規範」のすべての項目について丁寧な逐条解説がされており，相談援助専門職にとって具体的でわかりやすい，実践的なガイドブックとなっている。
● コウリー，G.・コウリー，M. S. & キャラナン，P. 著／村本詔司監訳『援助専門家のための倫理問題ワークブック』創元社，2004.
心理専門職も含めた対人援助専門職に関する倫理問題の，ほぼすべての重要事項を網羅している。膨大な小事例と資料で，幅広いケース・スタディができるワークブックとなっている。
● 鷲田清一『語りきれないこと―危機と痛みの哲学』角川新書，2012.
東日本大震災を経た日本において，「人をケアする」「人を支援する」ということの意味とは何かを問う臨床哲学者のエッセイである。対人援助の仕事について考えていく上で，多くの示唆を与えてくれる文献である。

 コラム　他者の痛みに思いをはせる

　相談援助専門職に求められる資質としてよく挙げられるのは，「豊富な知識と適切な判断力」，「他者と連携・協働できるコミュニケーション力」，そして「高い倫理観・人権意識」である。児童虐待，高齢者虐待，パワーハラスメント，いじめ・体罰…と，老若男女を問わず人権侵害の問題が吹き荒れている今日，特に「高い倫理観・人権意識」をもつ相談援助専門職の養成が求められている。しかし，いかにして倫理観を高めていくのかとなると，これはなかなかに難しい問題である。

　私たちは自分の痛みには敏感であるが，他者の痛み，ことに自分が経験していない種類の痛みや苦しみに対しては，鈍感になりがちである。しかし相談援助の現場では，実に多種多様な苦しみの中にある人びとと出会い，その痛みに寄り添っていかなければならない。相談援助専門職を志す人間は，まず，社会のあらゆる出来事・問題に関心をもち，「他者の痛みへの想像力」を涵養しなければならないと言えるだろう。国家試験で多くの科目の学びが求められているのは，知識を増やすことだけが目的なのではなく，その学習の過程でさまざまな利用者の生活問題に触れ，多様な他者に寄り添う心構えを身につけることが重要だからである。

　高い倫理観・人権意識は，常に他者の痛みに思いをはせ，何が利用者にとって真の利益であるのかを考え続ける，そのような姿勢の学びの中で育まれていくものなのではないだろうか。

第9章 相談援助専門職の総合性と包括性

1

相談援助の専門性が、
他の専門職と異なった包括的な方向性と
「生活者の視点」をもっていることを明らかにする。

2

相談援助は人びとの生活に介入する援助活動である。
生活は、環境とのやりとりを通して営まれ、
空間と時間の広がりをもち、
多面的で複雑な要素間の相互関係で成り立っている。
「生活者の視点」とジェネラリスト・ソーシャルワーカーの
包括的な視点との関連を解き明かす。

3

包括的な援助活動のために、
専門職の協力が必要であること、
また、コミュニティの資源を動員する
必要があることを説明する。

1. 生活の全体性と包括的な援助活動

これまでの各章において、相談援助（ソーシャルワーク）の概念、歴史、理念、専門職としての役割と機能、倫理について検討してきた。読者は、ソーシャルワーカーが、他の専門職とは異なる広汎な活動範囲で広汎な機能を果たしていることに気づかれたのではないだろうか。これら広汎な活動範囲と広汎な機能を持つことが、相談援助の特徴である。そのために相談援助は他の専門職とは異なる専門性のあり方をもっている。一般に、高度な専門性は、より深く狭く物事を追求していく方向性をもっている。たとえば、家庭医と専門医の関係を思い浮かべてみると、専門医のほうが狭い範囲の深い知識と技術とをもっているが、家庭医は、一人ひとりの患者の生活を全体的に理解しているとイメージできよう。

包括的
holistic

相談援助は、家庭医のイメージと同様に、包括的な方向性をもっている。この包括的な方向性が相談援助の専門性の特徴の1つであり、一般的な専門性のイメージと逆の方向に向かっているといえる。相談援助も専門職である限り、必然的に専門分化する方向性をもっているが、一方では包括的な視点と方向性をもたなければ、人々のニーズにこたえきれないことも認

二重の専門性

識している。つまり、相談援助は、逆方向に向かう二重の専門性をもっているのである。

第10章以降で、医療、精神保健福祉、教育、司法領域におけるソーシャルワーカーの相談援助活動について紹介するが、それら広汎な活動範囲の中で、ソーシャルワーカーが一貫した専門職としてのアイデンティティを保っているのは、この独自の二重の専門性ゆえである。

本章では、相談援助の専門性の特徴と理論的根拠、そしてその独自のあり方と方向性とについておさえておきたい。

A. 相談援助の特徴

[1] ソーシャルワーカーの仕事のイメージ

医療、教育、司法などの領域の専門職の中で、ソーシャルワーカーほどイメージしにくい仕事はないであろう。たとえば、世の中の人にとって、医師や看護師、教師であれば、「ああ、あれか」という職業イメージが浮かんでくるものである。たとえば、医師や看護師であれば、医療の領域に

おいて、病気の人たちに対し、特定の専門的行為（聴診器を当て診察する、あるいは脈を取る、注射する）を行っている姿を連想するであろう。教師であれば、児童や生徒に対して、教壇の上から特定の科目を教えている姿を連想するであろう。

ところが、ソーシャルワーカーとなると、面接室でカウンセリングや心理療法の技術を駆使して心理的支援を行っているかと思えば、サービス制度と利用者間とのブローカー役を行い、地域の連絡調整役として営業マンのような仕事も行っている。それらすべてがソーシャルワーカーとして一貫しているのである。しかし、一般の人から見ると、ソーシャルワーカーは「何でも屋」のようにみえることはあっても、「ああ、あれか」という職業イメージはつかめないであろう。

[2] 境界の流動的な専門職

一般に、専門職は特定の専門領域（特定の対象、特定の専門技術）をもっており、それらによって「ああ、あれか」という職業的なイメージが形成されている。しかしながら、ソーシャルワーカーの場合、専門領域は時代の要請に伴って流動的である。現代のソーシャルワーカーは、社会福祉施設や社会福祉機関だけではなく、第10章以降で紹介するように病院や学校、裁判所の中でも、他の専門職の人たちと肩を並べて働いている。また、公的機関だけではなく、民間の機関、企業の中でも相談援助は実践されつつある。そして、個人、家族、集団や地域社会の広汎な諸問題に介入している。すなわち、ソーシャルワーカーは、人びとが生活を営むあらゆる場所に出没し、生活にかかわる問題の発生予防と問題解決に関するあらゆる仕事をしているのである。

以上のように、ソーシャルワーカーの仕事は、医師や教師、弁護士など他の専門職の専門領域の境界線を超えて存在しており、多種多様の仕事をこなしている。それがソーシャルワーカーの仕事を簡潔に説明することを困難にしている。

[3] 相談援助の二重の焦点

ソーシャルワークの国際的な定義によると、ソーシャルワークの使命は、「社会変革と社会開発、社会的結束、および人々のエンパワーメントと解放を促していく」ことである。そのためにソーシャルワーカーが行う援助活動は、「人々がその環境と相互に影響し合う接点に介入する」実践である。つまり、相談援助は、個人の変革、人間関係の変革、組織の変革から社会変革までを視野に入れ、人間と環境とのやり取りに介入する実践を行

ソーシャルワーカーの仕事
ジベルマンは、ソーシャルワーカーの仕事を「流動的な境界を持つ特異な専門職」と位置づけている[1]。

国際的な定義
2000（平成12）年および2014（平成26）年、国際ソーシャルワーカー連盟（IFSW）で採択されたものを指す。
➡ p.222
「2. ソーシャルワークの定義」参照。

心理学・社会学と人間・
環境の関係
このように言い切ると、
心理学者や社会学者から
顰蹙（ひんしゅく）を買
いそうである。それぞれ
の分野で、人間と環境と
の相互関係について論じ
られてきたのは確かであ
る。しかし、それらの論
議は、それぞれの学問分
野のメインテーマではな
いという意味である。

二重の焦点

環境の中に・ある人
person-in-environment

接合面
interface

生活
life

対処能力
coping ability

うのである。この定義から推察するだけでも、相談援助が広汎な専門分野
にまたがっていることが理解できるであろう。

　論議を単純化するために、相談援助に関連の深い心理学や社会学など、
従来の社会科学と相談援助とを比較してみよう。心理学と社会学は、それ
ぞれ人間と環境（社会環境）とを切り離して研究対象とする傾向が強かっ
た。それに対して、相談援助は常に人間と環境との両方に二重の焦点を向
けており、それぞれのやりとりの質と量とが研究対象となっている。ソー
シャルワークの二重の焦点は、「環境の中に・ある人」と表現されている。
人間と環境とのやりとりの質と量とを高めることが、ソーシャルワーク実
践の責務であり独自性であるといえる[2]。

B. 相談援助における「生活」の概念

[1] 生活の個人的側面と制度的側面

　現代のソーシャルワークは、先に述べた国際的な定義にもあるように、
人間と環境とがやりとりを行っている「接合面」を独自の対象領域として
いる。そして、この接合面における複雑な人間の営みを「生活」と呼んで
いる。相談援助の介入の焦点は、この「生活」である。

　ソーシャルワーク理論では、環境とのよりよいやりとりを行う人間の能
力を「対処能力」と呼んでいる。この対処能力は、人間の生きる意欲や技
量を意味しているが、人間が成長していく過程で環境とのやりとりを通し
て獲得するものであって、この獲得のプロセスは人格形成のプロセスと重
なっている。したがって、人の生きる意欲や技量を伸ばすことによって、
生活を向上させることが可能である。

　また、現代の社会では、人びとの生活ニーズに対応するため、職場、家
庭、地域、医療、教育、司法、行政などが制度化されシステム化されてい
る。そして、それぞれの制度やシステムが、人びとの生活において必要と
される機能を相互に連携しながら果たすことによって、人びとの生活が維
持されている。

　たとえば、職場は生産と自己実現の場としての機能などを果たし、家庭
は子どもの養育と憩いの場の機能などを果たしている。医療は人びとの病
気の予防と治療の機能を、地域は人びとの相互扶助と問題解決の機能など
を果たすことが期待されている。これらが、個人のニーズに応じて複雑に
組み合わされ、個人の生活の場は成り立っている。

　人びとが、生活の場においてうまくやりとりができない場合や、制度や
システムが機能不全に陥って、人びとのニーズに応じられなくなった場合

には、個別なプロセスを経て生活の困難が出現してくるのである。

第9章 ● 相談援助専門職の総合性と包括性　1・生活の全体性と包括的な援助活動

[2] 生活の空間的・時間的側面

(1) 生活空間

　人びとの「生活」の質を規定する変数としては、第1に「空間」の概念が挙げられる。空間には、物理的意味合いと心理的意味合いがある。たとえば、狭く劣悪な居住環境や、閉鎖された施設などの居住環境は、そこに住む人びとの自尊心や自立の感覚に影響を与えると考えられている。また、外部世界との交流が活発になればなるほど人びとの生活空間は広がる傾向をもっている。人間は、成長に合わせて家庭の中から、地域社会へと生活領域を広げ、進学や就職をきっかけにより広い社会経済システムに参画していき、グローバルな経済活動から隠退した後は、再び地域社会が生活の核となると予想される。

　人間が生活空間を広げていくことは、より広い範囲の環境とのやりとりが始まることを意味している。生活領域の拡大と維持のためには、周囲の人びとの支持と相互支援、ならびにそのための物理的空間が欠かせないことが理解されるであろう。乳幼児期・児童期のしっかりとした養育と学習、そのための良質な空間が必要である。青年期には、大人が干渉できない秘密の場所が、家族からの自立の感覚を養うために必要といわれている。また、退職した高齢者は、近隣やクラブ活動などの地域社会のインフォーマル・ネットワークなどからの支持や相互支援がより必要であろう。そのためには、インフォーマル・ネットワークの絆を深めるための物理的空間や施設が必要になってくる。

インフォーマル・ネットワーク
informal network

(2) 生活時間

　人びとの「生活」の質を規定する第2の変数として「時間」の概念がある。時間は、「リズム」「繰り返されるパターン」、「誕生」と「死」、「可能性」と「限界」、「変化」「永遠」などを語る無言の言葉であり、心理的、文化的、社会的時間が存在している[3]。

　人間の生活は、「誕生」から「死」までの間の人生の中で営まれている。その間には、成長発展という「変化」の「可能性」と、避けがたい「限界」に関する葛藤が存在している。また、個人の生活「リズム」と社会文化的な「リズム」との葛藤、変化に抵抗するものとしての「繰り返されるパターン」などの問題が出現する。

　個人、家族、地域社会、組織、制度それぞれが、独自の時間のありようをもっている。「時間が止まったような山間の集落」「めまぐるしく変化する都会」などの表現は、それぞれ独特の時間の流れ方を表現しているとい

えよう。生活空間と同じように、生活時間は、人と環境とのやりとりのあり方と深く関連している。たとえば、人は時間の経過とともに変化（成長）することを期待されており、年齢とともに周囲の人との依存的関係から自立へ、そして社会や文化のサイクルとペースを合わせながら、待つことや機会を生かすことを学び、必要に応じてそれらを変更し、最終的に人を育む関係のあり方を身につけるようにならなくてはならないとされている。あまりにも早い時期に急激な変化を周囲から期待されるか、いつまでも同じパターンを繰り返す環境におかれた個人は、将来を絶望するか、時間感覚を失い成長を止めてしまうであろう。

［3］生活問題の複雑さと全体性

以上で検討してきたように、人間の「生活」を左右する要因として、①人間の側の要因（主に個人の対処能力）、②環境的要因（主に制度的環境の配列）、③人間と環境とのやりとりの仕方が挙げられる。さらに、生活を規定する変数として空間的側面、時間的側面とが存在している。人びとの生活は、これらの要因と変数とが複雑に絡み合って成立している。同様に、相談援助が対応しなくてはならない生活問題も、これらの要因と変数とが複雑に絡み合って発生しているのである。

生活問題

現代の生活問題を細分化し、専門的に深く追求（たとえば、心理的問題として、あるいは社会制度の問題として）していくことは大切であるが、それらは複雑な生活問題の一部への追求といえる。

従来、生活問題は、行政（公的扶助）、医療、教育、司法などの専門機関が分担して問題の予防と問題解決に当たってきた。それぞれの専門機関は、問題を細切れにして対応してきたといえる。医療は疾病を対象にしてその治療に当たるが、以前から疾病と劣悪な生活環境や人間関係、過重な仕事などが関連していることが認識されてきた。教育における児童や生徒の問題も、家庭や地域の物理的環境や人間関係と関係している。非行や犯罪も同様である。

行政（公的扶助）
わが国では、公的扶助機関である福祉事務所において、ソーシャルワーカーの採用が不十分であると指摘され続けてきた。その理由の1つとして、貧困問題が包括的な生活問題であるとの認識不足があるかもしれない。

歴史的にみると、表面にあらわれた種々の社会問題が、人間関係や個人の感情を含む複雑で包括的な生活問題であるという認識が深まるとともに、ソーシャルワークが必要とされてきたという経緯がある。表面にあらわれた出来事を多角的にみていくことが相談援助の基本的な視点であり、「生活者の視点」であるといえる。

C. 生活者の視点に立った援助活動

[1] 相談援助の専門分化とその反省

　第3章でみてきたように、ソーシャルワークは、19世紀に生まれ、精神分析などの心理学理論や社会学、民族学などの社会科学の理論を取り入れながら、主としてアメリカにおいて独自の理論構成を成し遂げてきた新しい実践分野である。1950年代には、ケースワーク、グループワーク、コミュニティ・オーガニゼーションなど、それぞれ個人、集団、地域社会を対象とした技術体系が成立した。それとともに、児童、学校、精神科、司法領域などのソーシャルワーカーが特殊専門化し、それぞれ固有の理論の発展を示すようになった。専門性が高まると、特殊細分化していくことが科学的研究の宿命である。渡部によると、ソーシャルワークのそれぞれの分野の専門家は、かなり奥行きの深い専門性を獲得していたようである[(4)]。

　しかし、高い専門性の獲得は、生活の全体を見る包括的視点の希薄化を招来したといわれている。また、ソーシャルワーカーとしての職業アイデンティティを危うくしたともいわれている。たとえば、ソーシャルワーク理論に大きな影響を与えた精神分析を学べば学ぶほど、精神分析家には近づくが、ソーシャルワーカーから遠ざかるのである。

　そのような反省から、ソーシャルワークの統合化という解決策が模索された。1970年代のそのような流れの中で、ジェネラリスト・ソーシャルワークというアイデアが提唱され、1990年代以降のソーシャルワーク教育の主流を占めるようになった。

[2] ジェネラリスト・ソーシャルワーク

　ジェネラリストは、スペシャリストの対概念である。ジェネラリスト・ソーシャルワークとは、ソーシャルワーカーが自分の属する特定分野で懸命に専門性を追求することによって（つまり、スペシャリストになることによって）、希薄化してしまいがちな包括的な視点を保持し、現代人の複雑な生活問題を包括的に理解し、介入戦略を立てるために必須のアプローチであるといえる。それと同時に、ソーシャルワーカーとしてのアイデンティティを失わないために必要なアプローチである。

　包括的な視点は、ソーシャルワークが誕生したときからソーシャルワークに備わっていた視点であり、その基本的なものの見方に沿って、ソーシャルワークが1世紀にわたって集積した知識や技術を集大成し構成したものが、ジェネラリスト・ソーシャルワークであるといえる。したがって、そのアプローチには、必然的に個人を対象としたミクロなアプローチ、集

ケースワーク
case-work

グループワーク
group-work

コミュニティ・オーガニゼーション
community-organization

職業アイデンティティ

ソーシャルワークの統合化
ソーシャルワークに共通する価値や知識が強調されていることが特徴である。

ジェネラリスト・ソーシャルワーク
generalist social work

対概念
スペシャリストを「専門家」と訳すと、ジェネラリストをどのように訳してよいかわからない。ジェネラリストも高度な「専門家」なのである。

ジェネラリスト・ソーシャルワークのアプローチ
ジョンソンとヤンカは、ジェネラリスト・ソーシャルワーク実践の基本的視座として、人間発達の視座、人間の多様性、社会システム論、エコロジカル・パースペクティブ、ストレングスパースペクティブを挙げている[(5)]。

団や組織・地域社会を対象としたメゾ領域のアプローチ、制度や政策を対象としたマクロなアプローチが包括的に含まれている。また、それぞれのアプローチに必要な広汎な知識と技術を、縦横無尽に使えることを意味している。

ジェネラリスト・ソーシャルワークの広汎な分野にわたるアプローチを結びつける論理として、システム論とエコロジカル・ソーシャルワークの理論が強調されており、それらの論理は表面にあらわれた個々の問題が、水面下では個々の独立した問題ではなく、相互に関連しながら問題の発生と解決に影響しあっていることを認識するための、鳥瞰図の役割を果たしている。

つまり、ジェネラリスト・ソーシャルワークが目指しているのは、人びとの福祉の増進というソーシャルワークの目標を達成するために、最も効率的で有効なアプローチを選択できるソーシャルワーカーの育成と、包括的な生活問題に対応できるソーシャルワーク理論の整理・統合であるといっても過言ではない。

[3] 生活者の視点と高い専門性

以上のように、ジェネラリスト・ソーシャルワークのアプローチは、第1に人間の発達から社会システム、人間関係から人間の動機づけまでの複数の理論やアプローチを理解し適切に使うこと、第2に個人に対応するミクロの場面から、集団、地域社会のようなメゾの場面、制度や政策などのマクロの場面で、多種多様な役割を果たすことを強調している。

ここで、誰もがソーシャルワーカーの姿として思い浮かべるのは、あらゆる場面でどんなこともできるスーパーマンの姿である。あるいは逆に、自分では何もできないのに、音頭だけとっている評論家の姿に近い。1人のソーシャルワーカーが万能であることは、経験的に不可能である。また、ソーシャルワーカーは、実践家であって評論家ではない。

実践場面における包括的な視点は、ソーシャルワーカーが当事者の個別的で複雑な「生活」を理解するために必要である。つまり、単純な割り切りや処理ではなく、個々の事情や感情を含め、物事の背景を全体的に理解するために必要な視点であり、「生活者の視点」に立つことと同じ意味をもっているといえる。

したがって、ジェネラリスト・ソーシャルワークのもつ包括的な視点は、ソーシャルワーカーが決して失ってはいけない基本である。さらに、実際の実践の場面では、当事者の「生活」に関与し続け、包括的な視点を深めながら、同時に専門分化した高度なアプローチを使いこなせることが必要

サイドノート:

システム論

エコロジカル・ソーシャルワーク
ecological social work
社会福祉士シリーズ第7巻『相談援助の理論と方法Ⅰ』、第1章参照。

有効なアプローチを選択
ジェネラリスト・ソーシャルワークは、個人の抱えている問題をアセスメントする際に、最もその特徴が現れると指摘されている(6)。

とされる。渡部の指摘をみると、アメリカのソーシャルワーカー教育は、学部卒業のジェネラリスト実践と、大学院卒業のアドバンス・ジェネラリスト実践との二層構造になっており、大学院教育では伝統的なスペシャリスト実践の教育がなされている[7]。すなわち、上級ジェネラリストは、スペシャリストでもあるのである。

本章の冒頭で指摘しておいたように、相談援助の専門性のあり方は、逆方向の二重性を持っていることが特徴である。それらは、スペシャリストの方向性とジェネラリストの方向性とである。二重の専門性が統合されているソーシャルワーカーこそ、現代の複雑な生活ニーズに応えられるソーシャルワーカーであろう。

2. 専門職および地域住民との連携・協働

相談援助が対象とする生活問題は、これまで見てきたように包括的な性格をもっている。そして、その複雑な全体関連性を理解していることが、「生活者の視点」である。したがって、ソーシャルワーカーの援助活動も必然的に全体的・包括的な活動になる。その範囲は、社会福祉、医療、教育、司法などの広汎な専門分野にまたがるため、1人のソーシャルワーカーがすべての活動を担うことは無理である。そのため、それぞれの分野の専門職と協力する必要がある。

さらに、現代社会の複雑な生活問題に対処するためには、専門家が協力するだけでは不十分である。人びとの生活に密着した、家族や友人、近隣の人たち、ボランティアの人たちとの協力体制が必要とされている。しかし、現代の都市化は、地域にかつて存在したといわれるインフォーマルな相互扶助を破壊し尽くす勢いで進行している。そのような状況では、地域の人たちの相互扶助の回復を支援しながら、協力体制を新たに構築していかなければならない。したがって、地域の人たちとの協力体制作りのプロセスは、そのままコミュニティワークのプロセスでもあるといえる。

協力の形態には、連携（リンケージ）・協働（コラボレーション）がある。本節では、協力体制のあり方と、そこにおけるソーシャルワーカーの役割を概観したい。

ジェネラリスト

スペシャリスト

二重の専門性

コミュニティワーク

連携（リンケージ）
linkage

協働（コラボレーション）
collaboration

145

A. 専門職の協力体制

　現代の生活問題は先にも述べたが、障害者や生活困窮者、高齢者などの社会的弱者の問題に限らず、不登校、ひきこもり、職場不適応、家庭崩壊、児童虐待、うつ病、自殺、薬物依存、身体疾患、非行、犯罪など、あらゆる社会病理現象として形にあらわれている。わが国においては、それらの問題に対応する専門機関が十分に制度化されているとはいえないが、児童相談所や福祉事務所、地域包括支援センターなどの社会福祉機関、病院や診療所などの医療機関、学校や教育相談所などの教育機関、家庭裁判所などの司法機関などで対応しており、それらの機関では、他の専門職と協力しながらソーシャルワーカーが活躍している。

ソーシャルワーカーの活躍の場
わが国では、ソーシャルワーカーという名称で仕事ができる領域は少ない。指導員や介護職員、ケアマネジャー、スクールソーシャルワーカー、家庭裁判所の調査官をソーシャルワーカーとみなして話を進めていきたい。

　専門職の協力体制を整える目的は、包括的な援助活動を組み立てるために、専門分野によってバラバラな援助活動を「生活者の視点」から意図的に組織化し構造化していくことである。簡単にいえば、バラバラの活動を集めて組み立てる試みのようなものである。

他の機関の専門職と連携・協働
ある問題の解決のために、いろいろな領域から専門職が集まるプロジェクトチームを思い描いてもらうとわかりやすい。

　専門職の協力は、それぞれの機関の中で専門職が連携・協働する場合と、他の機関の専門職と連携・協働する場合とがある。協力する専門職は、同じソーシャルワーカー同士の場合もあれば、他の分野の専門職との場合もある。たとえば、社会福祉機関では、心理士、保健師、看護師、ケアマネジャーとの連携・協働が考えられる。医療機関では、医師、看護師、作業療法士（OT）、理学療法士（PT）、検査技師、心理士、栄養士などとの連携・協働が想定される。教育機関では、教師、スクールカウンセラーと、司法領域では、検察官、保護監察官、社会復帰調整官、家庭裁判所調査官などとの連携・協働が考えられる。

B. 専門職の協力形態

[1] 専門職の分化

　専門職は、高度化すればするほど必然的に専門分化する傾向をもっている。専門分化は、同一職業内での分化と、新しい分野が増えていくという形での分化とがある。前者は、家庭医と専門医の分化や、スペシフィック・ソーシャルワークが成立した道筋を思い浮かべていただきたい。後者は、それまでになかった職種が資格化され増えていくことを意味する。たとえば医療の分野では、医師や看護師以外にも、技師やリハビリテーション技術者、公認心理師が国家資格化され、社会的承認を受けている。

スペシフィック・ソーシャルワーク

[2] 協働（コラボレーション）

　協働は、共同作業を意味する強力な協力体制である。同一の目的（援助方針）を共有し、各専門職が役割分担を行い高度に組織化されている。協働は、障害者や高齢者の入所施設、通所施設など、生活に必要な資源が主として単一の施設で提供される場合、あるいは集中的な援助が必要とされる場合などに組織される協力体制であり、「チーム」という形態をとっている。協働の中で、他職種が高度に組織化されている典型的な例が、「医療チーム」であろう。医療チームは、「治療」という目的を達成するために、強力なリーダーシップと明確な役割分担が要求されており、医療用語という共通言語によるコミュニケーションが行われている。ケースに即した細かい打ち合わせは、「カンファレンス」という形式で行われる。

[3] 連携（リンケージ）

　連携とは、同じ分野で働いている各専門職あるいは各部署が、それぞれ独自の目的（援助方針）をもちながら協力する体制を意味する。それぞれ、別個なサービスを提供する施設や機関、部署の協力体制をイメージするとわかりやすい。協働が、機関や施設内で組織されることが多いのに比べ、連携は、地域の中の専門機関や施設にまたがって「連絡会」、「協議会」、「懇談会」という名称で組織されている場合が多い。協力の形態は、「ネットワーク」と呼ばれている。ネットワークは、網の目状のゆるい組織化を意味している。

　連携においては、それぞれの専門職の独自性が保たれており、「コンサルテーション」や「協議」というコミュニケーション形態をもっている。

[4] チームアプローチの形態

　多分野によるチームアプローチは、これまでの医療、教育、リハビリテーション分野の研究から、次の3種類に分類されている。それらは、①マルチディシプリナリーモデル、②インターディシプリナリーモデル、③トランスディシプリナリーモデルである。

　マルチディシプリナリーモデルは、共通の目的のために、ピラミット型の連携を図るモデルであり、医師を中心とした医療チームのイメージがこれにあたる。インターディシプリナリーモデルは、各分野の専門家が横並びになって、それぞれの役割を果たすチーム形態である。トランスディシプリナリーモデルは、専門分野の役割を超えて（役割解放）、多分野が交流するモデルである。チームの各メンバーが、多分野にかかわる多様な役割の一部を、チーム全体の責任のもとに担う形態である。

チーム

医療チーム
医療の世界は、医師を中心としたピラミッド型のヒエラルキーが存在しており、「治療」という目的のために種々の専門職が高度に組織化されている。ソーシャルワーカーの位置づけは、①医療チームの外側から医療チームにコンサルテーションを提供するという考え方と、②医療チームの一員として治療に協力するという考え方の2通りがある。

カンファレンス

ネットワーク

コンサルテーション

協議

マルチディシプリナリーモデル
multidisciplinary model

インターディシプリナリーモデル
interdisciplinary model

トランスディシプリナリーモデル
transdisciplinary model

C. 専門職の協力体制におけるソーシャルワーカーの役割

[1] 連携、協働の長所と短所

　専門職とは、独自の「価値・知識・技術」をもち、それらに忠誠を尽くす職業である。したがって、専門職は独自のものの見方と対処の仕方をもっており、それらが援助活動に活かされることが連携・協働の長所である。たとえば、不登校が個人の病理や適応能力の問題だけではなく、家庭や学校のシステム上の問題も関連していることが、専門職の協力で明らかになれば、援助活動はそれだけ包括的で効果的なものとなるであろう。

連携

協働

　ところで、連携と協働は、目標（援助方針）の共有度合と組織化の程度において違いがあり、それぞれ長所と短所とをもっている。連携は、コンサルテーションと協議を中心とした協力体制であり、各専門職は対等の位置づけにあり、協力はするが独立した援助活動を行っている。それぞれの専門職の独自性が活かされ、多角的なものの見方が保持できる点が長所であるが、利用者のニーズに対して包括的で集中的な援助活動を組み立てにくいことが短所である。

　協働は、目標（援助方針）を共有することにより、援助活動を統合し、利用者のニーズにより包括的に対応できるという長所をもっている。しかし、高度に組織化されることによって上下の役割関係が生まれ、それぞれの専門性が活かされなくなる危険性がある。極端な場合には、ある特定の専門職の目標（援助方針）がチームの目標となり、その他の専門職はその補助職と見なされてしまうこともある。

[2] 適切な連携・協働の必要性

　専門職の連携・協働は、利用者に対する援助を目的とした意図的な問題解決のための手段である。しかし、専門職の協力体制が、自分たちの自己保全や省力化のためのみに機能してしまうことがある（手段の目的化）。

　たとえば、精神障害者のための専門諸機関の連携が、精神障害者を地域で管理するためのネットワークになりかねないとの指摘がある[8]。また、効率化を最優先するために、柔軟性に欠け、硬直化したシステムを維持する医療チームが形成されやすいといわれている。それでは、包括的な援助活動の提供という、専門職の連携・協働の本来の目的が損なわれることになる。

[3] 相談援助技術としての連携・協働

　以上のように、連携・協働は、援助を目的とした意図的な問題解決のた

めの手段であり、それらを運営していくためには相応の技術が必要である。

これまで述べてきたように、相談援助は、現代社会が専門分化していくことによって薄められる包括的な視点を提供し、個人のニーズに即した包括的な援助活動を組み立てることにその存在意義をもっている。

専門職の協力体制とはいうものの、各専門職は、それぞれ制度的に役割と権威の配分が異なり、社会的地位も異なっている。それぞれの役割と社会的地位を含めて、互いに尊重しあえるチームアプローチを形成していく必要がある。連絡会やカンファレンスの計画と発案、専門職のあいだの関係調整、連携・協働の効果測定を行うことが、ソーシャルワーカーの仕事の一部として位置づけられている。

D. 地域住民との連携・協働とコミュニティワーク

コミュニティワーク

[1] 生活の場としての家庭、学校、職場、地域

家庭、学校、職場、地域社会は、人間にとって生活を営む場であり、他の人たちとの親密な関係を形成して、自分を育む環境である。人間は、ある家庭に生まれ落ちて、そこで成育し、やがて地域の子どもたちと関係をもつようになる。一定の年齢になると、地域の学校に入学し、場合によっては他郷の学校に進学する。やがて、成人し、ある人は生まれ落ちた地域に戻ってきて就職し、ある人は他郷で就職する。やがて、それぞれの地域に根をおろして自分の家庭を形成して老いていく。

人間の人生を以上のように捉えると、人生の中で何回か再編成はあるが、人間は、安定し、持続した人間関係の中で生きていくものであると理解されよう。個人差はあるものの、その人間関係はその人のソーシャル・サポート・ネットワークを形成している。ソーシャル・サポート・ネットワークは、人間に生活の糧を提供し、必要な技能と外部からのストレスからの保護を与えてくれる重要な資源である。人間が、どのようなネットワークの中で育ち、どのようなネットワークを形成していけるかが、人間の生活の充実と、人生の幸福感とに大きな影響を与えているといえる。

ソーシャル・サポート・ネットワーク
social support network

[2] 現代の地域社会の状況

現代社会は、高度に分化した複雑な社会である。家庭、職場、遊び場は、それぞれ距離的に離れている。大都市部にあっては、男女問わず、1日のうち数十キロの距離を移動し、職場と家庭を移動している人は珍しくない。地理的にみて、都市部の人間は、職場（学校）、家庭、遊び場が離れており、それぞれの領域間のつながりは断絶しているのである。この断絶は、

子どもの生活にまで及んでいる。

　また、人間が一生の中で生活する地域も一定ではなくなっている。巨大な組織に組み込まれた人ほど、組織の効率のために全国各地を移動しなくてはならなくなる。人間の生活単位である家庭がそれに付随して移動することが多かったが、単身赴任も増えている。

　以上のように、現代社会は、社会の側の「効率化」という都合によって、1日の内でも一生のうちでも生活の場が断片化し、それぞれの相互関係を失っていることが特徴である。生活の断片化は、人間の安定したソーシャル・サポート・ネットワーク形成の営みを阻害しているのは確かである。人間は、それぞれの生活の場で、他者との交流を行うが、それは目的に応じた部分的な関係であり、全体的にかかわりあうような関係とはならない。人によっては、家庭で見せる顔、職場で見せる顔、遊び場で見せる顔が異なる人も出てくるかもしれない。

　人間が人格を統合し、成長していくためには、安定したソーシャル・サポート・ネットワークと、直接対面的で親密な全人関係が必要不可欠である。現在生起している不登校、ひきこもり、児童虐待、うつ病、非行、犯罪などの生活問題を見ると、人間関係の最後の砦である家庭までがサポート機能を失いつつあるようにみえる。

［3］地域住民との連携・協働

　生活問題を包括的に捉えた場合、専門職が連携・協働しても対応できる部分はごく一部である。ごく最近まで、専門職をそろえた収容型施設に障害者や高齢者を入所させて、生活に必要な資源をすべてそこでまかなうことが最も効率のよい援助であると信じられてきた。しかし、現代の社会福祉では、施設収容の弊害に気づき、住み慣れた地域における質のよい包括的なサービス提供へと発想の転換が浸透してきている。

　ソーシャルワーカーは、「生活者の視点」から、より包括的なサービスを提供するため、専門職だけではなく、既存の住民組織（町内会やボランティア組織など）や家族、友人、近隣などのインフォーマルなソーシャル・サポート・ネットワークを強化しながらそれらと連携・協働していこうとしている。包括的な援助活動を展開していくことは、たとえるならば総力戦のようなものであり、あらゆる人たちの動員が必要となるのである。また、利用者と同じ「生活者」であることが、専門職にはない発想と創造性に基づく支援を実現することがある。地域住民との連携・協働に使用される技術は、専門職の連携・協働の技術と共通である。また、その活動のプロセスを通して、失われつつある相互扶助の機能をもつ地域社会の再生

部分的な関係
社会学でいうところのゲゼルシャフト的関係。それに対して、全人的な関係をゲマインシャフト的関係という。

発想の転換
脱施設化の発想のことである。

地域社会の再生
わが国の保健計画である、「新健康フロンティア戦略」（2007（平成19）年）は、最初から地域の力を結集した「国民運動」を意図している。その成否は、地域の力をどのように回復させるかにかかっているといえる。

150

という政策目標にも寄与している。

　わが国において、地域における包括的な援助活動は、大きな課題をかかえている。それは、コミュニティワーカーの制度的位置づけの不明確さと絶対的な不足である。わが国の場合、高齢者や児童、障害者に直接援助を行っているソーシャルワーカーが、利用者のニーズに応じてコミュニティワークの仕事をしようとしても、その業務は所属機関から認められないことも多い。しかし、包括的な視点に立つすべてのソーシャルワーカーは、個人からコミュニティ、制度・政策までを視野に入れた実践を行うことを期待されている。

コミュニティワーカー

注）

(1) ジベルマン，M.著／日本ソーシャルワーカー協会訳『ソーシャルワーカーの役割と機能―アメリカのソーシャルワーカーの現状』相川書房，1999，p.1.

(2) グリーン，R.R.編／三友雅夫・井上深幸監訳『ソーシャルワークの基礎理論―人間行動と社会システム』みらい，2006，p.27.

(3) ジャーメイン，C.他著／小島蓉子編訳・著『エコロジカル・ソーシャルワーク―カレル・ジャーメイン名論文集』学苑社，1992，pp.24-25.

(4) 渡部律子「ジェネラリスト・ソーシャルワークとは何か」ソーシャルワーク研究所編『ソーシャルワーク研究』Vol.28，No2，相川書房，2002，p.11．渡部律子の報告は、2001年12月に行われた公開シンポジウム「日本の社会福祉実践とジェネラリスト・ソーシャルワーク」（ソーシャルワーク研究所主催）における基調講演を基にしたものである．

(5) ジョンソン，R.C.・ヤンカ，S.J.著／山辺朗子・岩間伸之訳『ジェネラリスト・ソーシャルワーク』ミネルヴァ書房，2004，p.21.

(6) 前掲（4），p.10．渡部はアメリカへの留学体験をもとに，ジェネラリスト・ソーシャルワークの特徴がアセスメントにあらわれるとし，それは，①領域を超えた多角的視点②知識や技術を超えた総合的視点とまとめている．つまり，ジェネラリスト・ソーシャルワークの視点は，物事を広汎に見渡す鳥瞰図の役割をもっているといえる．

(7) 前掲（4），p.12．ジェネラリスト・ソーシャルワークが鳥瞰図的な役割だとすれば，具体的に物事に接し，それらに触れる援助の現場では，スペシフィックな上級技術も必要になるといえる．

(8) 柏木昭・高橋一編『精神保健福祉論』，精神保健福祉士養成セミナー4，へるす出版，1998，p.191.

■理解を深めるための参考文献

● Kirst-Ashman, K. K. 著／宍戸明美監訳『マクロからミクロのジェネラリストソーシャルワーク実践の展開』筒井書房，2007.
　　ジェネラリスト・ソーシャルワークについての入門書。ソーシャルワーカーの仕事が、社会や組織の中で、どのような意義をもっているかがわかるような構成になっている。専門用語の解説もしっかりしている。

● 日本医療社会事業協会・日本社会福祉士会編『改訂保健医療ソーシャルワーク実践2』中央法規出版，2009.
　　保健医療分野で働くソーシャルワーカーのために、必要な価値、知識、技術を網羅している。他職種との連携・協働についても詳しく解説している。

ジェネリックポイント

わが国のソーシャルワーカーの活動は、社会福祉政策を遂行するというイメージが強いと思われます。その理由について考えてみましょう。

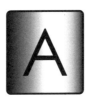

ソーシャルワークは、イギリスやアメリカの民間活動に起源をもつ専門的援助方法です。ですから、「目の前の相手に何が必要か」という臨床現場の発想で、いろいろと援助技術を工夫してきました。社会福祉政策に対しても、それらが援助のための重要な資源とはいえ、一線を引いて客観的に評価する伝統をもっています。

　わが国の社会福祉は、社会福祉政策が先行しました。ソーシャルワークは、1950 年代にわが国に導入されましたが、十分に浸透せず、社会福祉政策の遂行者として位置づけられたようです。そのため、ソーシャルワーカーは、福祉政策やそれに関する法律を知っていればどうにかできる仕事と思われてきたように思えます。社会福祉基礎構造改革により、現在は措置から契約へと発想の転換がなされてきましたが、それにもかかわらず、ソーシャルワークは、わが国で十分に育っているとはいえません。そのような歴史的背景が理由の 1 つといえます。

コラム 「科学的」であることの限界

　2011（平成23）年の東日本大震災と福島第一原子力発電所の事故は、科学技術の限界や無力さを思い知らせてくれる出来事でした。原子力発電所の事故対応の過程では、東京電力の技術者によって「想定外」という用語が使われました。それは、「自然は人間を超えたもの」であり、科学技術が想定できる範囲はごく小さいということを意味しています。福島第一原子力発電所の放射能汚染が、「完全にコントロールされている」と思い込むことも、人間の思い上がりかもしれません。

　自然科学も社会科学も同じですが、「科学的」な考え方は、現象を細かく細分化して、因果関係を解明していくことによって成り立っています。ただし、細分化された説明は、この世界の中で起こっている事実の、ごく一部しか説明していないことも認識する必要があります。たとえば、りんごが木から落ちるのは引力の作用によってです。これは、紛れのない事実ですが、この説明からは、異常気象や台風の通過、懸命にりんごを育てた農家の努力や悲しみ、地域社会の損失などは一切わからないのです。

　ソーシャルワークは、人間行動と社会システムについての「科学的知識」に基づいて、人間とその人の環境とを理解し、相談援助活動を展開する営みです。そして、相談援助活動は、そのエビデンス（根拠）を求められます。しかし、相談援助の実践現場では、「想定外」の出来事が次から次へと起こってきます。社会福祉の制度やシステムが「想定」した範囲を、いつも超えています。相談援助活動が「創造性」を求められているのは、このような事実があるからです。

　自然界もそうですが、社会も人間も、とても複雑なシステムと考えられています。原子力を制御できるという思い込みが崩壊したのと同じように、社会も人間も、表面的な合理性や効率性のみで推し量ることはできません。

　ソーシャルワーカーは、包括的な視点をもつ専門職ですが、すべての現象を把握できるわけではありません。利用者の「生活」の側から（つまり、生活者の視点から）、生活に影響を与える要因を探求し、対処を工夫し続けなければいけないことでしょう。

第10章 医療における相談援助

1. 医療と福祉

A. 保健・医療と福祉サービスの連携・統合

　保健・医療と福祉サービスの成り立ちを歴史的に振り返ると、それぞれが独立し、縦割りに運営されてきた。しかし、高齢者の介護を例に挙げると、医療機関は福祉施設の代替施設としての役割を果たしてきた。その様な状況を川上武は「福祉の医療化」と定義した。1963（昭和38）年に創設された特別養護老人ホームは、当初は数が圧倒的に少なく、入所対象も身体に障害のある高齢者に限定されており、認知症の周辺症状がはげしい高齢者は精神科病床への入院を余儀なくされた。「社会的入院」という言葉に代表されるように、医療機関が福祉施設に代わって高齢者介護の主な受け皿となっていた時代が続いてきたことを忘れてはならない。

　わが国の少子高齢社会が進展してくると高齢者の抱える問題は深刻化し、その社会的対応の必要性は益々大きくなった。2025年問題に示されるように、後期高齢者の増加とそれに伴う要介護高齢者の増加、要介護高齢者の重度化・介護期間の長期化は、家族機能が縮小していくなかでの認知症高齢者への対応や、身寄りのない人が増加する現状において、保健・医療と福祉の連携による社会的ケアの役割が益々重要視されるようになった。

　保健・医療・福祉の政策的連携および統合の必要性、その背景への研究については、前田信雄らが1980年代後半に問題提起した。また1990年代には、二木立による民間医療機関主導の保健・医療機関と福祉機関の複合体についての実証的研究も着手されている。

　政策面では介護保険制度の創設以来、介護への社会的対応の必要性から、保健医療と福祉の連動や統一的な運営が求められ、保健医療と福祉の政策的な一元化が実現した。

　こうした動きは、1990年代以降の、国家を超えた社会的・経済的変化（グローバリゼーション）や、家族・社会の変化に伴い、わが国の社会保障制度の大きな揺らぎとも関係する。社会福祉が企業内福利と家族への依存（含み資産）を前提とする形で形成されてきた日本の社会保障制度は、構造的変革が避けられないのである。

　「持続可能な社会保障制度の確立を図るための改革の推進に関する法律」（社会保障改革プログラム法）4条の4によって定義された、地域包

川上武
1925～2009
医師・医療研究者。数多くの医療問題を社会科学の手法を使い分析した。

2025年問題
団塊の世代が後期高齢者になること。

前田信雄
1932～
医療経済学者。国立公衆衛生院衛生行政学部社会保障室長、札幌医科大学医学部教授（経済学）等歴任。

二木立
1947～
医師、医療経済学者。前日本福祉大学学長。

企業内福利
企業が従業員や家族に対して実施する福利厚生事業。

括ケアシステムと、地域に存在する医療機能（高度急性期・急性期・回復期・慢性期）の将来の必要量を踏まえながら、医療機能のさらなる分化・連携を推進することを目的とした「地域医療構想」との政策的連携が重要視されている。

B. 他職種・職場との連携

医療機関で働く福祉職として代表的な職種は医療ソーシャルワーカーである。医療ソーシャルワーカーの歴史は古く、産業革命後の貧困者が増大するイギリスで、救済を必要とする貧困者を判別する役割を担う「アルモナー（almonor）」が始まりとされている（1895年）。ロイヤル・フリー・ホスピタル（王立施療病院）にアルモナーが初めて採用されたのは、慈善組織協会の地区書記をしていたメアリー・スチュアート（Mary Stewart）である。アメリカにおいては、1905年にキャボット博士が、マサチューセッツ総合病院に医療ソーシャルワーカーを採用したのが最初と言われている。2代目のキャノンが病院内にソーシャルワークの機能を認めさせたのである。

日本の医療ソーシャルワーカーは、1919（大正8）年に泉橋慈善病院（現「三井記念病院」）、1926（大正15）年に済生会本部病院（現「済生会中央病院」）へ配置された。1929（昭和4）年には聖路加国際病院に社会事業部が設置され、アメリカでソーシャルワークを学んだ浅賀ふさらが採用され、本格的なスタートラインに立った。当時の医療ソーシャルワーカーの採用目的は、治療を必要とする生活困窮者の生活ニーズに対応する役割を担うことであった。

現在の医療ソーシャルワーカーは、保健医療機関において社会福祉の立場から、患者やその家族の抱える経済的・心理的・社会的問題の解決・調整にあたり、社会復帰の促進を図っている。今後の医療は患者を中心とし、病気や障害に加え、心理・社会面を見据えた全人格的評価が不可欠となってきている。

医療ソーシャルワーカーが参加するチーム医療としては、チーム医療推進協議会[1]を参考とすると以下のものが挙げられている。

（1）リハビリテーションチーム

メディカルスタッフと患者・家族の間をつなぐ相談業務を担う。患者・家族が抱える生活・仕事・入院費・介護の不安、退院後の生活の場等についての相談・支援を行う。

地域医療構想
2014（平成26）年6月に成立した「医療介護総合確保推進法」によって制度化された。

慈善組織協会
charity organization society（COS）

キャボット
Cabot, Richard C.
1868〜1939
医師。アメリカにおいて初めて医療ソーシャルワーカーを採用した。

キャノン
Cannon, Ida M.
1877〜1960
医療ソーシャルワーカー。アメリカにおける医療ソーシャルワーカーのパイオニア。

浅賀ふさ
1894〜1986
医療ソーシャルワーカー。アメリカで教育を受けた後聖路加国際病院に医療ソーシャルワーカーとして勤務。第2次世界大戦後は長らく日本福祉大学で後進養成に力を注ぐ。

(2) 呼吸ケアサポートチーム

退院後の生活に必要な制度（社会資源）の紹介、患者・家族の抱える経済的な不安や生活に関する不安についての相談・支援を行う。

(3) 救急医療チーム

急な入院により必要となる医療費の心配や身元の確認、入院に際して活用できる制度の紹介、患者・家族が抱える心配事、退院先の相談・支援を行う。

(4) 栄養サポートチーム

治療方針や療養上の悩みについて、患者・家族の「意思決定を支える」「セカンドオピニオンを提案する」などのカウンセリング的な対応。活用できる制度の紹介、在宅療養生活の支援などの具体的な相談・支援を行う。

(5) 糖尿病チーム

病気によるさまざまな心配事に対する相談、活用できる社会サービスの紹介、患者会などの紹介、家族に対する相談、在宅療養生活の支援などを行う。

(6) 緩和ケアチーム

患者・家族の抱える不安や悩みの相談、遺族が抱える不安や悩みの相談などを行う。

(7) 褥瘡管理チーム

患者の状況を本人・家族と随時情報の共有を行うことで、早期退院への支援を行う。

2. 相談援助

A. 専門職と職業倫理

職業にはその職業や職業に従事する人の社会的役割や責任がある。医療ソーシャルワーカーが専門職として従事するためには、職業倫理は重要な行動指針となっている。そして医療ソーシャルワーカーを組織する専門職集団が社会的に認知され、機能するためには、職能団体が定める倫理綱領の役割は重要である。

ソーシャルワーク専門職の国際定義（2014）をみると、社会正義、人権、集団的責任、および多様性尊重の諸原理が、ソーシャルワークの中核をな

している。その職業的価値を基盤にソーシャルワーカーは生活課題に取り組み、人々のウェルビーイングを高めるよう、人々やさまざまな構造に働きかけている[2]。

わが国において医療ソーシャルワーカーの専門職集団としての組織化は早く、1953（昭和28）年に医療ソーシャルワーカーの全国組織が結成され、1957（昭和32）年にはソーシャルワーカーとしてわが国最初の倫理綱領を制定している。

2007（平成19）年に「行動基準」を「価値と原則」、「倫理基準」に追加し、「医療ソーシャルワーカー倫理綱領」を定めている。「価値と原則」には、①人間の尊厳、②社会正義、③貢献、④誠実、⑤専門的力量が定められ、「倫理基準」には、①利用者に対する倫理責任、②実践現場における倫理責任、③社会に対する倫理責任、④専門職としての倫理責任が定められている。「倫理基準」はさらに「行動基準」によって具体的に明文化されている。

2019年現在、国際ソーシャルワーカー連盟の加盟4団体により、共通のソーシャルワーカー倫理綱領を作成・批准し、ソーシャルワークの共通基盤である「価値と原則」、「倫理基準」を定めている。さらに保健医療分野の特殊性を踏まえた「行動基準」を明文化している。

B. 社会福祉士資格の成立と医療ソーシャルワーカー業務指針

1987（昭和62）年5月に公布された社会福祉士及び介護福祉士法では、社会福祉士は「身体上若しくは精神上の障害があること又は環境上の理由により日常生活を営むのに支障がある者の福祉に関する相談、助言、指導その他の援助をおこなうことを業とする者」と限定されたため、医療ソーシャルワーカーは資格の対象から外された。医療機関が社会福祉士の実習施設として認められたのは2006（平成18）年のことである。医療機関で働くソーシャルワーカーは、当初社会福祉士の資格を得ることができなかったため、別途、従事者の資質向上を目的とした業務指針の作成が必要となった（表10-1）。

それまで医療ソーシャルワーカーの業務については、1958（昭和33）年に「保健所における医療社会事業の業務指針について」（衛発第700号厚生省公衆衛生局長通知）で示されただけであった。1988（昭和63）年7月、厚生省健康政策局は「医療ソーシャルワーカー業務指針検討会」を設置し、1989（平成元）3月に「医療ソーシャルワーカー業務指針」を策定した。業務指針では医療ソーシャルワーカーの業務範囲や業務の方法等を

定めている。業務指針は 2002（平成 14）11 月に改正され現在に至っている。

表 10-1　医療ソーシャルワーカー業務指針

業務の範囲	業務の方法等
(1) 療養中の心理的・社会的問題の解決、調整援助 (2) 退院援助 (3) 社会復帰援助 (4) 受診・受療援助 (5) 経済的問題の解決、調整援助 (6) 地域活動	(1) 個別援助に係る業務の具体的展開 (2) 患者の主体性の尊重 (3) プライバシーの保護 (4) 他の保健医療スタッフ及び地域の関係機関との連携 (5) 受診・受療援助と医師の指示 (6) 問題の予測と計画的対応 (7) 記録の作成等

出典）『日本の医療ソーシャルワーク史—日本医療社会事業協会の 50 年』より筆者作成.

C. 医療政策から影響を受ける業務内容

老人保健法
2008 年から「高齢者の医療の確保に関する法律」

医療計画
日常生活圏内で通常必要とされる医療を確保するため、都道府県が作成する医療機関の整備計画。5 年ごとに改訂。

　わが国では 1980 年代から医療費抑制政策が実施された。1982（昭和 57）年老人保健法制定により、それまで 10 年続けられていた高齢者医療費の無料化が廃止され、一部自己負担が導入された。1984（昭和 59）年には健康保険法の改正により、社会保険本人に対し 1 割負担（現在は 3 割負担）が導入された。医療機関に対しては、1985（昭和 60）年に医療法の改正により医療計画が導入され、都道府県単位での病床規制が開始された。また、診療報酬のうえでも入院期間が長くなるほど医療機関への報酬額が低減される仕組みが導入されたのである。

　現在注目されるのは、2025 年に向けて病床機能の分化・連携を進める「地域医療構想」である。地域医療構想の目的は、地域に存在する医療機能（高度急性期・急性期・回復期・慢性期）の将来の必要量を踏まえながら、医療機能のさらなる分化・連携を推進することである。1 つの病院に居続けることのできた患者も、病状に見合った医療施設、介護施設、さらには在宅へと移動を求められることになった。この構想では「病院完結型」の医療から「地域完結型」の医療への転換が謳われている。

　構想が具体化されていくと、居場所の移動を伴いながら利用者の QOL を維持し、あわせて家族の不安を緩和していくことが求められる。医療ソーシャルワーカーにはこうした患者の移動に伴う相談や、患者・家族の不安を緩和する役割がより一層求められている。

D. 相談援助業務の特徴

　医療ソーシャルワーカーの業務内容が医療政策から影響を受ける特徴があると述べたが、それではどのような業務をどの程度行っているのだろうか。医療ソーシャルワーカーの業務実績について統計的に把握した唯一の行政統計に、「東京都医療社会事業年報平成30年度版」（東京都福祉保健局医療政策部発行）がある。平成29年度において、東京都内322ヵ所（病院315、診療所4、精神保健福祉センター3）のデータをみると、医療ソーシャルワーカーの業務は退院援助が49.9％と、実に業務の半分を占めている。退院援助の内容は、①退院先の選択に伴う援助、②家族の心理・精神的受け入れに関する援助、③家庭復帰後の医療に必要な条件整備、④施設への通所、入所に必要な援助、⑤転院に付随して生じる業務、⑥単身者の葬祭に伴う援助、⑦院内及び関係機関との連絡調整などである。以下、療養上の問題調整、入院援助は**表10-2**の通りである。

表10-2　問題援助別相談件数（2017年度）

退院援助	49.9%
療養上の問題調整	18.9%
入院援助	12.6%
受診援助	4.6%
経済問題調整	4.5%
その他	9.6%

出典）『東京都医療社会事業年報』（平成30年度版）より筆者作成.

3. 医療分野におけるソーシャルワーカーの役割

A. 医療ソーシャルワーカーの実際

事例1　緩和ケア病棟に入院した男性

患者：男性64歳

経過：2年前に脳腫瘍を発症し、大学病院で手術後、残った腫瘍については放射線治療と薬物療法を併用し、治療に専念してきた。脳腫瘍や治療の影響で、運動や認知に障害が残ったため、その後リハビリテーションを目

的に転院した医療機関で治療を続けてきたが、その間に脳腫瘍が再発し、運動機能、認知機能ともに低下した。

　脳腫瘍の再発により余命6ヵ月程度と診断されたため、本人の希望により緩和ケア病棟のある病院へ再度転院となった。

　身体状況：全介助。介助により車いすに座ることはできる。認知機能は日によって異なるが、状態が良いときは、自身の意思を示すこともできる。

　家族状況：独身、未婚。近県に姉（70歳代）夫婦が在住。

　緩和ケアとは、世界保健機関（WHO）が定める「緩和ケア」の定義（2002）によると、「緩和ケアとは、生命を脅かす病に関連する問題に直面している患者とその家族のQOLを、痛みやその他の身体的・心理社会的・スピリチュアルな問題を早期に見出し的確に評価を行い対応することで、苦痛を予防し和らげることを通して向上させるアプローチ」とされている[3]。

　日本緩和医療学会によると緩和ケアの役割は次の通りである[4]。

・痛みやその他のつらい症状を和らげる。

・生命を肯定し、死にゆくことを自然な過程と捉える。

・死を早めようとしたり遅らせようとしたりするものではない。

・心理的およびスピリチュアルなケアを含む。

・患者が最期までできる限り能動的に生きられるように支援する体制を提供する。

・患者の病いの間も死別後も、家族が対処していけるように支援する体制を提供する。

・患者と家族のニーズに応えるためにチームアプローチを活用し、必要に応じて死別後のカウンセリングも行う。

・QOLを高める。さらに、病いの経過にも良い影響を及ぼす可能性がある。

・病いの早い時期から化学療法や放射線療法などの生存期間の延長を意図して行われる治療と組み合わせて適応でき、つらい合併症をよりよく理解し対処するための精査も含む。

　緩和ケアを担うのは、医療ソーシャルワーカーを含め、医師、看護師、管理栄養士、作業療法士、理学療法士、診療放射線技師、薬剤師、臨床検査技師、臨床心理士、歯科医師、歯科衛生士といったさまざまな専門職である。たとえば、医師は患者の病状を把握し、治療方針を決定のうえ治療を行う。作業療法士は身体的な痛みや苦痛に対して姿勢の調整やリラクゼーションを行う。それぞれの専門性を生かしてチーム医療としての役割を

担っている。チームの一員である医療ソーシャルワーカーは、患者、家族、遺族の不安や悩み（たとえば、気持ちの整理、医療費の支払い、仕事、治療や療養を行う場所、福祉サービスの情報や利用方法、患者会の情報）といった患者・家族に対する相談に応ずる役割を担う。

B. 今後の役割

事例2　成年後見制度の利用が必要な男性（市町村長による申し立て）

患者：男性 75 歳

経過：自宅（アパート）玄関口で倒れていた所を大家に発見され、救急車にて搬送・入院となる。来院時は意識が喪失した状態であり、重度の熱中症と診断され入院となった。治療の結果、命は取り留めたが、脳機能障害が後遺症として残った。

身体状況：トイレへの移動、食事の摂取、着替えといった身の回りの動作については、時間はかかるが自力で行うことが可能である。しかし、歩行は不安定である。認知機能はかなり低下しており、物事や自身がおかれている状況を理解することが困難な状況にある。

家族状況：アパートの大家の話では、10 年ほど前までは会社員をしていた。35 年以上同じ部屋に住み続けており、家族はいないとのことである。

事例3　身寄りがなく危篤状態にある女性

患者：女性 85 歳

経過：介護療養型医療施設に長年にわたり入院してきたが、危篤状態になり死期が近づいている。彼女は若いときから事務員として長い間工場に勤務し、未婚のまま両親を看取り、その後一人暮らしを続けてきた。兄弟もいないため、入院の保証人には友人がなっていた。病院からの連絡により、その友人の死亡事実も判明。このまま彼女が亡くなった場合、遺体の引き取りや埋葬はどうしたらよいのだろうか。

　上記2つの事例はいずれも近親者がいないという共通の特徴を持っている。身寄りのいない患者への支援は大きな課題である。

　事例2は、成年後見制度の活用が退院後の生活を支えるうえで重要となる。認知機能の低下等により当事者に申し立て能力がなく、かつ家族などの血縁者による申し立てが困難な場合、市町村長による法定後見の審判申し立てが可能である。市町村の該当窓口（介護保険課、障害福祉課など）に申し立ての依頼をする。その際に医療ソーシャルワーカーは、基本情報

として患者の生活歴、病歴、家族状況、経済状況、現在の状態、申し立て理由などを準備しておくことが望ましい。申し立てが受理されると、市町村による親族調査（原則2親等、4親等の自治体もあり）が行われ、その後成年後見人が選任される。

事例3は、身寄りのない人への死亡後の対応である。

墓地、埋葬等に関する法律9条1項によって、「死体の埋葬又は火葬を行う者がないとき又は判明しないときは、死亡地の市町村長が、これを行わなければならない」と定められている。病院は市町村の該当窓口（高齢者福祉課、障害福祉課など）に連絡し、身寄りのない人が亡くなったことを報告する必要がある。担当課では親族調査を行い該当親族がいない場合は、法律に基づいて対応する仕組みとなっている。

病状によって、事前に市町村へ相談しておくことが大切である。

注）
(1) チーム医療推進協議会ウェブサイトより引用および一部改編。
http://www.team-med.jp/archives/specialist/jaswhs（2019年7月11日取得）
(2) 公益社団法人日本医療社会福祉協会編『保健医療ソーシャルワークの基礎─実践力の構築』相川書房，2015，p.191.
(3) 日本緩和医療学会ウェブサイトより引用。
https://www.jspm.ne.jp/proposal/proposal.html（2019年12月4日取得）
(4) 日本緩和医療学会ウェブサイトより引用。
https://www.jspm.ne.jp/proposal/proposal.html（2019年7月31日取得）

参考文献
●社団法人日本医療社会事業協会　50周年記念誌編集委員会編『日本の医療ソーシャルワーク史─日本医療社会事業協会の50年』川島書店，2003.
●石川県医療ソーシャルワーカー協会『身寄りのない患者支援における手引き』2015.
●公益社団法人日本医療社会福祉協会社会貢献部身元保証担当チーム編『身元保証がない方の入退院支援ガイドブック』
https://www.jaswhs.or.jp/upload/Img_PDF/338_Img_PDF.pdf（2019年8月10日取得）
●厚生労働省『身寄りがない人の入院及び医療に係る意思決定が困難な人への支援に関するガイドライン』
https://www.mhlw.go.jp/content/000516181.pdf（2019年8月10日取得）

理解を深めるための参考文献

●窪田暁子『福祉援助の臨床』誠信書房，2013.
社会福祉援助技術の研究者である窪田暁子（1928～2014）により、現場の仕事を初歩から支えることを目的として書かれた1冊。寸景により内容が具体的に理解しやすいよう配慮されている。
●生活アセスメント研究会編『福祉・介護に求められる生活アセスメント』中央法規出版，2007.

具体的な事例に基づいて、福祉サービス利用者の生活を把握する実践的な営みについて整理された1冊。時代背景を踏まえて利用者を理解するには格好の書籍。

●**日本医療社会福祉協会編『保健医療ソーシャルワークの基礎―実践力の構築』第2版，相川書房，2017.**
初心者向け医療ソーシャルワーカーのテキストとして作成されたもの。医療ソーシャルワーカーとして必要とされる基礎的な内容がまとめられている。

ジェネリックポイント

医療ソーシャルワーカーに社会福祉士の資格は必要ですか。

2019（令和元）年の段階において、医療機関が医療ソーシャルワーカーを配置する義務はありません。しかし、厚生労働省大臣官房統計情報部「医療施設調査・病院報告」をみると、2008（平成20）年に医療機関で働く社会福祉士が、4,581.2人（常勤換算）であったのに対し、2017（平成29）年には12,966.6人と、実に2.83倍に増えています。

医療機関に社会福祉士が増えているのは次のことが理由としてとして挙げられます。2006（平成18）年に病院が社会福祉士養成実習施設に含まれたこと。社会福祉士養成科目に「医療ソーシャルワーク論」への読み替えのできる「保健医療サービス」が指定科目となったこと。2007（平成19）年の社会福祉士及び介護福祉士法の改正により、社会福祉士が「医師その他の保健医療サービスを提供する者その他の関係者（福祉サービス関係者等）との連絡及び調整その他の援助を行うこと（相談援助）を業とする者」が含まれ、社会福祉士として再定義されたことなどが理由です。

医療ソーシャルワーカーの業務が最初に評価されたのは1983（昭和58）年の老人診療報酬でした。診療報酬上の加算、指導料、管理料等が数多く反映されたのは2008年以降です。これらのことも、医療ソーシャルワーカーが社会福祉士を基盤とした専門職であることを示しています。

現在、医療ソーシャルワーカーの採用基準をみると、診療報酬に反映できる社会福祉士の資格を有していることが主流となっています。新規学卒者が採用される場合、国家試験に合格しないと内定が取り消されることがあります。

事例2・3の通り、21世紀に入り、わが国の少子・高齢化は益々進展している。核家族が進行し、家族規模の縮小、機能が後退する現在、単身高齢者を中心とした身寄りのない人への相談援助はソーシャルワーカーの重要な位置を占めている。

　従来病院では入院時の手続きには「連帯保証人」や「身元引受人」が必要であった。「連帯保証人」には入院中の医療費等の支払い履行、「身元引受人」には退院時の身元引き取り、遺体の引き取りを求めていた。

　家族の不在が患者の不利益とならないよう、法律でも保証されていた。一例を示すと、医療法19条1項では「診療に従事する医師は、診療治療の求があった場合には、正当な事由がなければ、これを拒んではならない」と定められている。身元保証人等がいないことが正当な事由とは認められず、それを理由に患者の入院を拒否することはできない。しかし、2018（平成30）年4月27日付厚生労働省医政局医事課長通知「身元保証人等がいないことのみを理由に医療機関において入院を拒否することについて」にあるように、実際には身元保証人等がいないことで、患者は不利益を被っている。

　従来病院は「連帯保証人」や「身元引受人」の明記を入院にあたって患者に求めてきたのは、良好な関係性を有する家族や親族といった血縁関係者が患者にいることを暗黙の条件としていた。しかし少子・高齢社会の進展によりこの前提条件が崩れていくなかで、新たな対応が求められている。

第11章 精神保健福祉における相談援助

1. 精神保健福祉

A. 精神保健福祉士の相談援助活動

[1] 精神保健福祉士とは

精神保健福祉士が国家資格になった背景には、精神障害者の隔離収容から精神科病院等の長期入院者の地域移行を推進するという政策の大きな転換があった。こうした社会問題を解決するために1997（平成9）年に精神保健福祉士法が制定されたのである。つまり、精神障害者が長期に渡り奪われてきた地域での暮らしを取り戻すための支援（地域移行支援）をすることが精神保健福祉士にとって重要な使命の1つである。

さらには、地域移行支援だけではなく、地域で生活する精神障害者に対して支援を行うことも精神保健福祉士の役割である。精神科病院から地域へ、そして地域での暮らしを豊にするために精神保健福祉士の専門性は発揮されるようになった。また、国民全体のメンタルヘルスへの意識の向上を図るのも精神保健福祉士の仕事であり、医療・保健・福祉の領域において、活躍を期待されている資格なのである。

[2] 精神保健福祉士の仕事

現在、精神保健福祉士の活動領域は広がってきている。精神保健福祉士という国家資格が制定されるまで、精神保健福祉の領域では、精神科ソーシャルワーカーとして精神科病院を中心にソーシャルワークが展開されていた。しかし、精神障害者の地域移行の推進などで多くの精神障害を主たるターゲットとして活躍するソーシャルワーカーたちの活躍の場が地域へと広がったことが、その大きな理由である。

また、精神保健福祉士の仕事の範囲は精神障害者のみを対象としていない。広く「メンタルヘルス」という枠組みの中で活動していくのである。たとえば、妊産婦のこころの問題、児童虐待にかかわる問題（虐待をする保護者、虐待を受けた子どもの両方が含まれる）、不登校やひきこもりの問題、働く人たちのメンタルヘルス、自殺に関する問題、高齢者の認知症、司法領域、災害時における支援、精神疾患を要因とした生活保障（障害年金や生活保護）など、その領域は広く、乳幼児期から高齢期と年齢による幅も広い。さらには、精神障害者その人だけを対象とするのではなく、そ

精神保健福祉士

精神保健福祉士法

地域移行支援
地域移行支援は、障害者総合支援法第4条20項に定められている。以前は、退院促進という言葉が使われていた。

の人を中心とした家族、友人、近隣の人、職場の人たちなどの関係性にも介入することがある。

　このように広い範囲で支援を行う精神保健福祉士にとって重要なのは、支援を1人で抱え込まないことである。そのためには、他機関や他施設の精神保健福祉士だけではなく、多職種も含めたネットワークの構築を意識していく必要がある。精神保健福祉士とは、個人やその周囲の人たち、そして社会資源にかかわるまさに「ソーシャルワーカー」なのである。

B. 精神保健福祉の対象者

[1] 精神障害者理解

　「精神障害者」と聞いてどんな人たちを思い浮かべるだろうか。精神保健及び精神障害者福祉に関する法律（以下、精神保健福祉法）の5条では、精神障害者は「統合失調症、精神作用物質による急性中毒又はその依存症、知的障害、精神病質その他の精神疾患を有する者」と定義されている。しかし、障害者基本法2条の1では、「知的障害、精神障害（発達障害を含む。）」とされていて、知的障害と精神障害は区別して表記されている。また、障害者の日常生活及び社会生活を総合的に支援するための法律（以下、障害者総合支援法）の4条では、「精神障害者（発達障害者支援法第2条第2項に規定する発達障害者を含み、知的障害者福祉法にいう知的障害者を除く。以下「精神障害者」という。）のうち18歳以上である者」とされている。法律によって、精神障害者の枠組みが変わることから、「精神障害者」の理解は困難になってしまっている。また、法律において発達障害が精神障害に含まれることから、福祉の専門職であっても、精神障害というと発達障害をイメージし、精神疾患から生じる精神障害との区別ができていないことが多いようである。

　このように、精神障害は「目に見えない」ことから理解されにくい。そして、精神疾患という疾病により障害が生じるため、障害が固定されず、個人差はもちろん、1年や1ヵ月、さらには1日でも体調（障害の状態）に波が生じることもあることから、1人の精神障害者像を捉えることでさえ難しいことがある。

　では、精神障害者とはどんな人たちなのだろうか。精神保健福祉士が主たるターゲットとしている統合失調症やうつ病、躁うつ病など疾病を原因とする中途障害であるということが挙げられる。つまり、子どもの頃から支援を受けることが可能な他の障害と違い、医療や福祉のサービスに結びつきにくいという状況がある。その理由の1つは、本人の病識のなさ（病

精神保健福祉及び精神障害者福祉に関する法律（精神保健福祉法）

障害者基本法

障害者の日常生活及び社会生活を総合的に支援するための法律（障害者総合支援法）

中途障害

気になったことに気づけないことがある）や障害受容が難しいといった課題がある。また、社会的な偏見や差別があり、精神科の受診に結びつきにくいという側面もある。

精神障害者理解においては、①法律により精神障害者の範囲が変わること、②目に見えない障害であること、③障害が固定しないこと、④中途障害であること、⑤受診や支援に結びつきにくい心理的・社会的背景などを知った上で、支援を行う必要がある。

［2］精神障害者の「生きづらさ」への支援

精神障害者のイメージのしづらさに加え、「精神障害者にどんな支援が必要か」ということもイメージがしづらいのではないだろうか。精神障害者支援では「生きづらさ」への支援という言葉が使われる。私たちは意識して日々の生活を送っているわけではないだろう。しかし、精神障害者の中には、生活することを意識し、その生活を送るために支援が必要な人たちがいる。

「食事を作ることができる」、「身だしなみを整えられる」、「掃除ができる」、「洗濯をすることができる」、「金銭管理ができる」、「服薬管理ができる」、これらは、医学モデルで支援を行っていたときの退院の判断基準の一部である。果たして、精神障害者ではない私たちのうち、食事を毎日自分で作っている人がどのくらいいるだろうか。朝、寝坊して身だしなみが適当なまま学校や職場に行く人はいないだろうか。掃除や洗濯が苦手な人、金銭管理が苦手で給料日前にはいつも金欠状態になる人はいないだろうか。また、毎日3回の服薬をするということがどれだけ大変か想像したことがあるだろうか。こうした「○○ができるか」という判断基準で精神障害者の支援を考えると、私たちも地域生活を営めるという基準にあるかどうか実は疑問なのである。

そこで精神障害者の支援として必要になるのが、できていることに着目するストレングスによる支援である。「料理ができない」ではなく、「食事ができる」という点に着目することで、支援の幅が広がるだろう。また、「身だしなみが整えられない」とは、他者の評価であり、他者と会うことができる状態であると考えれば、社会的に孤立していない状況にあるということを評価し、「身だしなみを整える」ことについて一緒に考えていけばよいのである。「生きづらさ」への支援とは、何かを「してあげる」「できるようにする」という支援ではなく、「何ができているか」、「どんな工夫で暮らしていけるか」を模索することだろう。

そのために、精神障害者への支援では、彼らのできている側面に目を向

けること、私たちが持つ「当たり前」という価値観を一度手放して考えることが求められる。支援者が生活の枠組みを厳密に設定してしまうと、そのことに対応しきれずに、または無理にその枠組みに適応しようとして精神障害者の生活が破綻してしまうことがあるからだ。「生きづらさ」の支援では、精神障害者が何かに「困った」と思ったときに相談できるような体制を作っておくこと、また、彼らが自分から「困った」と意思を表出できるようにしていくことが求められるのである。

[3] 国民の精神的健康の保持と増進

精神保健福祉法の1条にあるように精神保健福祉の対象は、国民すべてである。支援が必要な精神障害者だけではなく、こころの問題について広く国民全体に知ってもらう活動が必要だと考える。日本では、ソーシャルアクションができる社会福祉士や精神保健福祉士があまり多くなく、ソーシャルワークというとケースワークをイメージする。つまり面接室での個別面談を主としたかかわりをイメージする人たちが多い。しかし、法律でも広く対象を国民全体としていることを認識し、精神保健福祉に関する知識を普及することは精神保健福祉士の業務の1つであると考えることが大切である。そのためには、ソーシャルアクションも求められるのである。

ソーシャルアクション

社会福祉士

精神保健福祉士

ケースワーク

[4] 社会的状況と最近の動向

精神保健福祉の領域が広がりを見せている。その背景には、精神障害者への支援という狭い範囲から、広く国民全体にその範囲が及んだことにある。たとえば精神障害者の家族の支援といえば、精神障害のある子とその親を指すことが多かった。しかし、近年では精神疾患をもつ親とその子どもへの支援も重要であると考えられるようになった。他方で、8050問題のようにひきこもりの課題から精神保健福祉の領域に関心をもつ人たちもいる。

このように、これまで「他人事」として考えられてきた精神保健福祉に関する課題について、国民が注目するようになってきた。

8050問題
ひきこもりの長期化により、ひきこもりの子どもが40代〜50代、その親が70代〜80代になっている。こうした親子は社会から孤立していて、生活を営むことが難しくなっている状況にある。

A. 精神保健福祉の相談援助

[1] 精神保健福祉士の価値と理念

個人としての尊厳

自己決定・自己実現

社会的復権・権利擁護と福祉

精神保健福祉の向上（well-being）

ノーマライゼーションの実現

共生社会の実現（ソーシャルインクルージョン）

『精神保健福祉士業務指針及び業務分類　第2版』では、精神保健福祉士の業務において共通する価値と理念を6つ挙げている。その6つとは、「個人としての尊厳、自己決定・自己実現、社会的復権・権利擁護と福祉、精神保健福祉の向上（well-being）、ノーマライゼーションの実現、共生社会の実現（ソーシャルインクルージョン）」[1]である。こうした価値や理念はそれぞれが単独で存在しているものではなく、日々のソーシャルワークの活動の積み重ねの中で、密接に関連し合っていることが見てとれる。ソーシャルワーカーは、このことを見逃してはならない。

[2] 人権擁護を意識した利用者中心の援助関係

医療保護入院
精神保健福祉法33条に規定されている入院制度。本人の同意が得られない場合、家族等の同意によって入院が可能になる。

精神障害者の支援において忘れてはならないのは、人権擁護の視点に基づき、利用者中心に考えるということである。たとえば、病状が悪く本人の病識がない時に家族の同意による医療保護入院という入院形態がある。しかし、どれだけ病状が悪くても精神障害者の意思を尊重するということを忘れてはならない。また、退院に際して本人と家族の意見が違うということはよくある問題である。家族の意思を聴き、尊重することは大切だが、精神障害者の人生を生きるのは当人である。福祉の専門職として精神障害者にかかわる時には、どのような場面においても、人権擁護の視点を持ち、利用者が人生の主人公であるということを忘れてはならない。

[3] 精神障害者の自己実現

ストレングス視点

ストレングス視点による支援は、精神障害者の希望や夢を実現することを目指す。彼らは、発病という経験により、一度は夢や希望をあきらめるという経験をしているかもしれない。一方で症状による誇大妄想を語るかもしれない。そもそも、彼らの中には、自分の意思を表出することが難しい人たちも多い。

しかし、どのような場面であっても、彼らの自己実現を支援するために必要なのは対話であると言える。彼らの思いに耳を傾け、語られるストー

リーを大切にすることが必要である。彼らは、「こんなことを話したら笑われるのではないか」と思い、本音を語らないかもしれない。また、再び希望や夢を持っても、またそれらを諦めなければならない状況になることで極端に弱気になっているかもしれない。妄想だと思われる彼らのストーリーの中に、実現可能な夢や希望が隠れているかもしれない。どのような状況であっても、精神障害者の自己実現を叶えるために、希望や夢を一緒に語り、「できていること」を共有し、「どうすれば夢や希望が叶うのか」をともに考えていくことが求められるのである。

B. ソーシャルワークの視点

[1] 人と状況の全体性を捉える視点

　すべての人に長所と短所があり、それをお互いに受け入れたりフォローしあったりして日々の生活を営んでいる。しかし、ある人が「精神障害者」となってしまった場合、周囲は「できないこと」にばかり目が向きがりになる。それよりはなんともなかった短所が「障害だから」と言われたり、一方でこれまでできていたことに対しても「障害があるのにすごいね」と特別視されることがある。こうした見方は、「精神障害者である○○さん」であり、障害に目が向いてしまっている状況と言えよう。

　そこで、精神障害者を支援する際は、ソーシャルワーカーは、一人の人として当事者を捉えることを忘れず、課題のみに目を向けないよう注意しなければならない。その上で、長所や得意なことは認め、短所や苦手なことには支援できるようにすることが重要である。

[2] 地域に埋もれたニーズへの支援

　近年は精神障害者が地域で暮らすということが、以前よりは一般的になってきた。多くの精神障害者は、適切な医療や福祉の支援を受けながら地域で暮らしている。しかし、未だに未治療のまま、「ひきこもり」の状態で家族が何とか支えている精神障害者の数も、決して少なくない。近年、注目された8050問題の背景に、精神障害の問題があることもある。家族の誰かが要介護状態になり、地域包括支援センターの介護支援専門員が自宅を訪問して、医療を受けることができないまま数十年経過した精神障害のある子どもがいた、ということも少なくない話である。適切な医療を受けられない（受けさせてもらえない）ことも人権侵害であることを忘れてはならない。未治療の状態に置かれるのは精神疾患に関する知識不足や偏見が基本にある。社会福祉の専門職としては、精神障害についての正確な

情報を広報し、啓発していく活動を展開していく必要もある。

3. 精神保健福祉におけるソーシャルワーカーの役割

A. 専門職としての価値・倫理の遵守

[1] 精神保健福祉士のソーシャルワーカーとしての価値

ソーシャルワークの価値は、2001（平成13）年に国際ソーシャルワーカー連盟と国際ソーシャルワーク学校連盟によって採択された『ソーシャルワークの定義』に示されている。そこでは、「すべての人間が平等であること、価値ある存在であること、そして尊厳を有していることを認めて、これを尊重することに基礎を置いている」[2]としている。

ソーシャルワークの定義

わが国では、精神保健福祉士が国家資格化される以前の1973（昭和48）年のY問題が重要なきっかけとなった。それ以来、日本精神医学ソーシャルワーカー協会（のちの日本精神保健福祉士協会）は、当事者主権を掲げた精神障害者の支援を価値の中心において活動してきた。

Y問題

Y問題とは、1973（昭和48）年の日本精神医学ソーシャルワーカー協会の全国大会でY氏が受けた人権侵害の訴えから起きたものである。当時受験を控えたY氏の家庭内暴力があり、精神衛生センター（当時）に父親が一人で出向き、精神科ソーシャルワーカーに相談をしたところ、そのソーシャルワーカーがYさんは病気であると判断し、入院と家庭訪問の必要性を話したうえで、本人や家族の意向に沿うことなく入院させる方針を決定。さらには、Y氏を拘束の上、病院では診察もせず、精神科ソーシャルワーカーとの面接記録と紹介状を医師の記録として取り扱い、入院となった。後日、退院したY氏と家族は病院と行政を相手に訴訟を起こした。こうした一連の流れの中で、精神科ソーシャルワーカーの行動が人権侵害となってしまったことを反省し、1982（昭和57）年の日本精神医学ソーシャルワーカー協会は、全国大会で「札幌宣言」を採択し、精神保健福祉士の価値の基本となる精神障害者の人権を第一に考える方向性を示したのである。

札幌宣言

[2] 倫理と精神保健福祉士

倫理綱領

倫理原則

公益社団法人日本精神保健福祉士協会の倫理綱領の倫理原則では、①ク

ライエントに対する責務、②専門職としての責務、③機関に対する責務、④社会に対する責務、が示されている。

　ここでは、①のクライエントに対する責務を中心に検討しよう。1つ目の「クライエントへの関わり」では、基本的人権の尊重が示されている。Y問題を経験した精神保健福祉士にとって、重要な倫理原則である。2つ目は、「自己決定の尊重」であり、自己決定を行った上で自己実現を支援することが求められる。3つ目は、「プライバシーと秘密保持」である。4つ目の「クライエントの批判に対する責務」では、クライエントの批判や評価を謙虚に受け止め、個々の支援のあり方、さらには精神保健福祉士全体の支援のあり方について、改善していくことが求められる。5つ目は「一般的責務」であり、不当な金品の授受や人格を傷つける行為の禁止が示されている。

基本的人権の尊重

自己決定

秘密保持

［3］倫理的ジレンマと専門職

　倫理綱領を遵守して業務を遂行しようとしていても、倫理的ジレンマは生じる。たとえば、倫理綱領にある「一般的責務」にあたる不当な金品の授受に何がどこまで含まれるのか、という問題がある。訪問看護などでクライエントの自宅を訪れた際に、ペットボトル飲料を提供されれば、あなたはそれを口にするだろうか。飲まないという選択肢をした際に、そのクライエントが「飲まなかったら持って帰ってください」と言った場合にどんな対応を取るのだろうか。それぞれが所属している組織の方針によっても違いがあるだろうし、個々のソーシャルワーカーの価値観、さらにはクライエントとの関係性にもより、その対応は変化するものである。

倫理的ジレンマ

　しかし、その時の状況で判断することを推奨しているわけではない。ソーシャルワーカーとして専門性を発揮するためには、価値や倫理を基本に据えた上で、個々のケースに「一定の」基準を設けた上で対応していく必要があるのだ。たとえば、あるクライエントからは飲み物を受け取る。しかし、別のクライエントからは飲み物を受け取らないとする。その理由は、金銭管理ができるかどうかやプレゼントをすることで人間関係を作ろうとすることが課題になっていないかなど、個々のクライエントに対して、事前にアセスメントができているかが重要になってくる。

　しかし、どれだけアセスメントをして、個別に対応をしている状況でも、様々なジレンマが生じることがある。そうした時には、専門職として倫理綱領を見直し、自分がどの原則を拠り所としてそうした判断をしているのかということも見直すことが肝要である。また、倫理的ジレンマが生じた時には、自分1人で抱えるのではなく、スーパービジョンを受けるなど、

スーパービジョン

自分のソーシャルワーカーとしての価値や倫理について改めて向き合う機会を設けることが大切である。

B. 精神科長期入院者の退院支援におけるソーシャルワーカーの価値と倫理

事例 **ストレングスに基づき自己実現を目指した支援**

ねらい：精神科の長期入院者の自己決定について、ソーシャルワーカーとしての価値や倫理から支援を考える。精神障害者の社会的入院が問題とされている中、障害者基本計画（第4次）では人材の育成を含めたさまざまな社会資源の整備が目標として掲げられている。しかし、実際には社会資源の整備だけでは退院支援が進まないことが多い。その原因の1つは、長期入院者の退院に対する意欲の減退である。長期化する入院により、本人の持っていた「生きる力」が奪われていたり、社会の変化に対応できなくなっていることがある。さらには、入退院の繰り返しを経験することで、退院することは再入院という一連の流れとして捉えられ、退院に否定的なイメージを持たれてしまう場合がある。

「生きる力」を奪われることや社会の変化に対応できなくなるといった、社会生活の経験不足や、繰り返される入退院は、長期に渡る入院という現象が生んだ二次的な障害であると言える。こういう退院に前向きではない精神障害者へ、ソーシャルワーカーの価値や倫理からどのように働きかけていくことが肝要なのか。

生活歴と入院までの主な経過：Aさん（73歳、男性）は高校卒業後に地元の印刷会社で働いていたが、21歳のときに会社の人間関係のトラブルや父の事故死などを経験した後、不穏な行動が続いたため、精神科に受診。統合失調症と診断され、精神科病院に入院した。治療に結びつく前のおよそ一年半の間に、家族（父、母、姉）との関係が悪化したことや姉に結婚の話があったことなどから、病状が落ち着いた後も家族はAさんが自宅に戻ることを拒否し続けた。

入院中の経過：入院して1年も経たないうちに、Aさんの病状は落ち着いていた。しかし、当時は積極的な地域移行支援を実施していなかったことや、家族がAさんの受け入れを拒否したため、地域での生活について見通しが立たないと判断され、入院が継続されることとなった。

病状の落ち着いたAさんは、病院内では大きな問題を起こすこともなく、静かにテレビを見たり、院内を散歩するなどして過ごしていた。その間も退院について検討されたが、家族が反対しているということを理由に実現されることはなかった。特に、父親と母親が相次いで死亡した2000

障害者基本計画（第4次）

（平成12）年以降、姉からは「連絡をして欲しくない」と意思表明があり、退院に向けた調整ができないまま入院が継続していた。

　また、Aさんも入院前に家族に迷惑をかけたという思いがあり、「家族が反対しているなら」と、退院に対して積極的な意思表明をすることなく、日々を過ごすようになってしまった。

精神保健福祉士として「自己決定」と「自己実現」を遂げるために：

　障害者総合支援法（5条20項）の地域移行支援を実施したことにより、Aさんと同年代のBさんの退院が決まった。BさんはAさんと似た境遇にあり、周囲もなぜBさんは退院支援を行えたのにAさんは退院支援が開始できていないのだろうということが話題になり、改めて病棟担当のC精神保健福祉士がAさんと面談することになった。

　そこでAさんは、「すでに病院の外に知り合いはいない」「家族にも会えない」「こんなに長く入院していたので、地域で暮らすことはイメージすらできない」など、ネガティブな表現を繰り返した。退院の意思を示さないことを「自己決定」と捉えることは可能だが、C精神保健福祉士は人権擁護を念頭に、改めてAさんのこれまでの人生を振り返りながら面談を重ねていった。

　面談を行う中で、これまでAさんに対して、「精神障害者であること」「家族との関係がうまくいっていないこと」「地域で一人暮らしをした経験がないこと」など、課題にばかり目を向けた質問の仕方になっていることにC精神保健福祉士は気づいた。そこでAさんが「好きだったこと」「働いていたときの楽しみ」「してみたかったこと」など、相手の「好きなこと」に焦点を当てた面談を行ってみた。すると、これまで語られることのなかった子どもの頃から絵を書くことが好きだったこと、印刷会社にもデザインがしたくて入社したこと、また美術館めぐりをすることが休日の楽しみであったことなど、Aさんの人生にとって大切にされてきたことが明らかになった。

　C精神保健福祉士がAさんに「今、したいことは何ですか」と質問すると、「美術館に行きたい」と初めて病院の外に目を向けた発言があった。そこで、C精神保健福祉士は退院を無理に話題にせず、1つ目の目標を「美術館に行く」としてはどうかとAさんに尋ねた。すると、Aさんは外出に対しての不安を口にした。Aさんは入院してから1人で外出する際は、病院からバスを利用して最寄り駅に行く程度の経験しかできなかった。そのため、遠方の外出を不安に感じていたのだ。

　C精神保健福祉士は、まず病院から一番近い美術館がどこにあるか、またその行き方について、Aさんと一緒にインターネットを使って調べて

みた。病院からその美術館まで片道1時間以上かかることがわかったが、その美術館はAさんが子どもの頃に時々父親と一緒に行っていた美術館であることがわかり、「ここなら行けるかもしれない」と前向きな発言があり、さらには「どうしたら電車に乗れるか」「何時に病院を出て、何時に美術館を出ればよいか」など、具体的なイメージをもち、外出することに意欲を持つ様子が見られた。

その後の経過：Aさんが美術館に行きたいという意思を表明したことから、具体的な外出支援のためのプログラムが開始された。初めての外出を1人で行うことに不安が強かったため、担当のC精神保健福祉士が同行して美術館に行くことが決まり、具体的な計画を一緒に考えていった。

美術館への外出を行った当日、帰りのバスの中でAさんが「病気になってから、すべてをあきらめてきた。でも、自分がしたいことができた今日を忘れない。本当にありがとうございました」とC精神保健福祉士に言ってきたので、「これからは、1人でもいろいろなことができるように、一緒に考えていきましょう」と伝えたところ、Aさんは大きくうなずいた。

美術館めぐりを趣味にしたいと考えたAさんは、その後、徐々に外出することも増えてきた。また、日帰りで行くことが難しい美術館に行きたいと考えるようになり、地域で暮らしたいという言葉での表出は未だにないが、地域生活をイメージし始めている印象がうかがえるようになった。

まとめ：長期間精神科の病院に入院していたり、入退院を繰り返している精神障害者の多くは、地域で暮らすことに自信を持てないことがある。それは、地域での暮らしを「あきらめる」必要があったり、入退院を繰り返すことを失敗経験として学習してしまい、これ以上の失敗を積み重ねたくないという消極的な選択肢であったりする。

精神保健福祉士は、こうした消極的な選択をしてきた精神障害者に対し、自己決定として「退院の意思がない」と課題に目を向けた支援を想定しないような注意が必要である。しかし、その一方で「退院可能」と決めつけ、本人が退院を希望していないのに、無理やり退院支援を開始してもうまくいかないことが多い。今回の事例のように、本人の興味・関心に着目し、狭く閉じられた視野を広くすること、そして地域で暮らすことの意義を本人が気づくような支援が必要である。こうした支援には、長期に渡る働きかけが必要になるが、奪われた時間を当事者自身が取り戻すためには、支援者側の時間の流れではなく、支援される当事者自身の時間に合わせて働きかけを行うことが必要なのだということを忘れないことが求められる。

注)
(1) 公益社団法人日本精神保健福祉士協会「精神保健福祉士業務指針」作成委員会
（現「精神保健福祉士業務指針」委員会）『精神保健福祉士業務指針及び業務分
類』第2版，公益社団法人日本精神保健福祉士協会，2014，p.16.
(2) 国際ソーシャルワーク学校連盟（IASSW）・国際ソーシャルワーカー連盟
（IFSW）『ソーシャルワークの定義　ソーシャルワークの倫理—原理について
の表明　ソーシャルワークの教育・養成に関する世界基準』相川書房，2009，
p.10.

ジェネリックポイント

ストレングス視点に基づいた支援とはなんでしょうか。

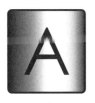

本人の「願望・熱望」をかなえるため、現在の才能など
個人の「できている」ことに着目すること、さらには環境に
も着目することです。本人の力だけではなく、その人の
置かれている環境にはたくさんの社会資源と機会が存在
すると考えます。その社会資源や機会は狭く福祉の枠組みだけで捉えるの
ではなく、既存のさまざまなものを活用する柔軟性がソーシャルワーカー
には求められています。

理解を深めるための参考文献
●南日本新聞取材班『精神障害とともに』ラグーナ出版，2017.
さまざまな精神保健福祉に関する課題について書かれている。精神障害者が置かれて
きた（いる）人権侵害の歴史からはじまり、現状と課題だけではなく、実践や海外の
事例を通した共生社会の実現について未来志向型の内容も紹介されている。
●井上牧子・西澤利朗編『精神医学ソーシャルワークの原点を探る—精神保健福祉士の
再考』光生館，2017.
精神医学におけるソーシャルワークについて、歴史的な考察、現場での実践などを通
し、精神医学におけるソーシャルワークの意義を著した書籍である。そして、専門職
である精神保健福祉士が意識すべきソーシャルワーカーとしての価値観が示されてい
る。
●ラップ，C. A. ＆ゴスチャ，R. J. 著／田中英樹監訳『ストレングスモデル—リカバリ
ー志向の精神保健福祉サービス』第3版，金剛出版，2014.
課題に着目するのではなく、精神障害者の持っている力、そして地域の力に目を向け
た支援のあり方を示した著書である。本人の希望に沿った支援を行うため、ストレン
グスに基づいたアセスメントについて紹介されている。ストレングスに基づいたアセ
スメントは、本人と支援者が共有し、常に振り返りを行うなど、両者のパートナーシ
ップによって支援が実施されている。

コラム ソーシャルワークを実践する

　精神保健福祉士や社会福祉士として実践を行っている人たちに出会うと「おや？」と思うことがある。資格を取得して、それぞれの領域で活躍されている方たちである。当然、会話の中に専門用語を活用している。しかし、その専門用語の一つひとつについて説明を求めると、「自分の言葉」で表現ができないのである。イメージは持っているが、専門用語に振り回されている印象だ。そこで私はいつもそういった方たちに質問する。「クライエントに専門用語を使っていませんか。クライエントはあなたの言葉を受け取っていますか」と。そこで初めて、その専門職の人たちははっとした表情をするのだ。

　専門職として専門用語をたくさん「使える」ことは、かっこいいかもしれない。しかし、相談援助とは、言葉を活用して「相互理解」を図ることから始まる。クライエントは、専門職であるあなたの使う専門用語を「わからない」と言えないかもしれない。つまり、ソーシャルワーカーであるあなたが、クライエントの言葉に合わせて語彙を増やし、説明できることが求められるのである。ソーシャルワークを実践する際には、「言葉」を意図的に使うということにも目を向けてほしいものだ。

第12章 教育における相談援助

1
スクールソーシャルワークの歴史や内容と
日本における現状を理解する。

2
学校における相談援助で重要な
「環境という視点」「家庭への援助」を理解する。
さらにそれらを実現するために
スクールソーシャルワーカーに求められる「つなぐ役割」、
つまり単なる「連携」から「協働」への橋渡し役を
担っていることを理解する。

3
事例を通して、
スクールソーシャルワーカーの役割を
具体的に理解する。

1. スクールソーシャルワークとは

日本では従来、学校などの教育の現場の中に福祉職が入って働くことは稀であった。しかし近年、いじめ、不登校、暴力行為などの子どもの問題行動や児童虐待などといった学校だけでは対応が困難な事例が急増、また問題が虐待や経済的困窮といった家庭環境に起因したものが多くなったことから、教育と福祉の連携の必要性が高まっている。

本節では、スクールソーシャルワークの歴史と近年の日本での動向について整理する。

スクールソーシャルワーク
SSW: School Social
Work

A. スクールソーシャルワークの歴史

スクールソーシャルワークの起源は、19世紀後半のアメリカで起こったセツルメント運動の中で行われた、家庭の経済的問題や親の教育意識の低さから教育を受ける機会を奪われていた子どもたちへの援助に見ることができる[1]。セツルメントハウスのレジデントは、家庭や学校を訪問し、学校に行けない子どもたちを就学に結びつける活動を行ったという。このセツルメント運動の影響を受け、1906～1907年にかけてアメリカの3都市では、子どもたちの教育を保障するために学校と家庭、地域の橋渡し役としてソーシャルワーカーが配置された（訪問教師）。訪問教師は制度化されて各州に広がり、1919年に全米訪問教師協会が結成され、1955年に全米ソーシャルワーカー協会に併合されることでスクールソーシャルワーカーとしての道を歩み出した[2]。今日では各州でその名称や法的基盤などさまざまな違いはあるが、全米で1万人以上のスクールソーシャルワーカーが活躍している。

この制度をいち早く導入したのは、カナダやイギリスである。第2次世界大戦後には、オーストラリア、スウェーデン、インドでも導入され、近年では日本や韓国でも活動が始まった[3]。

日本での先駆的な活動は、1960年代に東京の山谷地区、大阪市愛隣地区、横浜市寿地区といった貧困地区で始まったといわれている。東京都台東区の山谷地区では、戦前からセツルメント活動をしていた人物によって財団法人長欠児童生徒援護会（黄十字会）が設立された。全国の長期欠席児童のためにさまざまな活動を行ったが、特に山谷地区のいわゆる「ドヤ街」

セツルメント
settlement
社会福祉援助者が貧困地区に住み込んで、生活状況を改善するために社会的ならびに経済的な改良を推進しようと努めた活動。また、そのための宿泊施設、託児所などの施設をいう。19世紀後半のイギリスにおけるトインビー・ホールは、セツルメントの拠点として有名である。

セツルメントハウス
settlement house

レジデント
セツルメントハウスに住み込んで貧困者のためのさまざまな活動を行っていたボランティア。

訪問教師
visiting teacher

長期欠席児童（長欠児）

における貧しい労働者家庭の子どもたちへの訪問教師活動といった直接支援を行った。また、黄十字会の活動が波及して、大阪市の貧困地区である愛隣地区や横浜市の寿地区で、不就学児童や長欠児への支援が行われた。これらの地区では、教育委員会や市が雇用した職員によって活動が行われた。しかし、時代が移り変わり貧困による不就学児童や長欠児童が減少してきたことから、それぞれの地域における活動は終了していった[(4)(5)]。

B. 日本のスクールソーシャルワーク

　日本で初めてスクールソーシャルワークを標榜する活動が行われたのは、1986（昭和61）年、埼玉県所沢市においてであった。この山下英三郎による十数年におよぶ実践は全国に影響を与えたが、自治体でのスクールソーシャルワークの制度化までには至らなかった。その後2000（平成12）年に、兵庫県赤穂市教育委員会と関西福祉大学の共同研究事業という形で、本格的なスクールソーシャルワーク活動が始まる。茨城県結城市でも、2000年から不登校対策要員として、市内中学校に配置された。また2002（平成14）年からは、千葉大学教育学部附属小学校が、学校独自の取組みとしてスクールソーシャルワーカーを配置した。都道府県レベルでは2001（平成13）年に香川県が導入。2005（平成17）年には大阪府がスーパーバイザー体制を取り入れるという独自の体制で導入し、自治体レベルの取組みとしては1つのモデルケースとして注目された。その他、2006（平成18）年には滋賀県、兵庫県、2007（平成19）年には群馬県、熊本県と、自治体による導入は徐々に広がった。

　このような中で、2008（平成20）年からは国の事業として文部科学省による「スクールソーシャルワーカー活用事業」が開始され、全国各地でスクールソーシャルワーカーが誕生した。さらに2017（平成29）年には「学校教育法施行規則」の一部が改正され、施行規則65条の3に「スクールソーシャルワーカーは、小学校における児童の福祉に関する支援に従事する」という文言が加わり、スクールソーシャルワーカーの法的位置づけが明らかになった。この規則は準用規定により、中学校、義務教育学校、高等学校、中等教育学校、特別支援学校にも適用可能である。また、スクールソーシャルワーカーは、ソーシャルワークの価値・知識・技術を基盤とする福祉の専門性を有する者としてより高度な専門性が求められ、不登校やいじめ問題などさまざまな問題に対応するとされている。任用資格としては社会福祉士又は精神保健福祉士有資格者が適当で、かつSSW教育課程修了者、これと同等の知識や技術を学ぶ職能団体や学会等の講習会を

山下英三郎
1946〜
日本スクールソーシャルワーク協会会長。1983年スクールソーシャルワークを学ぶため渡米し、帰国後、1986年より埼玉県所沢市で日本で初めてスクールソーシャルワーカーという肩書きで活動した。

スクールソーシャルワーカー活用事業
職務内容①問題を抱える児童生徒が置かれた環境への働きかけ、②関係機関などとのネットワークの構築、連携・調整、③学校内におけるチーム体制の構築、④保護者、教職員などに対する支援・相談・情報提供、⑤教職員などへの研修活動、など。

SSW教育課程
日本社会福祉士養成校協会・日本精神保健福祉士養成校協会が定める設置要件を満たした社会福祉士、精神保健福祉士の有資格者がスクールソーシャルワークを展開するために必要となる教育課程。認定科目は、社会福祉士又は精神保健福祉士資格関連科目以外にスクールソーシャルワークに特化した科目群、教育に関する科目群から構成されている。

修了した者がより適当であるとしているが[6]、勤務形態、所属、役割なども含めて運用の仕方は活用事業実施主体に任されている。

日本におけるスクールソーシャルワークは黎明期から導入期を経ているところであるが、虐待や貧困等の家庭環境の問題や、いじめ・不登校等の問題行動についてさまざまな実践事例が各地で積み重ねられている。

2. 相談援助の内容

A. 環境という視点

環境という視点
「環境という視点」を重視したソーシャルワークのモデルとしては、「生態学的視点（ecological perspective）を導入した「ライフモデル」（life model）が有名である。また、環境の特に人間関係に焦点をあてた「パワー相互作用モデル」[7]がスクールソーシャルワーカーである門田光司によって提案されている。

適応指導教室

フリースペース

民生委員

児童委員

子育て支援センター

コンサルテーション

スクールソーシャルワークにとってまず重要なのは、「環境という視点」をもつことである。

学校の中にある相談室で一対一の面接だけを行っていても、クライエントの成長や問題の改善を促すのが困難である場合が多い。

一方、不登校生徒の家庭を訪問した場合、家庭の状況——たとえば子どもが1人で過ごしているさびしげな部屋の様子であったり、本や漫画の趣味、飾ってある写真や賞状など——に触れることによって、その子を取り巻くさまざまな世界が把握できる。家庭の事情が見えれば、親も子も含めてその家庭に寄り添う役割を担えるようになり、多角的な相談援助が可能になる。こうした子どもを取り巻く環境の把握を基本とし、その上で相談機関や医療機関の紹介や連携、適応指導教室やフリースペース、民生委員や児童委員、子育て支援センターなどさまざまな社会資源の活用を子どもや親に提案すると、彼らにとって本当に必要な社会資源にスムーズにつなげることができる。

教員のコンサルテーションを行うときも、その教員に対して当該生徒について解説をし対応についてアドバイスをするだけでは事足りない場合がある。他の教員とチームを組んで対応することが効果的であったり、学校全体で当該生徒への見方を変える必要が生じる場合があるからである。その場合には、当該生徒の学年担当教員の会議（学年会）、職員会議や職員研修会に参加することが有効な場合もある。また、校内の教育相談委員会や生活指導会議などの定例会議を立ち上げたり参加したりすることも、大切な活動となる。

このように、学校での相談援助では、クライエントの心理的な側面にア

プローチすることと同時に、取り巻く環境を見ていくことや、環境に働きかけることの比重も大きい。

　現在、教育現場には、教員以外の専門職としてスクールカウンセラーが介入している。1995（平成7）年度以来、文部科学省（当時の文部省）では、公立中学校を中心にSCの配置を進め、当初公立小・中・高等学校含めて全国で154校だった配置校が、2018（平成30）年度には約2万6千校におよんでいる。そしてこの制度は、ある意味閉鎖社会であった日本の学校現場に教育学以外の専門家が入った「画期的な出来事」とされている。

　20年以上におよぶスクールカウンセラーの活動は、児童生徒の有効な支援として一定の評価を得てきた。またその活動実践も積み重なり、理論化の試みもさまざまな形で行われている。しかし学校現場における相談援助では、心理的な側面からのアプローチによってクライエントが変化していくことと、先述した「環境という視点」からのアプローチによって環境自体を変化させていくことの両方のバランスを常にとっていく必要がある。スクールカウンセラーが機能し始めている今、なぜスクールソーシャルワーカーの導入が必要なのかという理由もここにある。学校現場にスクールソーシャルワーカーが入ることによって、環境の側面からのアプローチがこれまで以上に可能になるからである。つまりスクールソーシャルワーカーは、環境の側の要因を把握して変革していく方法論をきちんと持ち合わせていることが必要となる。

　このように、スクールソーシャルワーカーには「環境という視点」が求められる。それは1つのケースとかかわるときに、個人の背景にある家族、友人、教員などとの関係を扱うことでもあるし（ケースワーク）、クラスや学年という単位、学校全体という単位でグループワークを行うことでもある。さらに、学校外のさまざまな機関とかかわり、連携・協働のシステムを作っていくなどのコミュニティワークや、ソーシャルアクションとして制度や政策を変革し、つくり出していく取組みを行うことも含まれる。つまり「環境という視点」を重視したスクールソーシャルワーカーの実践の取組みは、「ミクロ・メゾ・マクロ」という3つのレベルからの取組みとして捉えることができる（図12-1）。

　子どもの家庭相談に長くかかわり、各地でスクールソーシャルワーク事業のスーパーバイザーを務める山野は、この「ミクロ・メゾ・マクロ」レベルのすべてがスクールソーシャルワークに必要な視点であり、特に教育行政や自治体に対する行政提言などのソーシャルアクションやコミュニティワークといったマクロ視点の重要性を指摘している。「エコロジカルな理論を十分に用いた活動を行うには、SSWは臨床志向のSSWに留まらな

スクールカウンセラー
SC: School Counselor
1995年度文部省「スクールカウンセラー活用調査研究委託事業」として発足し、2001年度より文部科学省「スクールカウンセラー等活用事業補助」となった。任用資格は自治体によるが、①臨床心理士、②精神科医、③児童生徒の臨床心理に関して高度に専門的な知識および経験を有し、大学の学長、副学長、学部長、教授、准教授、講師、または助教の職にある者またはあった者、等が一般的である。2015年9月に公布され2017年より施行された「公認心理師法」により心理職の国家資格である「公認心理師」が誕生した。今後、公認心理師もSCの任用資格となっていく可能性が高い。また、私学でも独自の規定で配置されている学校が増えている。

ケースワーク

グループワーク

コミュニティワーク

ソーシャルアクション

い意識、個別レベルに限定された実践法から質的な転換が必要で、各レベルのシステム間の相互作用を絶えず念頭におかなければ」として「ここにスクールカウンセラーとの違いが明確にあり、SSW のミクロレベルのアプローチのみを SC と比較するのは、混乱をもたらすだけだ」[8]とスクールソーシャルワーカーの専門性とスクールカウンセラーの関連を述べている。

図12-1　3つのレベルにおけるマネジメントと相互作用

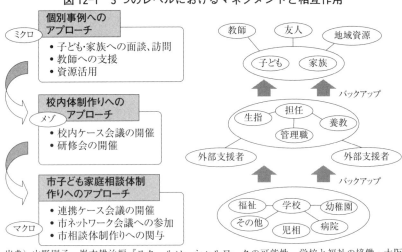

出典) 山野則子・峯本耕治編『スクールソーシャルワークの可能性—学校と福祉の協働・大阪からの発信』ニューウェーブ子ども家庭福祉，ミネルヴァ書房，2007.

B.「家庭の問題」への援助

　学校で起こる子どもたちの問題行動の代表として、「不登校」「いじめ」「非行」の3つを挙げることができる。他に学童期から思春期にかけて起こりやすい問題として、「学級崩壊」「学業不振」「リストカット」なども挙げられるだろう。それらの問題行動を起こす子どもたちに寄り添っていくと、問題行動の影にその子どもの抱える他の問題や背景が幾重にも折り重なって見えてくる。その中でも、家族の経済的困窮や不安定な家族関係、親自身の不安定な精神状態や養育態度など「家庭の問題」が子どもたちに与えるダメージは大きい。

　たとえば「不登校」と言っても、その様相は千差万別である。きっかけも違えば、子ども自身の特性も違う。解決方法や生きる方向性の見つけ方などもさまざまである。保護者の態度や対応もまた多様である。不登校の「原因」はいくつもの「要因」が複雑に絡み合っていることが多く、「原因」探しに躍起になってもあまり意味がない。起こっていることに対して「今から周囲がどう対応していくのか」の方が、子どもの将来に大きく影

「原因」探し
もちろん、援助者が不登校の背景になっている「要因」をアセスメントし把握しておくことは大切なことである。

響する。特に子どもにとって重要な他者である保護者の対応は、非常に大
きな意味をもつ。たとえばどんな形であれ対応しようと努力する家庭と、
努力が見えない家庭がある。しかし「努力が見えない家庭」も、保護者が
何とか対応しようとしてはいるが「努力がつながっていかない」のかもし
れない。

　教員や友だちとの関係も大切であるが、家庭や保護者との関係を変えて
いくことで、子どもたちは大きく変化する。児童・生徒への相談援助を主
軸に置きながら、家庭の問題にもかかわる相談援助であるということが、
学校での相談援助には求められる。

　2017（平成29）年度の児童相談所へ寄せられた児童虐待の相談経路は、
学校からの相談が7％で、警察等、近隣知人からの相談に次いで第3位に
なっている[9]。学校は虐待の発見場所として重要な役割を担っていること
がわかる。子どもたちの背景にある「家庭の問題」が「見える場」、そし
て「かかわることができる場」が学校である。

　しかし、すべての教員が子どもたちの家庭の問題に踏み込む発想を持っ
ているかというとそうではない。保護者に家庭の状況をどこまで聞いてい
いのか、どこまでかかわっていいのか、躊躇している教員は多い。教員の
専門性には家庭や家族の問題に関する知識や技術が乏しく、ここにスクー
ルソーシャルワーカーやスクールカウンセラーが学校にかかわる大きな意
義がある。

C. つなぐ役割──連携から協働へ

　何かしらの生きづらさや問題を抱えた子どもたちは、保護者とも学校と
も地域とも関係が切れてしまっている状態になっていることが多い。悩み
の中にいる子どもに「どうしたの？」と問いかけても、自分を語る言葉が
出てこないことがよくある。語ってこなかった、語れる場がなかった、語
れる関係がなかった子どもたちである。そして、そういう子どもたちの身
近にいる大人たちも、無力感を感じていたり、困惑したり憤慨したりして、
生きづらさを抱えている。学校に対して閉鎖的になったり、一方的な要求
をしてくる家庭が増え、保護者と教師の関係も不安定になり、教師も無力
感や孤立感を抱くことが増えている。

　学校における相談援助は、子どもたちの最善の利益を考慮し、子どもた
ちが心身ともに健やかに成長することができるように、生活や権利を保障
するためのものである。しかし学校という場にかかわるということは、児
童・生徒だけではなく、保護者や教員、学校組織、地域という「大人た

ち」にかかわることも重要になってくる。子どもたちのために、子どもと教師をつなぐこと、子どもと家族をつなぐこと、教師と保護者をつなぐこと、さらには教師と地域や制度、家庭と地域や制度をつないでいくことなどが相談援助の大切なプロセスなのである。

学校での相談援助のキーワードとして、「連携」「協働」という言葉がある。門田は「大切なことは、連携ではなく、協働の取り組み」であるという[10]。連携とは「互いに連絡を取り合って物事を行うこと」である。それに対して協働は、ただ連絡を取り合うだけではなく、その子どもや状況をより深く共に理解しあい共通認識をもって「協力して働くこと」である。スクールソーシャルワーカーは、連携から協働への橋渡し役を担っている。

つまり、本来、大人たち一人ひとりが持っていた、子どもたちの健やかで幸せな成長を願う気持ちをつなぎあわせ、形にしていくことが、学校での相談援助の要諦なのである。

3. スクールソーシャルワーカーの役割

スクールソーシャルワーカー

スクールソーシャルワーカーの役割を具体的に考えるために、まず事例を見てみよう。

事例 A子家族へのサポートチーム結成まで

スクールソーシャルワーカーは、子どもたちがストレスとの付き合い方を考え対処方法を工夫することや、対人スキルを習得するなどによってストレングスを強化する予防教育的な活動、たとえば担任や養護教諭とのチーム・ティーチングによる、ストレスマネジメント教育やソーシャル・スキル・トレーニングの授業などを行っている。

ストレングス
strengths
クライエントの強み、長所、潜在能力のこと。ソーシャルワークにおける「ストレングスモデル」とは、クライエントの潜在能力を信頼し、長所を生かして自立につなげるという考え方。

予防教育

ストレスマネジメント
stress management

ソーシャル・スキル・トレーニング
SST: Social Skill Training

小学校5年生のA子とは、単発的に行われるストレスマネジメント教育の授業で出会った。子どもたちに「自分がストレスを感じるのはどんなときか」ということを考えてワークシートに記入してもらっているときに、机間巡回していたスクールソーシャルワーカーは、表情が硬いA子のことが気になった。ワークシートを覗くと「お母さんが怒っているとき」と書かれていた。「これ、ストレスだよね。お母さんよく怒ってるの？」と話しかけると、「すぐ蹴ったりしてくる」と言う。「それは嫌だよね」と応え「どんなときに蹴ったりされるの？」と問うと、「弟の行儀が悪いから注意すると、母さんは逆に私を怒る」と答えた。顔色が悪く目つきも鋭い

A子の表情が気になったこともあり、授業後に担任にA子のことを尋ねた。すると担任もA子のことが前から気になっており、具体的な問題はないものの、友人や教員に対する皮肉や後ろ向きな発言が多いこと、勉強への意欲が低いことなどを話した。担任はA子の母親のことも気になるという。新学期にクラス全員に行う家庭訪問でA子宅を訪れたときに、母親はA子に対する親としての「心配」というよりは「悪口」に聞こえる話を延々として、それに関する自分自身の苦痛を担任に訴えたという。担任がA子のよい点を話したり、周りの大人がどう接すれば、A子にとってよいのかという話をしようとしても、まるで受けつけなかったという。しかし母親についても特に具体的な問題があるわけではないので、自分の中だけの違和感として誰にも話していなかったということだった。そこで担任とスクールソーシャルワーカーが話し合い、近日中に行われる保護者との個人面談で、A子の母親との面談をスクールソーシャルワーカーの勤務日に設定し、その際にまたA子への「悪口」と「苦痛」が語られたら、スクールソーシャルワーカーとの面接を勧めてみることになった。担任との個人面談が予想通りの内容となったので、担任は「お子さんへの対応について、教員とは違った視点で相談に乗ってくれる専門家がいるので、相談してみてはどうでしょうか」と勧めた。その足で母親は学校内の相談室で待つスクールソーシャルワーカーに会いに来た。終始A子への不満が語られ、さらにA子への嫌悪感が苦痛で仕方がないとのことだった。また数年前に離婚しており、現在は母親が生計を支えていて家事との両立が大変であること、A子は父親にそっくりであることなどが語られた。スクールソーシャルワーカーは「お母さん自身、毎日が大変で苦しんでいるのがとても伝わってきました。少しでも楽になっていくように、一緒に考えませんか」、と次回のスクールソーシャルワーカーの勤務日に再度面接を設定した。

　その後数回の母親面接が行われたが、A子に対しては日常的に暴言を吐いている様子だった。またA子の下に5歳の弟がいること、弟のことはとてもかわいいと思えること、しかし養育態度を聞いていると子どもの言いなりになっている感じで、適切なしつけがなされていない可能性があることがわかってきた。母親自身は「よその人が聞いたら私が悪いと言われるのはわかっている。でも本当にA子は生意気な奴で私を見下している。悪いのはA子」と言う。また「A子と一緒に毎日生活すること自体が苦しい。でも誰にも相談できない」、そして「ここで聞いてもらえると、少し楽になる」と言う。スクールソーシャルワーカーは担任にも母親の辛さを伝え、理解を促した。

その後のクラスでのＡ子は、勉強への意欲も徐々に向上し、友だちと遊ぶ姿も楽しそうで、学校生活が順調に見えた。しかしある日、Ａ子は担任と掃除の時間に２人きりになったとき、「母さんが自分にひどい。このままでは母さんに殺されるか、自分が母さんを殺してしまいそう」と堰を切ったように話し出した。担任が時間をとって話を聞くと、今までの母親の自分への態度やそれに対する苦痛が語られた。しかし「大人は誰もわかってくれないし、わかってもらおうとも思わない」「誰にも言わないでほしい。自分１人で解決する」など、周囲への不信感も語られた。担任はＡ子を心配していること、Ａ子の力になりたいことを伝え、ときどき２人で話そうと約束した。ちょうどその週の母親面接では、いつもより切羽詰った様子で、「Ａ子の態度が反抗的で挑戦的になっている」と母親は言い、ますます憎悪を感じるという。そして「Ａ子のことを襲ってしまいそう。首を絞めたくなる」と言う。緊急時の相談場所が必要と感じたスクールソーシャルワーカーは、地域の子ども家庭支援センターと児童相談所を母親に紹介し、それぞれの機関の特徴と母親本人が選択して相談できる旨伝えた。スクールソーシャルワーカーは、あらかじめ各機関に見学に行くなどの方法で関係を作っていたので、それぞれの担当者の名前も母親に伝えた。その後母親はときどき子ども家庭支援センターに電話で相談をするようになった。また緊急性を感じた担任とスクールソーシャルワーカーは、管理職を通して児童相談所に連絡をした。

　関係者が増え、緊急対応が必要となる可能性も大いに考えられたことから、スクールソーシャルワーカーは、チームとして共通認識をもつことと役割分担をするために、ケース会議の設定を行った。

　この事例では、問題の発見は日常生活の中で担任が感じた違和感だった。しかし担任は、「具体的な問題」となっていなかったため、「気になって」はいたものの、違和感を自分の中にとどめていた。それがスクールソーシャルワーカーの視点を通すことで、共同主観化されたのである。それだけでなく、スクールソーシャルワーカーは、担任とＡ子、Ａ子の母親をつなぐ役割も担った。スクールソーシャルワーカーの動きは、Ａ子を援助するプロセスであるだけではなく、担任への援助でもあったのである。

　またスクールソーシャルワーカーは、面接を通じて母親のサポートを行った。母親のストレスを和らげ、家庭の風通しをよくすることで、家族の健康度を上げることができる。

　事例では、スクールソーシャルワーカーが、普段から児童相談所や子ども家庭支援センターなどの外部機関と顔が見える関係を作っていた。それだけでなく、警察、民生委員、児童委員、保健所、福祉事務所など、子ど

子ども家庭支援センター
児童相談所

共同主観
➡ p.10 参照

もたちを取り巻く関係機関などと、日頃からつながる工夫が必要である。児童虐待などの問題は、ある日突然起こるわけではなく、日常の積み重ねの中から先鋭化した形で起こる。いざというときに適切な対応をするには、クライエントとの信頼関係を築くだけではなく、子どもたちのために働く関係各機関をつなぎ、共同主観化を図り、協働していかなければならない。その中心となるのが、スクールソーシャルワーカーの役割である。

注）

(1) 門田光司『学校ソーシャルワーク入門』中央法規出版，2002，p.3.
(2) 前掲書 (1)，pp.4-7.
(3) 山下英三郎・内田宏明・半羽利美佳編『スクールソーシャルワーク論―歴史・理論・実践』学苑社，2008，p.36.
(4) 前掲書 (3)，pp.44-43.
(5) 金澤ますみ「わが国のスクールソーシャルワークにおける課題」『社会福祉学』第48巻3号，日本社会福祉学会機関，2007，p.68，表2.
(6) 文部科学省教育相談等に関する調査研究協力者会議「児童生徒の教育相談の充実について―学校の教育力を高める組織的な教育相談体制づくり（報告）」http://www.mext.go.jp/component/b_menu/shingi/toushin/__icsFiles/afieldfile/2017/07/27/1381051_2.pdf，2017，pp.11-16.
(7) 前掲書 (1)，pp.64-72.
(8) 山野則子・峯本耕治編『スクールソーシャルワークの可能性―学校と福祉の協働・大阪からの発信』ニューウェーブ子ども家庭福祉，ミネルヴァ書房，2007，pp.14-15.
(9) 厚生労働省「平成29年度 児童相談所での児童虐待相談対応件数（速報値）」
(10) 古橋啓介・門田光司・岩橋宗哉編『子どもの発達臨床と学校ソーシャルワーク』ミネルヴァ書房，2004，p.22，pp.181-182.

ジェネリックポイント

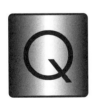

児童虐待やいじめなど、深刻な事件を耳にしますが、学校での相談援助を通して、できることは何でしょうか。

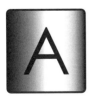

まず、学校は子どもたちの日常の生活の場であることから、日々の様子や変化を見ることができるということです。児童虐待やいじめについての認識をもち、自分の目を通して「気づく」ことが大事です。また、事例にあったように、その場の大人が感じる違和感を、他の大人たち（教員やスクールカウンセラー、スクールソーシャルワーカーなど）や場合によっては他機関と共有していくことから事態が開けることが多いものです。学校の中

では担任が1人で抱え込んだり、学校自体が抱え込むこともしばしば見られます。教員や学校が問題を抱え込まずにすむように、さまざまな関係をつなぎ開いていくことも、スクールソーシャルワーカーの大切な仕事です。

▌理解を深めるための参考文献

● 山野則子・野田正人・半羽利美佳編『よくわかるスクールソーシャルワーク（第2版）』ミネルヴァ書房，2016.

そもそもスクールソーシャルワークとは何か、その歴史や基礎理論から、学校における現代的課題やその背景にある子どもを取り巻く環境をもふまえた具体的な実践まで、わかりやすく解説。豊富な事例や最新のデータ、法制度等、スクールソーシャルワークの実際が理解できる。

● 門田光司・奥村賢一『スクールソーシャルワーカーのしごと―学校ソーシャルワーク実践ガイド』中央法規出版，2009.

具体的な実践事例に基づきながら、スクールソーシャルワーカーの役割と活動内容を解説。文章だけの説明に終わらず、図表やコラム、アセスメントシート等を通して、初心者でも実践への具体的な手立てが理解でき、明日から学校現場での援助に役立てられる。

 コラム　子どもと対等であること

　子どもたちと相対するときは、彼らを単なる「弱者」と捉えるのではなく、問題と取り組むパートナーとして、「対等」な関係を築くことが大切である。相手を1人の人間として認める意味での「人格的対等性」は、問題に苦しむ人たちを力強くサポートする原動力である。力を失っている子どもたちに「対等性」をもって接し、一個の人格としてのパワーを回復してもらうことは、援助の重要なポイントといっていい。

　しかしながら、学校での相談援助では、その対等性について別の角度からも考えなければならない。

　なぜなら学校とは、教師が知識を"教え"、児童・生徒・学生が"学ぶ"場だからである。教師やスクールソーシャルワーカーには、子どもたちの成長を支え促すという役割がある。一方、子どもたちに、教師やスクールソーシャルワーカーの成長を促す役割はない（結果的にそうなることはよくあることだが、子どもたちがそれを意図していることはない）。そこには動かしがたい「役割的非対等性」がある。つまり、「人格的対等性」と「役割的非対等性」が同時に存在しているのである。この事実性を無視し、人格的対等性のことだけを考えてしまうと、「友だち親子」ならぬ「友だち先生」となりかねない。それは非現実的であり、子どもたちの成長を阻害する場合もある。

役割的非対等性

事実性

第13章 司法における相談援助

1. 司法と福祉との交錯

A. 恩恵から権利へ

1997（平成9）年12月に成立し、2000（平成12）年4月からスタートした介護保険制度は、福祉サービスの提供に1つの転換をもたらしたとされる。その変化を表現するのが「措置から契約へ」というスローガンである。これは、福祉サービスの提供を行政庁が全面的に介在する従来の方式から、サービス利用者がサービスを提供する施設や事業者と直接契約する方式へと改めていく方針を示している。その後、契約方式は、2003（平成15）年には身体障害者及び知的障害者施設の支援費制度、2006（平成18）年からは重症心身障害児施設の利用においても採用されるようになる。

こうした変化の背景には、次のような措置制度の問題点への指摘が挙げられる。すなわち、措置制度では、利用者が自らの意思によってサービスを選択できないことなど、利用者の「権利性が弱い」というものである。

さらに、こうした批判の根底には、「恩恵から権利へ」という社会保障のより大きな歴史の流れをみてとることもできる。

他方、契約方式にも一長一短があり、その導入に対しては批判も多い。しかし、福祉の領域で「契約」や「権利」という法学の主要概念を用いた議論がなされることは、司法と福祉とのつながりを焦点化する効果をもったと考えられる。

さて、こうした変化に先立ち司法と福祉との双方を視野に入れた研究領域として成立したのが、「司法福祉」である。そこでの議論もまた、福祉における法の変化に呼応するように変遷している。では次に、司法福祉の歴史をたどりながら、司法と福祉との新たな関係の方向をみてみよう。

B. 司法福祉の展開

「司法福祉」という言葉は、ソーシャルワークに関心のある者にとっては聞き覚えのある用語であろう。2000（平成12）年11月に日本司法福祉学会が設立され、学術的にも認知された領域である。

しかし、新しい分野でありその定義は未だ流動的でもある。そもそも「司法福祉」という領域は、家庭裁判所調査官を経て大学へと転じた山口

幸男によって1960年代にその必要性が唱えられた。それ以後現在に至るまで、司法福祉は次の3つの段階を経て変遷してきたとされる[1]。

(1) 1970年代〜1980年代前半

1970（昭和45）年に始まり、1976（昭和51）年に中間報告が出された法制審議会少年法部会の少年法改正に向けた動きを背景として、議論が展開された。改正推進論者は、治安政策上の観点から、現行少年法制の批判を行っていた。具体的には、審判不開始や不処分となる場合に行われる家庭裁判所の試験観察や保護的措置が、司法権の役割を逸脱している、というのがその主張であった。他方、司法福祉は、そうした動きに対抗し、あるべき少年審判の原理と実践の構築を目指した。その中で、少年や保護者の面接調査などを通して、少年審判にかかわる家庭裁判所調査官の職務の明確化が試みられた。

(2) 1980年代半ば〜1990年代

この時期、司法福祉は家庭裁判所調査官論を超え、広く司法と福祉との関係を考察し、そこから司法福祉の本質を導き出そうとする方向へ向かう。対象領域は家庭裁判所の少年分野から、法律扶助、被害者擁護、更生保護、矯正、教護、少年刑事事件、家事審判・調停事件へと拡大した。

(3) 学会誕生後

司法福祉は、家庭裁判所を中心とした司法機関内での福祉的実践から解き放たれる。研究の対象領域は、社会福祉各分野の司法活用の問題、すべての対象者の権利擁護の問題を含み、さらに拡大する傾向にある。たとえば、一般市民の感覚を活かした運営が求められる裁判員裁判において、被告人の犯罪動機、それにつながる生活史や環境要因を解明し、それを裁判で活用していく専門的な作業（犯罪心理・社会鑑定）の領域等へも展開しつつある[2]。

こうした傾向に対しては、当初、司法福祉の学問分野としての存在意義を曖昧にすると危惧する指摘もあった。しかし、家庭裁判所という司法の現場での議論から出発した司法福祉の変遷は、司法と福祉との交錯を学問領域の変化から示す一例とみることができる。

では、こうした司法と福祉との関係の深まりは、社会にとってどのような意味をもつのだろうか。

C. 社会の「法化」がもたらすもの

いうまでもなく福祉政策は法律に基づいて行われる。また、そうして制定された法律は、それらを有効に機能させるため、あるいは、それらが生

法化
[独] Verrechtlichung
[米] legalization

み出したさまざまな問題に対処するため、さらに新しい法律を必要とする。その結果、福祉政策の拡充は法律の複雑化、増殖をもたらすことになる。こうした事態は「法化」という概念によって捉えられ、日本よりさらに福祉国家化の進んだドイツにおいてさかんに議論されてきた。

「法化」という言葉は、一般には「多すぎる法律」「多すぎる法律家」「多すぎする訴訟」という3つの現象として認識される(3)。そして、これらはドイツのみならず、欧米諸国において広くみられる現象である。

したがって、「法化」をめぐる議論は、これらのうち、どの現象に焦点を合わせるかによって様相を異にする。たとえば、アメリカにおいては第3の現象を重視し、それに伴って生じる弊害が語られている。他方、ドイツでは第1の現象を重視し、さらに量的変化だけではなく、法の質的変化にも着目した議論が展開されている。その変化とは次のようなものである。すなわち、「かつて支配的であった、普遍的に適用されることを予定された一般的なルールとしての法が、その規律領域を漸次的に縮小するとともに、それに代わって、具体的な政策目的を実現するために、特定の属性を備えた社会成員や社会関係のみに適用される、手段的な性格の強い法が増殖していく」(4)というものである。何らかのハンディキャップを抱え、援助を必要とする社会福祉におけるクライエントに対し、その福利を増進させる目的で、次々新しい法律が制定されるというのは、まさにそうした事態を指している。

では、ドイツで語られる法化の弊害とは何か。それは1つには次のようなことである(5)。社会福祉におけるクライエントは、その権利や利益を公的機関の手を通して提供される。そのため、その機関に対して受動的であり、受益者としての立場に立たされやすくなる。他方、提供する側も、クライエントを独立した人格主体としてではなく、単なる受益者や操作の対象として考える傾向にある。その結果、クライエントの人格やプライバシーが侵害される危険性が高まる。ドイツにおける代表的法化論者の1人であるハーバーマスはこうした事態を、本来、個人の自由保障を目指す福祉国家的な社会政策が、逆に個人の自由を剥奪するという逆説的な現象であると理解する。

ハーバーマス
Habermas, Jürgen
1929 〜

以上の議論は、ドイツ社会を念頭になされたものであるが、はたして現在の日本社会にはどの程度当てはまるのだろうか。わが国ではまだまだ社会福祉分野の法律が不足しており、この議論は妥当しないという意見もあるかもしれない。しかし、社会福祉の現場に立つ者として、法律が制定されるという事態を多面的に考察するという姿勢は重要なことである。こうした視点から、さまざまな現場について各自で考えることを勧めたい。

2. 弁護士による相談援助

A. 弁護士活動における法律相談

　法律のプロフェッショナル、いわゆる「法曹」のうち、法律問題を抱えたとき、市民が相談のためにアクセスするのが弁護士である。だが、欧米諸国に比べ、日本はこれまで、「少なすぎる法律」、「少なすぎる訴訟」という点で際立った特徴を示してきた。また、その少数の弁護士が大都市に偏在しているというのが、法へのアクセスにとって大きな障害となっている。2000（平成12）年に内閣に提出された司法制度改革審議会[6]の最終意見書では、法曹が「社会生活上の医師」の役割を果たすべきであるという目標が掲げられている。しかし、その実現への道のりはまだまだ遠い。

　ただし、さまざまな試みにより、法へのアクセスは徐々に改善しつつある。日本弁護士連合会（以下、日弁連）は、司法過疎地対策として、公設事務所や法律相談センターの設置を行っている。その結果、弁護士が０ないし１名しか開業していない地域（ゼロワン地区）のうち、ゼロ地域については2008（平成20）年６月に解消された。また、各地の弁護士会も、地方公共団体に弁護士を派遣し無料法律相談などを行っている。

　さらに、2004（平成16）年の総合法律支援法に基づいて設立された、日本司法支援センター（通称「法テラス」）は、「全国どこでも法的トラブルを解決するための情報やサービスを受けられる社会の実現」という理念のもと、2006（平成18）年10月から活動を開始している。

　このように変化の傾向はみられるものの、弁護士は多くの市民から見たとき、依然縁遠い存在といえるだろう。それは社会福祉の専門職であっても同様かもしれない。しかし、福祉と司法との間には、連携、協働の機会が今後一層増加すると考えられる。したがって、弁護士の実践についての深い理解は、司法との積極的な関係形成にとって重要な意義をもつと考える。そこで次に、法律相談の事例を通して、弁護士の実践の特徴を検討してみたい。

B. 法律相談の実際

　以下に示すのは、ある論文で紹介されていた、無料法律相談での弁護士

法曹
弁護士、裁判官、検察官の三者を含む総称。

司法制度改革審議会

「社会生活上の医師」としての法曹

ゼロワン地区

総合法律支援法

日本司法支援センター（通称「法テラス」）

バイステックの7原則
①クライエントを個人として捉える、②クライエントの感情表現を大切にする、③援助者は自分の感情を自覚して吟味する、④受けとめる、⑤クライエントを一方的に非難しない、⑥クライエントの自己決定を促して尊重する、⑦秘密を保持して信頼感を醸成する[8]。

と相談者のコミュニケーションの事例である[7]。引用元の論文では、社会福祉の分野において基本的な援助技法とされる、バイステックの7原則が法律相談業務にどのように取り入れられているか、という視点から分析されている。そこでは結論として、同原則は法律相談にも共通にあてはまり、実際にいくつかの原則（原則①・⑥・⑦）については、すでに当然の原則として確立されていると述べられている。これに対し、本章ではむしろこの原則とのズレに焦点を合わせ、それにより弁護士による相談援助にどのような特徴があるのかを指摘してみたい。

まず次に示すのが、相談者（A）と弁護士（B）の冒頭でのやり取りである。

事例　遺産相続問題をめぐる法律相談

〔断片1〕

A1　今日はよろしくお願いします。先生もお忙しいでしょうから、簡単にご説明いたします。（と、死亡した母親と来談者を含む子ども達6人の相続関係を書いた紙を提示しながら）実は、私の母が平成○年○月に亡くなったのですが、その相続の件で同胞でもめていますので、ご相談にあがりました。

B1　はい、相続のご相談にみえたのですね。法定相続分をはっきりさせるためにお聞きしたいのですが、次女の方がお亡くなりになっておられますが、お子さんはいらっしゃらないのですか。

A2　おりません。

B2　そうすると法定相続分はそれぞれ5分の1ということですが、ご相談というのはどういうことですか。

この事例のように、相談者が自らの抱える問題を説明するために、親族関係の模式図などを持参することは稀なことではない。この断片で弁護士はそれを手がかりに、相談者の問題を法律的な定型へとあてはめ、ありうべき法律問題の発見を試みているとみることができる。この種の事例では、子どもの存在は法定相続分に影響をもつ定型的な事実要素である。また、それによる相続争いの複雑化も定型的に予想できる。弁護士はそうした定型的問題の知識を使用することで、事件の事実関係を確定する[9]。

弁護士はこれ以降もさまざまな質問をし、情報収集を行っており、特定の相談者が抱える特定の問題に対応している（原則①を参照）。しかし、法律相談の特徴は問題の個別化にあるのではない。むしろ弁護士が探求するのは、収集した情報を部分として構成される定型的問題である。そうし

た問題の定型化に向けられた弁護士の志向にこそ、法律相談の特徴をみることができる。このことは、法律相談場面の構造的特徴や弁護士・相談者関係にみられる傾向とも関連する[10]。すなわち、法律相談は反復継続するものではなく、多くの場合1回限りで、かつ時間的制約の下で（通常20〜40分程度）実施される。また、多くの法律相談で弁護士の名前は表示されないなど、弁護士・相談者関係には匿名的傾向がある。これらの点からも弁護士には、効率的で一般的な助言の提供というルールに従うインセンティブがあると考えられる。

定型化

法律相談において、弁護士には問題の定型化と同時に、適切な助言の発見、提供という課題が存在する。そこで、後者に関して用いられる技術を、〔断片1〕から進んだ以下の場面でのやり取りからみてみよう。

〔断片2〕

B17　そうすると、相続問題というのは、遺言書が有効か無効かという争いが1つだと思いますが、これは、最終的には裁判所で鑑定などをして決めることになりますが、もし、有効だということになったらどうするのしナル！

A18　有効なはずはありません。これは母の字ではないんですから……。

B18　いや、あなたがそう思うのは構いませんが、お母さんの字だと判断される場合もありうることですから。ところで、さっき、三女がお母さんの財産を隠したというようなことを言っていましたが、どうして隠したと思うのですか？

弁護士が与える助言は、一般的に次のような仕方で行われるものが多いとされる[11]。すなわち、裁判制度の働きに対する一般的説明を与え、その手続きを成功裡に用いる上で問題になる、いくつかの定型的な困難を教示する。その際、具体的な事件処理の選択は基本的には相談者が行い、弁護士は解決のヒントを与えるにとどめる。その結果、上の〔断片2〕では、「遺言書」の取り扱いについて、弁護士と相談者との間で行き違いが生じている。それは裁判所という第三者機関の存在に対する理解の相違から発生していると考えられる。相談者はあくまで自分が考える1つの真実にこだわりを示し、裁判所も同じ結論に至ると理解している。他方、弁護士は裁判所の判断については、不確定性を免れないという見通しのもとに、複数の可能性を考慮している。

このように、弁護士は相談者の自己決定を尊重するにせよ（原則⑥参照）、それは「促す」といえるほど踏み込んだものではなく、あくまで選

択肢の提示にとどまる。それは常に裁判を想定して導き出される弁護士の思考の特徴に起因すると考えられる。

　また、法律相談は事件受任後の弁護士・依頼人関係とは異なる。この点についても、弁護士と相談者との間で理解が食い違う場合がある。

〔断片3〕

B20　そうですか。そうだとすると、まず、遺言書が有効かどうか、と、遺産がどれくらいあるかが、紛争の対象となるということでいいのですか？

A21　はい。

B21　ただ、これは弁護士をつけなければなかなか対応できない問題ですね。

A22　だから、ご相談に来たんです。

B22　わかりました。ただ、当相談所は無料で相談するだけで、弁護士を頼む場合は、弁護士会に弁護士の依頼をするということになりますよ。

　この断片のように、無料法律相談において弁護士は、困難な問題についてはその旨を告げ、より適切なシステム（弁護士会相談や、税務相談などのより専門的な相談システムなど）へ促すというルールに従って行動しているといわれる[12]。こうした対応は、わざわざ足を運んできた相談者が抱く期待と齟齬をきたし、相談に対する不満へとつながる可能性を含んでいる。

　ところで、この点に関して、イギリスには、法律相談も行うが、他の相談も同時に受け付けるシティズンズ・アドバイス・ビューローといった市民相談室がある。わが国においても将来的には、そのような総合相談窓口が必要とされるだろう[13]。

シティズンズ・アドバイス・ビューロー
citizens advice bureau

C. 法律相談からリーガルカウンセリングへ

　法律相談も対人援助活動である限りにおいて、社会福祉の領域と同様の原則が妥当するのは当然ともいえる。ただし、司法と福祉との連携、協働を推進するためには、その違いをはっきりと認識した方がより緊密な関係形成が可能になると考えられる。他方、依然明確な相違は存在するものの、現在、法律相談のあり方については、社会福祉領域への接近ともいえる変化も起きている。それは、カウンセリング技法への関心の拡大としてあらわれている。「リーガルカウンセリング」というテーマが法学の領域において初めて提出されたのは、1992（平成4）年のことであった。だが当時は「カウンセリング」という用語への反発が強くみられたという[14]。しかしその後、研究の蓄積を経て、近年は、リーガルカウンセリングを扱った

テキストの刊行が相次いでいる⁽¹⁵⁾。

　こうした変化の背景には、弁護士および相談者を取り巻く環境の変化がある。まず、一連の司法制度改革の中で、法曹養成制度も大きな改革が実施された。具体的には、法科大学院という新たな教育機関が設置され、あわせて司法試験の改正および合格者数の増員が行われた⁽¹⁶⁾。その結果、弁護士数が増加し、また、先に述べた日弁連・弁護士会の取組みもあり、弁護士へのアクセスが多少とも改善された。それにより、従来では持ち込まれなかったような、非法的な要素を多く含んだトラブルが、弁護士のもとに持ち込まれるようになった。そして、個々の弁護士も、市民が利用しやすい司法という司法制度改革審議会の最終意見書に示された理念を、徐々に受け入れるようになった。加えて、同業他者との差異化という点から、新たな分野に目を向ける必要性がでてきたとも推測される。さらに、大きな流れとして、少子高齢化、過疎化に伴う地域の問題解決力の低下がある。また、これも先に述べた法化による法の質的変化が、助言の提供においても、相談者との間でより踏み込んだかかわりを促していることもあるのだろう。

3. 法の実現におけるソーシャルワーカーの役割

　これまで述べてきたように、司法と福祉との間にはたしかに境界はあるものの、現在、それは徐々に融合しつつある。そもそも社会福祉の担い手であるソーシャルワーカーと、司法と市民とのインターフェイスの役割を担う弁護士との間には、本来的に共通の基盤が存在する。それは、国際ソーシャルワーカー連盟が採択したソーシャルワークの定義と弁護士の使命を規定する弁護士法1条の双方に、「人権」と「社会正義」という用語が使用されていることにも示されている。すなわち、両者はこれまで同一の目標の実現に向けて異なる現場で活動してきたといえる。

　では今後さらに両者が連携、協働する上で、阻害要因はないのだろうか。この点について、生活保護の領域における事例をもとに考えてみたい。

　ここ数年「格差社会」という言葉をさまざまなメディアで目にするように、貧困問題は社会政策上の重要課題の1つである。その直接的な対策の1つが生活保護制度である。しかし、保護開始を求めて行政の窓口にやってきた人が、申請書さえ受け取れずに申し出を拒否されるなどの問題が相

人権

社会正義

次いでいる。さらに、北九州市では、辞退届を提出し生活保護を廃止された男性が孤独死する事件まで発生した。

そうした中、各地の弁護士が、生活保護の問題に訴訟以外でもかかわり始めている。その1つである埼玉県弁護士会が行った生活保護の電話相談には、ボランティアとして複数のソーシャルワーカーが参加していた。こうした連携の必要性に関して、参加者の1人であるソーシャルワーカーは次のように述べている。「法律知識に富んだ弁護士とはいえ、生活保護の実務に長けているわけではありません。生活保護の相談は、単に生活保護の法律を知っていればいいわけではなく、高齢者や障害者、母子家庭や児童など、広範な福祉サービスの内容まで熟知していないと応えられません」[17]。この発言に示されているように、生活保護法の実現に、社会福祉サービスの実務に通じたソーシャルワーカーの存在は不可欠である。そうであるならば、少なくとも生活保護という場面では、ソーシャルワーカーと弁護士との連携には何ら問題はないのだろうか。

しかし後日、電話相談では福祉の窓口にそうひどい対応はないと安心した上記ソーシャルワーカーは、その認識を裏切られる記事を目にする。それは日弁連の調査結果を知らせるもので、そこには窓口における拒否の66%は、生活保護法違反の可能性があると述べられていた。この記事と先の電話相談での印象との食い違いを、彼は「制度の理念と現実とのギャップ」として理解する。それによって、生活保護の利用希望者に対して行われる面接相談の評価も、まったく異なったものになると説明する。すなわち、現場のソーシャルワーカーはそれを、「制度をよく説明し、理解をしてもらった上で、申請を行ってもらうために必要なプロセス」とするのに対し、弁護士は条文の解釈によって「本来は申請する権利をもつ利用者を不当に排除する水際作戦」とみなすことになる[19]。

本来、ともに利用者の「人権」を擁護し、「社会正義」の実現を目指すはずの両者のあいだに存在するこうした認識上のズレを、どのように解消するのか。こうした矛盾は、ソーシャルワーカーにも暗い影を落とし、現場を去っていくソーシャルワーカーも増えているという[20]。いうまでもなく、それは生活保護法の実現にとっても大きな阻害要因となる。しかし、この矛盾は生活保護の場面のみならず、何らかの法律に基づいて実施される社会福祉サービス全般に当てはまるのではないだろうか。サービス提供の現場において、それぞれの法の実現にあたってきたソーシャルワーカーと、問題が発生した後にそこに関与する弁護士との間で発生する矛盾や対立。その解消や予防には、ソーシャルワーカーと弁護士との継続的な関係形成とコミュニケーションが必要不可欠だろう。また、そのためにも弁護

日弁連の調査結果
この調査に関連し、日弁連では以下の決議を行っている。「貧困の連鎖を断ち切り、すべての人の尊厳に値する生存を実現することを求める決議（2006〔平成18〕年10月6日）」[18]

士へのアクセスの改善、また先に触れたシティズンズ・アドバイス・ビューローのような、さまざまな専門家の協働の場の設立が求められる。

(1) 藤原正範「司法福祉学の本質と対象領域に関する考察」『鈴鹿医療科学大学紀要』13号，2006，pp.73-84.
(2) 藤原正範「日本司法福祉学会―その設立、活動、展望」『法と心理』12巻1号，2012，p.118. 現在の司法福祉の全体像については，日本司法福祉学会編『改訂新版　司法福祉』生活書院，2017 参照.
(3) 田中成明『法への視座転換をめざして』有斐閣，2006，p.54.
(4) 阿部昌樹「法化社会における法と権力」和田仁孝編『法社会学』法律文化社，2006，p.72.
(5) 伊藤周平『福祉国家と市民権―法社会学的アプローチ』法政大学出版局，1996，pp.89-91.
(6) 最終意見書の全文はインターネット上で読むことができる．(http://www.kantei.go.jp/jp/sihouseido/report/ikensyo/index.html)(2019年8月1日取得).
(7) 吉田雅子「法律相談と『ケースワークの原則』」『21世紀の法律相談―リーガルカウンセリングの試み』現代のエスプリ No.415，至文堂，2002，pp.111-118.
(8) バイステック，F. P. 著／尾崎新他訳『ケースワークの原則（新訳版）』誠信書房，1996.
(9) 樫村志郎「法律相談制度の可能性」『自由と正義』45巻2号，1994，p.7.
(10) 前掲書 (9)，p.6.
(11) 前掲書 (9)，pp.7-8.
(12) 前掲書 (9)，p.11.
(13) 菅原郁夫「法を援助するカウンセリング」『カウンセリングとソーシャルワーク』現代のエスプリ No.422，至文堂，2002，p.107.
(14) 和田仁孝「はじめに」中村芳彦・和田仁孝『リーガルカウンセリングの技法』法律文化社，2006，pp. iii-iv.
(15) 具体的には、加藤新太郎編『リーガル・コミュニケーション』弘文堂，2002. 菅原郁夫・岡田悦典編『法律相談のための面接技法―相談者とのよりよいコミュニケーションのために』商事法務，2004. 中村芳彦・和田仁孝『リーガル・カウンセリングの技法』法律文化社，2006.
(16) 司法制度改革の1つの象徴ともいえる法曹養成制度については，すでに多くの法科大学院が学生募集停止・廃校を余儀なくされている．また，在学中にも司法試験が可能とする法改正がなされる等，当初の理念から大きく離れた見直しがなされつつある.
(17) 大山典宏『生活保護 vs ワーキングプア―若者に広がる貧困』PHP研究所，2008，p.79.
(18) https://www.nichibenren.or.jp/activity/document/civil_liberties/year/2006/2006_2.html（2019年8月1日取得).
(19) 前掲書 (17)，p.94.
(20) 前掲書 (17)，pp.106-110.

■ 理解を深めるための参考文献
● 廣井亮一・中川利彦・児島達美・水町勇一郎『心理職・援助職のための法と臨床—家族・学校・職場を支える基礎知識』有斐閣，2019.
社会福祉士や公認心理師等の対人援助に携わる専門家が実務で直面する具体的な事例を取りあげ、法的な介入が臨床的にどのような作用を及ぼし、また、対人援助活動をどのように有効に展開させることができるかを解説する。
● 千葉県社会福祉会・千葉県弁護士会編『刑事司法ソーシャルワークの実務—本人と更生支援に向けた福祉と司法の協働』日本加除出版，2018.
「刑事司法ソーシャルワーク」とは「刑事司法の場における福祉的支援」をいい、現在、その実践が全国的に広がりつつある領域である。本書では、福祉と司法とのよりよい協働に向け、刑事手続の各段階で社会福祉士および弁護士が果たすべき役割について解説する。

ジェネリックポイント

司法福祉の主たる担い手である家庭裁判所調査官は、裁判所で働く他の法律家たちとどのような点で異なるのでしょうか。

家裁以外の裁判所でも「調査官」と呼ばれる人たちが働いています。最高裁ではそれは裁判官の身分にある者が、また、高裁や地裁では知的財産や租税の専門家がその職につきます。それに対して、家裁の調査官は、法律的知識も活用しますが、それ以上に、心理学、社会学、教育学、社会福祉学などの人間関係諸学の専門家です。扱うのは、少年の非行や夫婦の離婚など法律だけでは割り切れない幅広い問題です。それらの問題の背景にある真の原因を調査によって明らかにし、裁判官に報告する仕事を行っています。

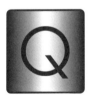

あるトラブルの解決について、裁判の利用も含めて相談したいのですが、弁護士の知人もいません。どうしたらよいでしょうか。

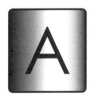

近くの自治体が実施している無料法律相談に行くという方法もありますが、まずは法テラスに電話してみてはどうでしょうか。利用料はかからず、専門オペレーターが問い合わせ内容に応じて，法制度や相談機関・団体等を

紹介してくれます。また、裁判をすることになった場合、裁判費用や弁護士報酬などを支払う余裕がないというのであれば、法テラスには一定の条件を満たせば、その費用を立て替える制度があります。さらに、2016年の法改正（総合法律支援法の一部を改正する法律）により、認知機能が十分でない高齢者・障害者に対する法的支援制度の拡充などもなされています。法テラスは、本部（東京）のほか、全国111か所に事務所が設置されています（2018年3月31日現在）。事務所の種類には、①地方事務所（地方裁判所の本庁所在地50か所）、②支部、③出張所、④地域事務所の4つがあります。それぞれの設置の目的により、扱う業務の範囲が異なります。利用の際には、具体的にどのようなサービスが受けられるのか、ウェブサイトにアクセスして確認してください。

法テラス（日本司法支援センター）
https://www.houterasu.or.jp/

 コラム　弁護人・代理人・付添人としての弁護士

　痴漢冤罪を題材に刑事裁判をリアルに描いた周防正行監督の『それでもボクはやってない』（2007年公開）の中に、こんなシーンがある。民事事件が専門の弁護士が、その冤罪事件を担当する友人の弁護士との電話で、「おれも弁護士に戻るかな」ともらす。2人はかつて司法修習生だった頃、教官から弁護士なら刑事を担当すべきだと言われたことがあった。それは、弁護士は刑事事件を担当するときこそ「弁護人」だが、民事事件では「代理人」と呼ばれるからだ。無実の罪をきせられた被告人を弁護して、無罪を勝ち取る刑事弁護人。そこに弁護士の理想があると考えられているのかもしれない。

　弁護士にはさらに別の呼び方もある。それが「付添人」である。これは少年事件で少年の利益を代弁し、少年自身が主体的に審判に臨むための援助を行う弁護士を指す。リーガルカウンセリングに注目が集まり、現在、弁護士にもカウンセラー的な要素が求められつつある。また、刑事裁判でも、裁判員制度に先行して導入された被害者参加制度において、弁護士による援助の重要性が語られている。これからは、少年であれ、成人であれ、また被害者であれ、加害者であれ、弁護士にかかわる者にとって、この「付添人としての弁護士」というのが重要な存在になると考えられる。また、それによって、弁護士の理想像にも何らかの変化が現れるかもしれない。

第14章 臨床的なソーシャルワーカーになること

1. 相談援助と実習教育

A.「実習」することの意味

　将来社会福祉の専門職を目指す者が、最初にその現場に立ち、いわゆる社会福祉サービスのさまざまな利用者と一定の期間まとまった形で触れ合う機会は、社会福祉の現場実習となることが圧倒的に多い。社会福祉士や精神保健福祉士の養成カリキュラムで、現場実習やその指導の時間を一定期間設けているのは、現場実習の機会を重要視しているからである。

　たとえば、実習に臨む多くの学生がそこで戸惑い、疑問を抱き、違和感を感じる。これらは一見否定的で、無意味な体験のように思えるかもしれない。ところが、こうした体験では、教室で学んだ、たとえば相談援助に関する技術や知識が、そのままでは役に立たないことを露呈することもある。そこで当の学生は、社会福祉の現場実習の意味や教室で学ぶ相談援助に関する知識や技術の意味を、改めて問わざるを得なくなる。この問いは、基本的には社会福祉の現場と教育機関、社会福祉の理論と実践等々の関連性や関係を、まじめに考えようとする者にとって、極めて重要である。序章で指摘した「臨床からの知」の出発点の1つになり得るのが、実習する学生の体験する戸惑い、疑問、違和感などだからである。これに対して、教室で得た知識や技術をそのまま利用者に当てはめ、何の違和感も感じない学生がいるとすれば、それは「臨床への知」の実践者となり、具体的な一人ひとりの利用者へとそれらを当てはめているに過ぎないことになる。さらに、現場実習の体験を通して、理論の無用性を信じ込んだり、自分自身にそれを言い聞かせるようにしている者は、将来、経験主義的援助活動を行う危険性を孕んでいる。これらの危険性に関しては、すでに序章で触れている。

　むしろここで強調しておきたいことは、社会福祉の実習の機会において生まれてきたさまざまな問いは、基本的に、われわれの生活においても重要な意味を持っているということである。ある特別養護老人ホームで実習体験を経た学生は次のように述べている。

社会福祉士

精神保健福祉士

臨床からの知
➡ p.2 参照

臨床への知

経験主義
➡ p.6 参照

特別養護老人ホーム

　実習で一番印象に残っていることは、ある男性の利用者（Bさん）の
ことです。Bさんは、脳血管障害のために右片麻痺で、言語障害もあり
ました。しかし、少しでもよくなって、家に帰りたいという強い気持ち
をもっていました。理学療法士からは、施設のリハビリテーションは、
機能回復が主たる目的ではなく、機能低下をしないように現状を維持す
ることにあると聞いていましたが、熱心に自分から機能訓練に取り組む
姿に私の気持ちは動かされました。居室を訪ねて、一緒に話をしていく
中で（実際には私が聴くということがほとんどでしたが）、奥さんに対
する思いやご自身の生活のことを、いろいろと教えてもらいました。そ
して、いつの間にか、Bさんが自分でするリハビリを私も一緒に行うよ
うになっていました。

　実習生の私は、何もすることはできなかったのですが、こんなに人の
話を熱心に聴き、ゆったりとした気持ちの中で、「人とともにいる」こ
とができたのは、初めての体験でした。そして、同時に他者のことをそ
のまま受け入れる中で、いまの自分を受け入れられることができるのだ
と、実感できました。それ以降、人のことを受りとめる態度、話を聴く
姿勢が変わっていることに気づきました。私は、実習生として何か利用
者の役に立ちたいと思い実習をしていたのですが、実は実習の中でたく
さんのことを教えてもらっていることがわかりました。

（佐藤俊一『対人援助の臨床福祉学—「臨床への学」から「臨床からの学」
へ』中央法規出版，2004，pp.83-84）

　この報告をしている学生は、現場実習の事前学習に真剣に取り組み、現
場実習そのものも指導者から高く評価された。にもかかわらず、「本当に
実習の中だけでしか学べないことをできているのかという不全感をもって
いた」[1]という。それは、これまで学んできた知識や技術と、現場での体
験とが、必ずしも符合していないがための不全感でもある。ところが、B
さんという利用者に誠心誠意かかわる、つまりBさんと「ともにいる」
体験の中で、「人のことを受けとめる態度」や「話を聴く姿勢」というわ
れわれの日常生活においても基本的に重要なことに改めて気づかされる、
ということをこの学生は体験している。不全感を出発点にした基本的な問
いが、われわれの生活においても重要なことと関連していることを、この
学生はBさんとの真剣なかかわりの中から発見した。この発見は、これ
まで得てきた知識や技術にも違った意味を付与し、地に足をつけたものに
変えていくことになるだろう。学生自身が語っている「人のことを受けと
める態度、話を聴く姿勢が変わってきていることに気づきました」という

言葉は、その証しである。

　このように、相談援助に関する知識や技術は、社会福祉の現場で学生自身が身をもって味わうその都度その都度の"いま、ここで"に自己を投入し、相手"とともにいる"体験を経ることによって、よりリアルなものに変わり、援助者らしさへの道の第一歩にもなるといえよう。

B. 実習体験の共有化

　社会福祉の現場実習の機会は、単に社会福祉士や精神保健福祉士の資格を取得するために必要なカリキュラムの1つということ以上の意味をもつ。現場実習の体験の中で、これまで学んできた相談援助をはじめとするさまざまな知識や技術が、自分自身の体験において具体化され、統合されるのである。教室で最初に聞いたときは、まるで異質なもののように感じられ、半ば強制的に注入された知識や技術などが、である。さらに、学生のうちに具体化され統合された知識や技術は、実は、異質なものではなく、自分自身の日常体験にも極めて関連深いこととして自覚できるようになる。ここに至るまでには、現場実習に参加した学生自身が多くの事柄に接し、感じ取り、あるときは戸惑い、またあるときは混乱したり、自信を失う、さらには苦労を味わい、工夫を重ねることなどが第一の下地になる。さらにその上で、現場の実習指導者や養成機関からの巡回指導者による体験の共有化とアドバイスや指導が必要になる。そして、大学などの養成機関に戻った後の、現場実習を経た学生同士の報告や発表の機会は、現場実習体験の共有化（同化と異化を含む）、問題点を指摘し合う場などとしてグループ・スーパービジョンの機能をも担う。これらの機会は、ソーシャルワーカーを目指す学生にとっての"基礎工事"[2]（土台づくり）となるのである。

グループ・スーパービジョン
group supervision

　こうして、社会福祉士や精神保健福祉士の国家資格を取得することは、ソーシャルワーカーになるためのほんの入り口に過ぎないことが理解できよう。よりソーシャルワーカーらしくなる、さらに、自分の持ち味を発揮できる"自分らしい"ソーシャルワーカーになるためには、援助活動の中で味わうさまざまな喜怒哀楽、苦労、挫折、工夫、等々の体験を、自分の主観的世界の中にだけ閉じ込めるのではなく、援助者仲間、場合によっては利用者とともに、さまざまな角度から検討し合い、切磋琢磨していくことが求められる。それは、援助活動における主観的体験を共同主観的認識にまで高めていく努力の中で、ソーシャルワーカー自身が援助者としての成長を見込めることを意味する。そのためには、ソーシャルワーカー自身の生活者としての体験に目を向ける必要がある。このプロセスは、初めて

共同主観

210

子どもを持った父親が、徐々に真の父親らしくなっていく過程に似ている。彼らは、子どもが生まれた時点では、単に生物的に父親になったに過ぎない。多くの人が「ピンと来ない」「実感が湧かない」、場合によっては「他人事みたい」といった類の感想を漏らす。ところが、子どもとの感性的体験の共有や、母親との協力、近隣の人のアドバイス、こうした体験の中でより父親らしくなっていくのである。こうした例は決して珍しいものではない。生活体験の多面的共有化による成長は、ソーシャルワーカーも同様である。社会福祉の援助活動は、"生活への援助"であるからだ。

2. 相談援助とソーシャルワーカーの基本的態度

社会福祉の現場実習で学生が体験してくることと、誰もが体験する日常の生活体験とが、実は無関係ではないことは、すでに序章において「現実的公開性」という指摘の中で見てきた。ここでは、相談援助の現実的公開性と、ソーシャルワーカーの基本的態度として要請される「臨床的態度」について、身近な具体例を通して考えてみよう。

現実的公開性
➡ p.8 参照

臨床的態度

A.「相手の立場に立っ」て "見る" ことと現実的公開性

あるケアマネジャー（介護支援専門員）は、自分が援助活動で遭遇した体験を新聞の投書欄で次のように報告している。

ケアマネジャー
care manager

お年寄りから相談を受けるケアマネジャーの仕事をしています。70代後半の女性 A さん宅に訪問したときにお聞きした話が、どこでも聞かれるのではないかと思い、書きました。

A さんは昔ながらの家屋で畳の上の暮らしをしています。息子が結婚して、やっと一息ついたところです。優しい嫁ですが、現代風というか、A さんの部屋に顔を出すと、立ったまま話をするというのです。

A さんは座っていることも寝ていることもあります。つまり、常に嫁に見下ろされ、物を言われると感じているのです。嫁に悪気があるとは決して感じていませんが、釈然としない思いが残るそうです。

子どもと話すときは目線を合わせて同じ高さでものを見なさい、とよく言われています。ちゃぶ台の暮らしとテーブルの暮らしでは生活様式

も変わりましょうが、せめて嫁が腰をかがめたり畳に座って話しかけて
くれたら、どんなによいだろうと感じています。

私は「その気持ちを嫁さんに伝えましょうか」と尋ねましたら、「角
が立つといけないから黙っている」と笑っていましたが。

Ａさんの嫁さん、早く気づいて、Ａさんと同じ目線の高さで話しか
けてみてください。きっと心が通じると思いますよ。

（「朝日新聞」2003年9月25日朝刊“ひととき”）

ここで指摘されていることと同様のことは、筆者もよく目撃してきた。

児童館

児童館で実習していた2人の学生に、実習途中に感想を求めたことがあ
る。1人の学生は、実習の楽しさや喜びを語り、事実重要なことを日々習
得していた。もう1人の学生は、一生懸命子どもとかかわろうとするが、
どうもうまくコミュニケーションが取れないことを訴えた。後日その児童
館を訪れ、2人の実習を少し離れた所から見ていたら、後者の学生は、自
分よりもはるかに身長の低い子どもたちと、立ったまま話していた。会話
は長続きせず、子どもたちはすぐに立ち去っていくのだった。対照的に、
もう1人の学生は自然に膝を折って、子どもたちと楽しそうに話していた。
多くの子どもたちが自然にその学生を取り囲むのだった。

他の人と共同作業するときや、親密なコミュニケーションを取ろうとす
る場合に、「相手の立場に立つ」ことや「相手の身になる」ことは日常生
活では特別なことではない。さらに、相手のことを理解しようと思ったら、
われわれは通常、相手をよく見るように心がける。これも特別なことでは
ない。逆に相手に対して自分の優越性を誇示しようと思えば、意図的に相
手を「見くだし」たり「見おろす」ようにする。「見る」ことは、このよ
うに相手との関係を調整する場合に非常に重要な意味を持つ場合が多い。

このことは、相手との関係、つまり援助関係を活用して援助活動を展開
しようとするソーシャルワーカーにとって、決定的に大切なことである。
ところが、日常生活の中で当たり前になっていることの重要性は、当たり
前だけに気づきにくい。この日常生活の自明性にいち早く気づき、援助活
動にどのように活かすのかという工夫が、生活の援助を標榜する社会福祉
の援助者たるソーシャルワーカーに求められるのは当然のことである。言
葉を換えれば、相談援助の現実的公開性に気づき、それを活用することが、
より援助者らしくなることには欠かせないのである。その意味で、現場実
習を経た多くの学生の「自分の日常生活をもっと大切にして生きていかな
くては」という語りは見逃せない。ここには、自分らしく生きていくこと
（自己実現）の大きなヒントもある。

自己実現
self-actualization

212

日常生活の自明性に気づき、相談援助の現実的公開性を援助活動につなげていくことは、実は援助者にとって基本的な態度・姿勢である「臨床的態度」とも密接な関連性がある。次にこのことについて検討してみよう。

B. 臨床的態度と「きく」こと

前述した通り、援助活動において「見る」こと、しかも「相手の立場に立っ」て「見る」ことは、相手の理解を進める上でも、「対等な」援助関係を築くためにも決定的に重要なことである。そしてこのことは、援助活動だけではなく、われわれが日常生活を営んでいく上でも、本来欠かせない基本的態度・姿勢でもある。しかし、あまりにも身近すぎるために、自明性の中に埋もれてしまっている。「見る」ことがうまくできていないがために、気づかないでいることも少なくない。埋もれているのは「見る」ことだけではない。あるいはそれ以上に、援助活動でも日常生活でも、重要であるにもかかわらず見過ごされているのが、「きく」ことである。

カウンセリングやソーシャルワークなどの援助活動において、「きく」ことの重要性は以前から指摘されてきた。「傾聴」という言葉でも表現されている。相手の話をきいて、その人の置かれている状況やその人自身の理解を深めることは、援助活動の第一歩であり、継続して話をきくことによって、別の発見をも可能にしてくれる。このように「きく」ことは、相手の理解を深めたり、さまざまな側面を発見していく上で、欠かせない行為である。

しかし、「きく」ことの意義は、こうしたこと（理解や発見）だけにとどまるものではない。次の新聞記事はそのことを見事に物語っている。

傾聴
active listening

〈ピッカピッカの一年生、ではないのです〉と、名古屋に住む71歳の女性から手紙をいただいた。孫が小学校に入ったが、早々にいじめられているのだという▶〈「公園に来い。来んとキックパンチを食わせるからな」と○○君が言ったそうで、「また痛いから行く」と泣いています。また、というからには、すでに痛めつけられたことがあるのでしょう〉。この祖母と母親は、一年生の話をじっくり聞いた。祖母は『いっしょに公園に行くよ』と安心させ、母親は『○○君の家に電話して、説明してあげる』と約束した▶一年生は納得し、公園に出かけなかったという。もちろん、それで問題のすべてが解決するわけではない。しかし自分の話を確かに聞いてくれる人がいる。それが、どれだけの心の安らぎになることか。同じ名古屋で、中学生が同級生らに5千4百万円脅し取られ

た事件でも、わずかな救いは『話を聞いてくれた大人』の存在だった▶被害者の少年は、乱暴され入院した。同室の大人たちは、いじめではないかと怪しんだ。同級生らが押しかけてきた。怒鳴りあげて追い返し、そして話を聞いた。「君が声を出さなければ、ずっといじめられる」。少年は少しずつ事情を話し出した。尚曲折はあったが、そのことが事件発覚の糸口になった▶ミヒャエル・エンデ作『モモ』（岩波書店）を思い出す。不思議な少女モモは、話を聞く名人だった。〈モモに話を聞いてもらっていると、どうしてよいかわからずに思いまよっていた人は、きゅうに自分の意志がはっきりします。ひっこみ思案の人は、きゅうに目の前がひらけ、勇気が出てきます〉▶冒頭の女性の手紙には〈泣かずに強くなってほしい。でも、強いとは何でしょうか。〉ともあった。相手の話をよく聞いて、勇気を与える。それも、「強い」ということかもしれない。

（「朝日新聞」2000 年 4 月 19 日朝刊 "天声人語" より）

この記事でも指摘されているように、「きく」という行為には、話している相手を理解し、新たな発見をするといったこと以上の意味が含まれる。相手を励まし、癒し、勇気づけることも可能になる。記事でも触れている童話の主人公モモは、話をきいた後に、アドバイスを送るわけではない。ひたすら「きく」のみである。話すことに関してはむしろ口下手である。こうした人物を童話の主人公にすることそのものが、作者ミヒャエル・エンデの意図でもあるのだろう。すばやく聞き取って、適確かつ手短に相手にアドバイスする、といった主に「きく」行為の機能的側面を重視することは、ある意味で「時間」に関する社会的・時代的風潮に根ざしているのかもしれない。時間を効果的かつ効率的に管理することが常に求められているからである。物語の後半で、モモは "時間どろぼう" と対決する。この時間どろぼうこそが、前述した "管理された時間" の象徴である。繰り返しになるが、主人公モモは、訪れた人の話にじっくりと耳を傾け、その人とのひとときを "ともに過ごす" ことを繰り返す、そういう存在である。

われわれがここで、先の新聞記事や童話の主人公に注目するのは、ソーシャルワーカーという援助者にとっての「きく」という行為の重要性を強調したいがためである。特に「きく」ことの人間理解〈利用者理解〉や情報収集といった側面とともに、あるいはそれ以上に、ソーシャルワーカーという援助者の存在そのものが大きな力となりうる可能性が、端的に「きく」行為の中に含まれる、あるいは「きく」行為とともに具体化される。このことを指摘しておきたいのである。この「きく」行為の、相手を癒す

力や励ます力、そして何よりも勇気づける力は、"いまここで"、当の相手と"ともに生きる"といった援助者の臨床的態度・姿勢、序章で指摘した「方法としての臨床」の具現化と言ってもいいだろう。

　以上見てきたように、援助者の基本的態度としての臨床的態度は、「見る」ことや「きく」ことといった、われわれの日常行為の中に具体化されている。それらを自覚化し、援助活動に適確に活かすことができるときに、そこで活用されるケースワークやケアマネジメント、グループワークなどの相談援助の諸技術は、真に「きく」(効く、効果的な) ものになる。

3. 臨床的なソーシャルワーカー

　以上述べてきたことを踏まえて、援助の相手となる利用者とともに生きる、真の意味で臨床的なソーシャルワーカーという援助者に少しずつでも近づいていくために、筆者自身が必須くめると考えていることを、以下に具体例を挙げて示しておこう。

A. 気づくこと

　われわれは日常生活の中で、さまざまな事柄に気づき、それらに対処しながら生きている。社会福祉という援助活動においても、この日常と全く同じであるとは言えないまでも、利用者の生活のあり方や、利用者の他の人とは違う個別性に注意を向けながらかかわることが求められる。一言で言えば、援助活動における個別化の重視ということである。ある盲養護老人ホームで実習体験を経た学生が次のように語っている。

　私は、盲養護老人ホームで実習をさせていただきました。目の見えない高齢者の方々と接するのは初めてでしたし、長期間にわたって実習させてもらうのももちろん初めての体験でした。最初は不安と緊張で、入所している高齢の方々に言葉を発することもうまくできませんでした。そこで体験することの一つ一つが戸惑いと、思い知らされることの連続でした。特に強烈な印象として今でも鮮烈に思い起こすことのできることがあります。最初の宿泊での実習の日のことでした。

　ある利用者の方の部屋に夕食を運んだときのことです。ドアをノック

して、中から「どうぞお入りください」という声を聞いたので、ドアを開けて中に入ろうとしたのですが、部屋の中は真っ暗でした。私はその瞬間、「あっ、眠っていたのか」と思い、「お休みのところ申し訳ありません」と言いました。そうしたら、その方は、「いいえ、眠っていませんでしたから…」と言いました。私はこのときになって初めて、ハッとしました。夜は灯りをつけるもの、というのは、私たち目の見える者の論理でしかないのでした。その後も、思いも寄らないことを多く経験し、人を理解することの難しさに気づかされました。ひとつ今でも疑問に思っていることがあるのですが、目の見えない方は夢を見るのでしょうか。
（柳澤孝主・長江弘晃・大熊信成『田中正造の実践と社会福祉研究』DTP出版，2004，p.9）

　目が見えない人の世界や生活構造が、〔健常者－視覚機能＝視覚障害者〕といった単純な図式では表せないのは当然である。しかし、援助者が援助者の枠組からしか、利用者のことを理解できなくなってしまい、その援助者としての経験が多ければ多いほど、こうした事態に陥り易いことも事実だろう。

　この実習生の報告は、目の見えない人の世界と生活構造を素朴に露呈させている。それは、援助者の枠組以前の、1人の目の見えない人の世界を、これまた1人の人間としての実習生が素朴に気づいた事柄である。援助が、個別化を大切にする営みであるのならば、ここで実習生が体験したような素朴な気づきに注目してみる必要がある。事実、個別化を常に重視している援助者の多くは、どんなに豊富なキャリアがあっても、社会福祉の現場に初めて足を踏み入れる実習生からも気づきを得、多くのことを発見し学ぶ、謙虚な姿勢の持ち主である。

B. 工夫すること

　援助活動には、与えられたものを与えられた通りに進めるだけでは済まされないことがたくさんある。たとえば、既存の社会資源だけでは、援助活動がどうしても前に進まないことがある。そのようなときに援助者は、どんな工夫を具体的に行っているのだろうか。一例を挙げてみよう。

　人工透析患者は週に数回の通院を必要としています。朝夕の通院は、バスなどの公的な交通機関を利用すると、大変時間もかかり、足などの弱い人は、それだけで大変な労力を要することです。病院のソーシャル

ワーカーが中心になって、送迎ボランティアを募り、車で送り迎えする
グループを結成しました。

　一人ひとりの送迎のために、プログラムを組むことは、実際無理があ
ります。このグループ活動のおかげで、社会資源の不足が少しは解決さ
れたわけです。

（杉本照子・森野郁子監修『ソーシャルワークの業務マニュアル—実践に役立
つエッセンスとノウハウ』川島書店，1997，p.79）

　現場のソーシャルワーカーは、さまざまな工夫を凝らしている。生活保 生活保護制度
護制度の申請を行えば適用される可能性の高い対象者に対して、家族間の
協力によって今の生活困難を乗り越える力を持ち、後々の言わば“家族
力”を期待できるような場合、現状においては、あえて生活保護の申請を
行わず、他の可能性をその家族とともに検討するソーシャルワーカーも
いる[3]。また、家庭訪問の際、「○○福祉事務所」と書かれた自転車やバイ
クを訪問先の近くに駐車しない工夫や配慮も必要なことがある[4]。

　ソーシャルワーカーという援助者は、その名の示す通り、社会的な（ソ
ーシャルな）場面や組織の中で他者とともに協力し合いながら、援助活動
を進めていく場面を圧倒的に多く経験する存在である。与えられた仕事や
与えられた役割だけを忠実にこなせばそれでよし、という場面はむしろ少
ない。また、既存の社会資源にしか目が届かず、あるいはそればかりに固
執するとしたら、満足な援助は展開できないだろう。

　既存の役割や業務だけに自らを適応させる、あるいは既存の社会資源の
適用を図るだけではソーシャルワーカーという既存の「役割に生きる」[5] 役割に生きる
ことに過ぎない。真に臨床的なソーシャルワーカーであるならば、与えら
れた役割や業務だけに生きるのではなく、また既存の社会資源のみに拘泥
するのではなく、与えられた自らの役割や既存の社会資源をその都度多面
的に検討しながら、作り変えたり、工夫したり、創出したりすることが求
められる。それは、「役割を生きる」[6]ソーシャルワーカーとして、自ら 役割を生きる
の持ち味も発揮できる援助者の可能性を持つ存在でもある。

C. 苦労すること

　向谷地生良は、精神障害者とのかかわりの中からさまざまなことを学び、 向谷地生良
実践活動に活かしている。そして、人間性の一部としての苦労ということ 1955 〜
を指摘する[7]。人間は誰でも生きていく上では苦労や困難は避けられない。
避けられない事態から目を背けるのではなく、むしろそれらに目を据えて

真正面から引き受ける中から、自分らしく生きていける道が拓かれる。精神障害という事態は、生きていく上での困難や苦労が集約されている典型的な事態の1つである。仮に援助や保護という名の下に、困難や苦労が奪われてしまうとすれば、精神障害者の一人ひとりが自分らしく生きていける道が塞がれてしまうことをも意味する。ソーシャルワーカーという援助者はむしろ、精神障害者の困難や苦労に立ち会う中で、自らも受苦的存在としてのひとりの人間であることにも気づかされることが多いのである。

精神障害に限らず、老い、病いなどの困難とそれらに伴う苦労は、誰にとっても避けられない事態である。にもかかわらず、それらを否定したり包み隠したりする風潮が現代社会の中には多く見られる。避けられない困難や苦労から目を背ける人がいるとしたら、今は、健康で順調に生活を送っているとしても、それは"健康的に"生きていると言えるだろうか。さまざまな障害を負っても、あるいは病いの最中にあるとしても、また老いていても、それらの困難から目を背けることなく、真正面から引き受け、その中から真に生きることの意味を模索している人がいるとしたら、そちらの生き方の方が"健康的"であると言えないだろうか。

社会福祉の援助活動は、老い、病い、障害などやそれらに伴う困難や苦労を引き受け、生きることの意味を模索している"受苦的存在"である利用者とともに、彼らが、自分らしく生きる道を模索する営みではないだろうか。ソーシャルワーカーという援助者は、このプロセスにおいて、援助者としての成長を遂げると同時に、援助者自身が自分らしく生きる道の手がかりをも発見することが少なくない。その真只中にある現役のソーシャルワーカーが、筆者に寄せてくれた言葉（Eメール）[8]を紹介することで、本章を閉じよう。

この文章を書く中で、3年ほどかかわった患者さんが自殺しました。人格障害の若い女性で、私なりに関係を育んできたと思い込んでいた方でした。周囲の患者さんに依存してしまう傾向の強い彼女に対し、自分で生きていく力を育んで自立していってほしいという私のあせった気持ちから、彼女の発する危機的な状況を見逃し、自殺を図る結果を招いてしまいました。私の援助関係における過干渉にかかわってしまう特質を自覚し、なるべく私への依存を避けるべく、なるべく距離を保ちつつ、援助者であるという意識をもとうとしすぎたことを後悔しています。亡くなってしまった彼女から、「死」を選択した気持ちを聴くことはできません。しかしながら、「自殺」という事実から、考えられる彼女の気持ちを何度も推し量り、考え、振り返ることを、繰り返し続けなければ

受苦的存在
homo patiens

ならないと思っています。

注）
(1) 佐藤俊一『対人援助の臨床福祉学──「臨床への学」から「臨床からの学」へ』中
央法規出版，2004，p.84.
(2) 足立叡「人間関係学の必要性と提唱」柳澤孝主編『臨床に必要な人間学』福祉臨
床シリーズ 16，弘文堂，2007，pp.4-6.
(3) 佐藤俊一『医療と組織の人間学──現場からの提言』川島書店，1987，pp.129-
130.
(4) 尾崎新『社会福祉援助技術演習』誠信書房，1992，p.38.
(5) 足立叡・佐藤俊一・平岡蕃編『ソーシャル・ケースワーク──対人援助の臨床福祉
学』中央法規出版，1996，p.198.
(6) 前掲書（4），p.198.
(7) 岡上和雄編「座談会　精神障害者の自立とは何か」『現代のエスプリ』367（「精
神障害」を生きる），至文堂，1998.
(8) 坂野憲司・柳澤孝主編『臨床ソーシャルワーク事例集』福祉臨床シリーズ 3，弘
文堂，2005，p.235.

▌理解を深めるための参考文献

● 最首悟『星子が居る──言葉なく語りかける重複障害の娘との 20 年』世織書房，1998.
　著者自身の障害を抱えた子どもから学ふ、という体験的視点は、当事者主体の援助活
　動と通底するものがある。

● 斉藤道雄『治りませんように──べてるの家のいま』みすず書房，2010.
　苦労を取りもどすことによって、あるいは苦労を経ることによって、むしろ、自分ら
　しく生きることの活路が見出せる。べてるの家の「実践哲学」から、援助者が学ぶこ
　とはたくさんある。

● 伊藤亜紗『記憶する体』春秋社，2019.
　本書は、ソーシャルワークの本ではない。援助全般を扱っているものでもない。いわ
　ば、社会的にハンディキャップを負っているという人達の、独自の世界について詳述
　している著書である。援助の対象という見方からは見えてこない独自の世界から、援
　助者が学ぶことは大である。

ジェネリックポイント

「見る」ことや「きく」ことと相談援助とは、どのような関係があるのでしょうか。

社会福祉の援助活動では、まずは利用者のことをよく理解することが大切です。理解を深めるためにまず必要なことは、相手のことをよく「見る」ことであり、よく「きく」ことなのです。「見る」ことや「きく」ことは、日常生活でも洗練させていくことが可能です。日常生活でも、相互理解を深めたり、効果的なコミュニケーションを進めていくためには、これらのことは不可欠だからです。さまざまな相談援助の技術を駆使するにしても、相手をよく見て、よくきいて、理解を深めなければ、的外れな援助活動につながってしまいます。さらに、「見る」ことや「きく」ことは、援助者の基本的態度・姿勢を表します。それらの態度や姿勢が、利用者を癒し、勇気づける力を持つのです。その意味では、「見ること」「きくこと」の姿勢は相談援助活動の核を形成するものだとも言えるでしょう。

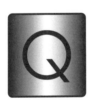

臨床的なソーシャルワーカーとはどのような存在なのでしょうか。

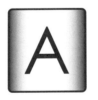

相手となる利用者のことをよく見て、話をよくきき、利用者をまるごと理解するように努める存在であることはまちがいありません。そして、苦労を避けず、日頃から利用者のよりよい生活のための工夫を重ねつづける存在でもあると思います。

　これらの原点にあることは「相手の立場に立つ」ことではないでしょうか。このことを模索しつづけるソーシャルワーカーになりたいものです。

コラム ロール・フリー　ロール

　表題は、今は亡きわが恩師早坂泰次郎の役割観の1つである。文字通り訳せば、「役割から自由になる役割」「役割に囚われない役割」といったところだろうか。「役割」と聞いたら、雁字搦め、不自由、窮屈、といった、動きが取れない、あるいは取りにくい様、いわゆる否定的イメージが強いことは否めない。

　早坂はある銀行の支店長研修会で聞いた次の話を紹介している。

　「女子社員の定着率の高い支店の長は業務の上では100％きびしいが、仕事を離れれば100％人間的だ。ところが多くの店長は業務上は80％きびしく、業務外では80％しか人間的でない。そういう店長のいる支店では女子の定着は一般に悪い」（早坂泰次郎『生きがいの人間関係学―信頼で結ばれる人間関係』同文書院，1990，P.26）。

　状況に応じてその時々に求められる役割を100％果たす。職場では、与えられた役割に徹し、違った場面では職場での役割を捨てる、こうした生き方が共感を呼び、信頼関係へと展開する。

　“ロール・フリー　ロール”という役割観に初めて接したとき、筆者はそんなことができるのかと疑問に思った。だがソーシャルワーカーの仕事に接してから40年近く経過した今、固定した専門性に囚われない生活の援助者、というソーシャルワーカーのイメージに近いのかもしれないと思う。

　役者が自分の与えられた役に躊躇していたら、その役者はいわゆる“大根役者”である。100％役になりきることからしか役者としての道は拓かれない。でも、一度成功したからといって、その与えられた役にだけこだわり、そこに留まったなら、それは自己満足の域を出ない。絶えず新しい役に挑戦する。これが“役を生きる”ことにつながる。

　サッカーに「リベロ」という役割がある。イタリア語の「Libero」は、「自由」の意である。この役割の選手は、ディフェンダーのポジションでありながら、必要なときは積極的に攻撃を仕掛けていく役割をも担う。つまり、固定的な役割にとらわれない役割、状況に応じたプレーが期待されているのである。

　“ロール・フリー　ロール”は、ソーシャルワーカーだけではなく、いろいろな領域で求められはじめている。

221

ソーシャルワークにおける倫理—原理に関する声明
（Ethics in Social Work- Statement of Principles）

● 当文書「ソーシャルワークにおける倫理—原理に関する声明」は、2004 年 10 月にオーストラリアのアデレードで行われた、国際ソーシャルワーカー連盟（IFSW）と国際ソーシャルワーク学校連盟（IASSW）の総会で承認された。（訳：岩崎浩三・星野晴彦）

1. 序文

倫理に関する認識は、全てのソーシャルワーカーの専門的実践に不可欠な要素である。彼らが倫理的に行動する能力と意欲は、ソーシャルワークサービスを利用する人々に提供される、サービスの質に必須の側面である。IASSW と IFSW の倫理問題に関する作業の目的は、会員団体や会員国におけるソーシャルワーク提供者間で、またソーシャルワークの学校やソーシャルワーク学生の間でも、倫理問題に関する議論と考察を促進する事にある。ワーカー達が直面している倫理的課題や問題のなかには、特定の国にみられる特殊なものがあるが、それ以外は共通しているものである。一般原理のレベルに立って、IASSW と IFSW の合同の声明は、世界中のソーシャルワーカーが直面する課題やジレンマを内省し、個々のケースごとに行動の取り方に関して倫理的に行き届いた決定をするのを助長することを目的にしている。これらの問題領域には、次のことが含まれる。

- ● ソーシャルワーカーのロイヤリティーがしばしば対立する利害のまん中にある実態。
- ● ソーシャルワーカーが支援者として、そして統制者として機能する実態。
- ● ソーシャルワーカーは実践する相手の人々の利益を守る義務がある。同時に彼らは効率性・実用性を社会的に要求されながら働く。その間で生じる葛藤。
- ● 社会の中で、資源に制限があるという実態。

この文書では、IFSW と IASSW がそれぞれの総会で別々に採択した、ソーシャルワークの定義からはじめる。この定義は IFSW が 2000 年 7 月にカナダのモントリオールで採択し、2001 年 5 月にコペンハーゲンで共同採択した（セクション 2）。この定義は人権と社会正義の原理に重点をおいている。次のセクション 3 では、ソーシャルワークに関係のある人権に関する様々な宣言や規約に言及している。そして、人間の権利と尊厳・社会正義の二つの大きな項目のもとに、一般的倫理の原理の声明が続いている（セクション 4）。最終セクションでは、いくつかのソーシャルワークの倫理的行動に関する基本的ガイダンスを紹介する。これらは、この倫理に関するガイダンスにより、IFSW と IASSW の会員団体における様々な綱領や指針に推敲されることが望まれる

2. ソーシャルワークの定義

ソーシャルワーク専門職は、人間の福利の増進を目指して社会の変革を進め、人間関係における問題解決を図り、人々のエンパワーメントと解放を促していく。ソーシャルワークは人間の行動と社会システムに関する理論を利用して、人々がその環境と相互に影響し合う接点に介入する。人権と社会正義の原理はソーシャルワークの拠り所とする基盤である。

3. 国際規約

国際的人権宣言や条約は、共有の達成基準を形成し、世界のコミュニティーで受け入れられた権利を承認するものである。ソーシャルワーク実践と活動に特に関連する文書には下記のものがある。

世界人権宣言

市民的及び政治的権利に関する国際規約

経済的・社会的・文化的権利に関する国際規約

あらゆる形態の人種差別の撤廃に関する国際条約

あらゆる形態での、女性に対する差別撤廃に関する条約

子供の権利に関する条約

先住民族と部族の人々に関する条約（ILO 条約 169）

4. 原理

4.1. 人権と人間の尊厳

ソーシャルワークはあらゆる人の固有の価値と尊厳、そしてこれより派生する権利の尊重の上に成り立っている。ソーシャルワーカーは個々の人間の物理的・心理学的・感情的・スピリチュアルな側面の無欠とウェルビーイングを支持し、そして守らなければならない。これは以下のことを意味する。

1. 自己決定権の尊重—ソーシャルワーカーは自分で選択し決定する人々の権利を尊重しなければならない。それは彼らの価値観・生活上の選択がいかなるものであれ、他者の権利や利益を侵害しない限りにおいてはである。

2. 参加の権利の促進—ソーシャルワーカーはサービスを利用する人々の完全参加を促進しなければならない。そこで彼らは自分たちの生活に影響するあらゆる決断や行動の側面でエンパワーされる。

3. 個々の人間を全体として捉える。—ソーシャルワーカーは家族・コミュニティー・社会と自然の環境の中で、全体としての人間に関心を払わなければならない。そして人間の生活のあらゆる側面を認識しようとしなければならない。

4. ストレングスの認識と発展—ソーシャルワーカーはあらゆる個人・グループ・コミュニティーのストレングスに焦点を当て、エンパワーメントを促進すべきである。

4.2. 社会正義

ソーシャルワーカーは社会正義を促進する責任がある。それは、一般的に社会に関連して、そして彼らが実践の相手としている人々に関連してである。これは次のことを意味する。

1. 否定的な差別への挑戦※—ソーシャルワーカーは不当な理由による否定的差別に挑戦する責任がある。その不当な根拠には次のものが挙げられる。能力・年齢・文化・性別・結婚しているか否か・社会経済的地位・政治的意見・皮膚の色・人種もしくはその他の身体的特徴・性的志向や精神的信条などである。

   ※ある国では「差別」という語は、「否定的差別」の代わりに用いられている。否定的という語をここで用いるのは、別の国では肯定的差別としても用いられているためである。肯定的差別は、積極的差別是正措置としても知られている。肯定的差別若しくは積極的差別是正措置は上記の 4.2.1 の条項で挙げられたグループの歴史的な差別の影響を是正する積極的なステップである。

2. 多様性を認識すること—ソーシャルワーカーは、自分たちが実践する社会での民族的・文化的な多様性を認識し、尊重しなければならない。そこで個人・家族・グループ・コミュニティーに違いがあることを考慮しなければならない。

3. 資源の公正な分配—ソーシャルワーカーは資源が公正にニーズに従って配分されるように保証しなければならない。

4. 不当な政策や実践に挑戦すること—ソーシャルワーカーには、雇用者・政策決定者・政治家・一般市民の関心を、資源が不適切で、資源の配分・政策・実践が抑圧的・不公平若しくは有害状況に向けさせる責務がある。

5. 専門職としての行動

　IFSW と IASSW のメンバーシップのある国の組織は、倫理綱領若しくはガイドラインを、IFSW/IASSW の声明に矛盾しないよう発展させ、また定期的に改めていく責任がある。それぞれの国の組織には、ソーシャルワーカーやソーシャルワークの学校にこれらの綱領若しくはガイドラインを伝える責務がある。ソーシャルワーカーは、自国の現在の倫理規定とガイドラインに従って行動すべきである。そこには、国情に従って倫理的実践に関する、より細かなガイドラインが含まれているだろう。ただし、下記の専門職としての行動に関する一般的なガイドラインは適用される。

1. ソーシャルワーカーは業務に必要な技術と能力を、維持・発展することが期待されている。
2. ソーシャルワーカーは自分たちの技術を、非人間的な目的（例として拷問・テロなど）に利用されることを許してはならない。
3. ソーシャルワーカーは誠実さを持って対応しなければならない。そこには、次のことが含まれる。
　　サービスを利用する人々との信頼ある関係を悪用しないこと
　　個人的および職業的生活の間の区別を認識すること
　　個人的な利益のために自分の立場を悪用しないこと
4. ソーシャルワーカーは、サービス利用者に対して、同情・共感・配慮の念を持ちながら、行動をしていく。
5. ソーシャルワーカーはサービス利用者のニーズや利益を、自分たち自身のニーズや利益に従属させてはならない。
6. ソーシャルワーカーは、職場で自分たちを専門職として、そして個人としてケアしていくのに必要な手段を講じておく必要がある。これは、自分たちが適切なサービスを提供できるよう保証するためである。
7. ソーシャルワーカーは、サービス利用者にかんする情報の秘密を守らなければならない。この例外は、より重大な倫理的要請（例えば生命維持など）のもとのみに正当化されるかもしれない。
8. ソーシャルワーカーは、次のものに対して、自分たちの行為が責任あることを認識しなければならない。それは、サービスの利用者・彼らの実践の相手仲間・雇用者・専門職団体・法律である。そこで、これらの責任の中で、葛藤が起こりうることも認識すべきである。
9. ソーシャルワーカーはソーシャルワークの学校とすすんで協働して、ソーシャルワークを学ぶ学生たちが良質の実践的訓練と最新の情報を得られるように支援しなければならない。
10. ソーシャルワーカー仲間や雇用者との倫理に関わる議論を培い、そして関わっていかなければならない。そして倫理的な情報を踏まえた上で決定していく責任がある。
11. ソーシャルワーカーは倫理的配慮に基づいた決定の理由について、説明できるよう準備ができていなければならない。そして自分の選択と行動に責任を持たねばならない。
12. ソーシャルワーカーは雇用機関や自国で以下のような状況を創出するために努力すべきである。それは、この声明や自国の倫理規定（適用できれば）の原理が議論され、評価され、支持されるような状況である。

出典）「日本ソーシャルワーカー協会」ウェブサイト（http://www.jasw.jp/kokusaiinfo/IFSWrinrikouryou.pdf）.

公益社団法人　日本社会福祉士会の倫理綱領

● 1995 年 1 月 20 日に本会の倫理綱領として採択した「ソーシャルワーカーの倫理綱領」を改訂し、2005 年
6 月 3 日に開催した第 10 回通常総会にて採択したものである。

社会福祉士の倫理綱領

前文
　われわれ社会福祉士は、すべての人が人間としての尊厳を有し、価値ある存在であり、平等であることを
深く認識する。われわれは平和を擁護し、人権と社会正義の原理に則り、サービス利用者本位の質の高い福
祉サービスの開発と提供に努めることによって、社会福祉の推進とサービス利用者の自己実現をめざす専門
職であることを言明する。
　われわれは、社会の進展に伴う社会変動が、ともすれば環境破壊及び人間疎外をもたらすことに着目する
時、この専門職がこれからの福祉社会にとって不可欠の制度であることを自覚するとともに、専門職社会福
祉士の職責についての一般社会及び市民の理解を深め、その啓発に努める。

　われわれは、われわれの加盟する国際ソーシャルワーカー連盟が採択した、次の「ソーシャルワークの定
義」(2000 年 7 月) を、ソーシャルワーク実践に適用され得るものとして認識し、その実践の拠り所とする。

ソーシャルワークの定義
　ソーシャルワーク専門職は、人間の福利（ウェルビーイング）の増進を目指して、社会の変革を進め、人
間関係における問題解決を図り、人々のエンパワーメントと解放を促していく。ソーシャルワークは人間の
行動と社会システムに関する理論を利用して、人びとがその環境と相互にに影響し合う接点に介入する。人
権と社会正義の原理は、ソーシャルワークの拠り所とする基盤である。(IFSW; 2000.7.)
　われわれは、ソーシャルワークの知識、技術の専門性と倫理性の維持、向上が専門職の職責であるだけで
なく、サービス利用者は勿論、社会全体の利益に密接に関連していることを認識し、本綱領を制定してこれ
を遵守することを誓約する者により、専門職団体を組織する。

価値と原則
1（人間の尊厳）
　社会福祉士は、すべての人間を、出自、人種、性別、年齢、身体的精神的状況、宗教的文化的背景、社会
的地位、経済状況等の違いにかかわらず、かけがえのない存在として尊重する。
2（社会正義）
　差別、貧困、抑圧、排除、暴力、環境破壊などの無い、自由、平等、共生に基づく社会正義の実現を目指す。
3（貢献）
　社会福祉士は、人間の尊厳の尊重と社会正義の実現に貢献する。
4（誠実）
　社会福祉士は、本倫理綱領に対して常に誠実である。
5（専門的力量）
　社会福祉士は、専門的力量を発揮し、その専門性を高める。

倫理基準
1）利用者に対する倫理責任
　1.（利用者との関係）社会福祉士は、利用者との専門的援助関係を最も大切にし、それを自己の利益のため

に利用しない。

2.（利用者の利益の最優先）社会福祉士は、業務の遂行に際して、利用者の利益を最優先に考える。

3.（受容）社会福祉士は、自らの先入観や偏見を排し、利用者をあるがままに受容する。

4.（説明責任）社会福祉士は、利用者に必要な情報を適切な方法・わかりやすい表現を用いて提供し、利用者の意思を確認する。

5.（利用者の自己決定の尊重）社会福祉士は、利用者の自己決定を尊重し、利用者がその権利を十分に理解し、活用していけるように援助する。

6.（利用者の意思決定能力への対応）社会福祉士は、意思決定能力の不十分な利用者に対して、常に最善の方法を用いて利益と権利を擁護する。

7.（プライバシーの尊重）社会福祉士は、利用者のプライバシーを最大限に尊重し、関係者から情報を得る場合、その利用者から同意を得る。

8.（秘密の保持）社会福祉士は、利用者や関係者から情報を得る場合、業務上必要な範囲にとどめ、その秘密を保持する。秘密の保持は、業務を退いた後も同様とする。

9.（記録の開示）社会福祉士は、利用者から記録の開示の要求があった場合、本人に記録を開示する。

10.（情報の共有）社会福祉士は、利用者の援助のために利用者に関する情報を関係機関・関係職員と共有する場合、その秘密を保持するよう最善の方策を用いる。

11.（性的差別、虐待の禁止）社会福祉士は、利用者に対して、性別、性的指向等の違いから派生する差別やセクシュアル・ハラスメント、虐待をしない。

12.（権利侵害の防止）社会福祉士は、利用者を擁護し、あらゆる権利侵害の発生を防止する。

2）実践現場における倫理責任

1.（最良の実践を行う責務）社会福祉士は、実践現場において、最良の業務を遂行するために、自らの専門的知識・技術を惜しみなく発揮する。

2.（他の専門職等との連携・協働）社会福祉士は、相互の専門性を尊重し、他の専門職等と連携・協働する。

3.（実践現場と綱領の遵守）社会福祉士は、実践現場との間で倫理上のジレンマが生じるような場合、実践現場が本綱領の原則を尊重し、その基本精神を遵守するよう働きかける。

4.（業務改善の推進）社会福祉士は、常に業務を点検し評価を行い、業務改善を推進する。

3）社会に対する倫理責任

1.（ソーシャル・インクルージョン）社会福祉士は、人々をあらゆる差別、貧困、抑圧、排除、暴力、環境破壊などから守り、包含的な社会を目指すよう努める。

2.（社会への働きかけ）社会福祉士は、社会に見られる不正義の改善と利用者の問題解決のため、利用者や他の専門職等と連帯し、効果的な方法により社会に働きかける。

3.（国際社会への働きかけ）社会福祉士は、人権と社会正義に関する国際的問題を解決するため、全世界のソーシャルワーカーと連帯し、国際社会に働きかける。

4）専門職としての倫理責任

1.（専門職の啓発）社会福祉士は、利用者・他の専門職・市民に専門職としての実践を伝え社会的信用を高める。

2.（信用失墜行為の禁止）社会福祉士は、その立場を利用した信用失墜行為を行わない。

3.（社会的信用の保持）社会福祉士は、他の社会福祉士が専門職業の社会的信用を損なうような場合、本人にその事実を知らせ、必要な対応を促す。

4.（専門職の擁護）社会福祉士は、不当な批判を受けることがあれば、専門職として連帯し、その立場を擁護する。

5.（専門性の向上）社会福祉士は、最良の実践を行うために、スーパービジョン、教育・研修に参加し、援助方法の改善と専門性の向上を図る。

6.（教育・訓練・管理における責務）社会福祉士は教育・訓練・管理に携わる場合、相手の人権を尊重し、専門職としてのよりよい成長を促す。

7.（調査・研究）社会福祉士は、すべての調査・研究過程で利用者の人権を尊重し、倫理性を確保する。

社会福祉士の行動規範

　この「社会福祉士の行動規範」は、「社会福祉士の倫理綱領」に基づき、社会福祉士が社会福祉実践において従うべき行動を示したものである。

1）利用者に対する倫理責任

1. 利用者との関係

1-1.　社会福祉士は、利用者との専門的援助関係についてあらかじめ利用者に説明しなければならない。

1-2.　社会福祉士は、利用者と私的な関係になってはならない。

1-3.　社会福祉士は、いかなる理由があっても利用者およびその関係者との性的接触・行動をしてはならない。

1-4.　社会福祉士は、自分の個人的・宗教的・政治的理由のため、または個人の利益のために、不当に専門的援助関係を利用してはならない。

1-5.　社会福祉士は、過去または現在の利用者に対して利益の相反する関係になることが避けられないときは、利用者を守る手段を講じ、それを利用者に明らかにしなければならない。

1-6.　社会福祉士は、利用者との専門的援助関係とともにパートナーシップを尊重しなければならない。

2. 利用者の利益の最優先

2-1.　社会福祉士は、専門職の立場を私的なことに使用してはならない。

2-2.　社会福祉士は、利用者から専門職サービスの代償として、正規の報酬以外に物品や金銭を受けとってはならない。

2-3.　社会福祉士は、援助を継続できない何らかの理由がある場合、援助を継続できるように最大限の努力をしなければならない。

3. 受容

3-1.　社会福祉士は、利用者に暖かい関心を寄せ、利用者の立場を認め、利用者の情緒の安定を図らなければならない。

3-2.　社会福祉士は、利用者を非難し、審判することがあってはならない。

3-3.　社会福祉士は、利用者の意思表出をはげまし支えなければならない。

4. 説明責任

4-1.　社会福祉士は、利用者の側に立ったサービスを行う立場にあることを伝えなければならない。

4-2.　社会福祉士は、専門職上の義務と利用者の権利を説明し明らかにした上で援助をしなければならない。

4-3.　社会福祉士は、利用者が必要な情報を十分に理解し、納得していることを確認しなければならない。

5. 利用者の自己決定の尊重

5-1.　社会福祉士は、利用者が自分の目標を定めることを支援しなければならない。

5-2.　社会福祉士は、利用者が選択の幅を広げるために、十分な情報を提供しなければならない。

5-3.　社会福祉士は、利用者の自己決定が重大な危険を伴う場合、あらかじめその行動を制限することがあることを伝え、そのような制限をした場合には、その理由を説明しなければならない。

6. 利用者の意思決定能力への対応

6-1.　社会福祉士は、利用者の意思決定能力の状態に応じ、利用者のアドボカシーに努め、エンパワメントを支援しなければならない。

6-2.　社会福祉士は、自分の価値観や援助観を利用者に押しつけてはならない。

6-3.　社会福祉士は、常に自らの業務がパターナリズムに陥らないように、自己の点検に務めなければならない。

6-4. 社会福祉士は、利用者のエンパワメントに必要な社会資源を適切に活用しなければならない。

7. プライバシーの尊重

 7-1. 社会福祉士は、利用者が自らのプライバシー権を自覚するように働きかけなければならない。

 7-2. 社会福祉士は、利用者の個人情報を収集する場合、その都度利用者の了解を得なければならない。

 7-3. 社会福祉士は、問題解決を支援する目的であっても、利用者が了解しない場合は、個人情報を使用してはならない。

8. 秘密の保持

 8-1. 社会福祉士は、業務の遂行にあたり、必要以上の情報収集をしてはならない。

 8-2. 社会福祉士は、利用者の秘密に関して、敏感かつ慎重でなければならない。

 8-3. 社会福祉士は、業務を離れた日常生活においても、利用者の秘密を保持しなければならない。

 8-4. 社会福祉士は、記録の保持と廃棄について、利用者の秘密が漏れないように慎重に対応しなければならない。

9. 記録の開示

 9-1. 社会福祉士は、利用者の記録を開示する場合、かならず本人の了解を得なければならない。

 9-2. 社会福祉士は、利用者の支援の目的のためにのみ、個人情報を使用しなければならない。

 9-3. 社会福祉士は、利用者が記録の閲覧を希望した場合、特別な理由なくそれを拒んではならない。

10. 情報の共有

 10-1. 社会福祉士は、利用者の情報を電子媒体等により取り扱う場合、厳重な管理体制と最新のセキュリティに配慮しなければならない。

 10-2. 社会福祉士は、利用者の個人情報の乱用・紛失その他あらゆる危険に対し、安全保護に関する措置を講じなければならない。

 10-3. 社会福祉士は、電子情報通信等に関する原則やリスクなどの最新情報について学ばなければならない。

11. 性的差別、虐待の禁止

 11-1. 社会福祉士は、利用者に対して性的差別やセクシュアル・ハラスメント、虐待を行ってはならない。

 11-2. 社会福祉士は、利用者に対して肉体的・精神的損害または苦痛を与えてはならない。

 11-3. 社会福祉士は、利用者が暴力や性的搾取・虐待の対象となっている場合、すみやかに発見できるよう心掛けなければならない。

 11-4. 社会福祉士は、性的差別やセクシュアル・ハラスメント、虐待に対する正しい知識を得るよう学ばなければならない。

12. 権利侵害の防止

 12-1. 社会福祉士は、利用者の権利について十分に認識し、敏感かつ積極的に対応しなければならない。

 12-2. 社会福祉士は、利用者の権利侵害を防止する環境を整え、そのシステムの構築に努めなければならない。

 12-3. 社会福祉士は、利用者の権利侵害の防止についての啓発活動を積極的に行わなければならない。

2) 実践現場における倫理責任

1. 最良の実践を行う責務

 1-1. 社会福祉士は、専門職としての使命と職責の重要性を自覚し、常に専門知識を深め、理論と実務に精通するように努めなければならない。

 1-2. 社会福祉士は、専門職としての自律性と責任性が完遂できるよう、自らの専門的力量の向上をはからなければならない。

 1-3. 社会福祉士は、福祉を取り巻く分野の法律や制度等関連知識の集積に努め、その力量を発揮しなければならない。

2. 他の専門職等との連携・協働

 2-1. 社会福祉士は、所属する機関内部での意思疎通が円滑になされるように積極的に働きかけなければならない。

2-2. 社会福祉士は、他の専門職と連携し、所属する機関の機構やサービス提供の変更や開発について提案しなければならない。

2-3. 社会福祉士は、他機関の専門職と連携し協働するために、連絡・調整の役割を果たさなければならない。

3. 実践現場と綱領の遵守

3-1. 社会福祉士は、社会福祉士の倫理綱領を実践現場が熟知するように働きかけなければならない。

3-2. 社会福祉士は、実践現場で倫理上のジレンマが生じた場合、倫理綱領に照らして公正性と一貫性をもってサービス提供を行うように努めなければならない。

3-3. 社会福祉士は、実践現場の方針・規則・手続き等、倫理綱領に反する実践を許してはならない。

4. 業務改善の推進

4-1. 社会福祉士は、利用者の声に耳を傾け苦情の対応にあたり、業務の改善を通して再発防止に努めなければならない。

4-2. 社会福祉士は、実践現場が常に自己点検と評価を行い、他者からの評価を受けるように働きかけなければならない。

3）社会に対する倫理責任

1. ソーシャル・インクルージョン

1-1. 社会福祉士は、特に不利益な立場にあり、抑圧されている利用者が、選択と決定の機会を行使できるように働きかけなければならない。

1-2. 社会福祉士は、利用者や住民が社会の政策・制度の形成に参加することを積極的に支援しなければならない。

1-3. 社会福祉士は、専門的な視点と方法により、利用者のニーズを社会全体と地域社会に伝達しなければならない。

2. 社会への働きかけ

2-1. 社会福祉士は、利用者が望む福祉サービスを適切に受けられるように権利を擁護し、代弁活動を行わなければならない。

2-2. 社会福祉士は、社会福祉実践に及ぼす社会政策や福祉計画の影響を認識し、地域福祉の増進に積極的に参加しなければならない。

2-3. 社会福祉士は、社会における意思決定に際して、利用者の意思と参加が促進されるよう支えなければならない。

2-4. 社会福祉士は、公共の緊急事態に対して可能な限り専門職のサービスを提供できるよう、臨機応変な活動への貢献ができなければならない。

3. 国際社会への働きかけ

3-1. 社会福祉士は、国際社会において、文化的社会的差異を尊重しなければならない。

3-2. 社会福祉士は、民族、人種、国籍、宗教、性別、障害等による差別と支配をなくすための国際的な活動をささえなければならない。

3-3. 社会福祉士は、国際社会情勢に関心をもち、精通するよう努めなければならない。

4）専門職としての倫理責任

1. 専門職の啓発

1-1. 社会福祉士は、対外的に社会福祉士であることを名乗り、専門職としての自覚を高めなければならない。

1-2. 社会福祉士は、自己が獲得し保持している専門的力量を利用者・市民・他の専門職に知らせるように努めなければならない。

1-3. 社会福祉士は、個人としてだけでなく専門職集団としても、責任ある行動をとり、その専門職の啓発を高めなければならない。

2. 信用失墜行為の禁止

  2-1. 社会福祉士は、社会福祉士としての自覚と誇りを持ち、社会的信用を高めるよう行動しなければならない

  2-2. 社会福祉士は、あらゆる社会的不正行為に関わってはならない。

3. 社会的信用の保持

  3-1. 社会福祉士は、専門職業の社会的信用をそこなうような行為があった場合、行為の内容やその原因を明らかにし、その対策を講じるように努めなければならない。

  3-2. 社会福祉士は、他の社会福祉士が非倫理的な行動をとった場合、必要に応じて関係機関や日本社会福祉士会に対し適切な行動を取るよう働きかけなければならない。

  3-3. 社会福祉士は、信用失墜行為がないように互いに協力し、チェック機能を果たせるよう連携を進めなければならない。

4. 専門職の擁護

  4-1. 社会福祉士は、社会福祉士に対する不当な批判や扱いに対し、その不当性を明らかにし、社会にアピールするなど、仲間を支えなければならない。

  4-2. 社会福祉士は、不当な扱いや批判を受けている他の社会福祉士を発見したときは、一致してその立場を擁護しなければならない。

  4-3. 社会福祉士は、社会福祉士として不当な批判や扱いを受けぬよう日頃から自律性と倫理性を高めるために密に連携しなければならない。

5. 専門性の向上

  5-1. 社会福祉士は、研修・情報交換・自主勉強会等の機会を活かして、常に自己研鑽に努めなければならない。

  5-2. 社会福祉士は、常に自己の専門分野や関連する領域に関する情報を収集するよう努めなければならない。

  5-3. 社会福祉士は、社会的に有用な情報を共有し合い、互いの専門性向上に努めなければならない。

6. 教育・訓練・管理における責務

  6-1. スーパービジョンを担う社会福祉士は、その機能を積極的に活用し、公正で誠実な態度で後進の育成に努め社会的要請に応えなければならない。

  6-2. コンサルテーションを担う社会福祉士は、研修会や事例検討会等を企画し、効果的に実施するように努めなければならない。

  6-3. 職場のマネジメントを担う社会福祉士は、サービスの質・利用者の満足・職員の働きがいの向上に努めなければならない。

  6-4. 業務アセスメントや評価を担う社会福祉士は、明確な基準に基づき評価の判断をいつでも説明できるようにしなければならない。

  6-5. 社会福祉教育を担う社会福祉士は、次世代を担う人材養成のために、知識と情熱を惜しみなく注がなければならない。

7. 調査・研究

  7-1. 社会福祉士は、社会福祉に関する調査研究を行い、結果を公表する場合、その目的を明らかにし、利用者等の不利益にならないよう最大限の配慮をしなければならない。

  7-2. 社会福祉士は、事例研究にケースを提供する場合、人物を特定できないように配慮し、その関係者に対し事前に承認を得なければならない。

出典）「日本社会福祉士会」ウェブサイト（http://www.jacsw.or.jp/01_csw/05_rinrikoryo/）.

国家試験対策用語集

●解説文中の太字は国家試験で出題された箇所です。

アカウンタビリティ

〔accountability〕

「説明責任」と訳される。適切な情報の開示と説明は援助者の義務であり、それがあってはじめて利用者の自己選択・決定が実現する。

浅賀ふさ

〔1894-1986〕

愛知県に生まれ、日本女子大学卒業後渡米し、ソーシャルワークの専門教育を受ける。帰国後、聖ルカ病院（現・聖路加国際病院）医療社会事業部に勤務する。日本における**医療ソーシャルワーク**の草分け的存在である。

アダムス

〔Addams, Jane 1860-1935〕

「アダムズ」とも記される。アメリカの**セツルメント運動**に従事した人物。1889 年、シカゴの貧困地域に「ハル・ハウス」を設立した。

アドボカシー

〔advocacy〕

「代弁」「弁護」「権利擁護」などと訳される。社会福祉サービス利用者（当事者）の利益を守るために、本人の立場に立って、本人に代わって権利の主張をすることをいう。アドボカシーは、個人や家族などを対象とする**「ケースアドボカシー」**と、同様のニーズをもつ集団や階層、コミュニティのために機能を果たす**「クラスアドボカシー」**に大別される。その他、主体からみた類型として、①セルフアドボカシー（自己弁護）、②シチズンアドボカシー（市民擁護代弁）、③リーガルアドボカシー（法的擁護代弁）、などがある。

あらゆる形態の人種差別の撤廃に関する国際条約

人権および基本的自由の平等を確保するため、あらゆる形態の人種差別を撤廃する政策などを、すべての適当な方法によって遅滞なくとることを主な内容としている。1965 年の国連総会において採択され、1969 年に発効しており、わが国は 1995（平成 7）年に加入している。

アルマナー制度

〔almoner〕

「アルモナー」とも記される。1895 年、イギリスの王立施療病院に導入された。アルマナーとは病院の医療福祉係を指し、現代の**医療ソーシャルワーカー**に相当する。日本では、聖路加国際病院において実践活動に従事した**浅賀ふさ**が第一人者として知られている。

ウィリアムズ

〔Williams, George 1821-1905〕

YMCA（Young Men's Christian Association： キリスト教青年会、1844 年）の創設者の 1 人。YMCA の活動は、キリスト教の精神を基盤に、レクリエーション活動などの機会を青少年に提供し、精神的指導や生活技術指導を行うことによって、充実した余暇を提供しようとするものであった。

ヴォルフェンスベルガー

〔Wolfensberger, Wolf 1934-〕

1934 年にドイツで生まれ、1950 年にアメリカに移住し、ノーマライゼーションの理念をアメリカやカナダに紹介した知的障害者分野の研究者。文化的な側面や社会的な役割の側面におけるノーマライゼーションを強調した。また、ソーシャルロールバロリ

ゼーション（社会的役割の実践）という概念を提唱している。

小河滋次郎
（おがわしげじろう）

〔1863-1925〕

社会事業家。監獄学者。1882（明治15）年に東京専門学校邦語法律科、1883（明治16）年に東京大学法学部別課法学科に入学し、監獄学の研究に取り組む。卒業後、内務省に入省し、警保局監獄課長などを歴任。その後、官僚としての立場を退き、活動を社会事業へと拡大していく。1918（大正7）年にドイツのエルバーフェルト市（現・ブッパータール市）における救貧委員制度や岡山県済世顧問制度などを参考に、民生委員制度の先駆けである大阪府方面委員制度をスタートさせる。同制度に関しては、1924（大正13）年の著書『社会事業と方面委員制度』によって確認することができる。

オンブズパーソン
〔ombuds person〕

「苦情処理人」や「権利擁護者」としての役割を担う。硬直的構造に陥りやすい社会福祉施設や苦情が顕在化しにくい福祉サービスに対して、第三者的な立場から公平な判断をすることが期待されている。オンブズマン（ombudsman）ともいう。

カウンセリング
〔counseling〕

関連援助技術の1つ。心理的な問題を抱えている利用者に対して、専門職による言語的・非言語的コミュニケーションを通じて問題の解決を図る過程をいう。ケースワークと似ているが、社会資源の活用の幅がより狭いことや心理的問題の解決に焦点が当てられることなどにおいて区別される。

間接援助技術
（かんせつえんじょぎじゅつ）

利用者を取り巻く環境に働きかけていくものであり、直接援助技術がより効果的に機能するように実践される援助技術のことをいう。①地域援助技術（コミュニティワーク）、②社会福祉調査法（ソーシャルワーク・リサーチ）、③社会福祉運営管理法（ソーシャル・ウェルフェア・アドミニストレーション）、④社会福祉計画法（ソーシャル・ウェルフェア・プランニング）、⑤社会福祉活動法（ソーシャル・ウェルフェア・アクション）などで構成される。

関連援助技術
（かんれんえんじょぎじゅつ）

伝統的なケースワーク（個別援助技術）やグループワーク（集団援助技術）、コミュニティワーク（地域援助技術）に対して、社会の変容に伴って登場した援助技術を指す。具体的には、①ネットワーク（ネットワーキング）、②ケアマネジメント、③スーパービジョン、④コンサルテーション、⑤カウンセリングなどが挙げられる。

機能主義
（きのうしゅぎ）

「機能派」とも呼ばれるケースワークにおける理論学派の1つ。ランク（Rank, O.）の意志心理学を基盤とし、利用者が本来もっている自我の力による自己成長・自己変容を重視し、その力を発揮できる場面を構成することが重要であるとした。

キャボット
〔Cabot, Richard C. 1868-1939〕

アメリカの医療社会事業を発展させた医師。1905年、マサチューセッツ総合病院において、患者の生活環境に関する情報を知る必要性から、ソーシャル・アシスタントを採用した。これがアメリカにおける最初の医療ソーシャルワーカーとされる。

教育機能
（きょういくきのう）

ソーシャルワークの機能の1つ。援助者が、利用者の社会的機能を高め、環境への対処能力を引き出すために、必要な情報や新たな技能を学習する機会を提供することをいう。相談援助におけるソーシャルワーカーの重要な役割の1つである。

協働
（きょうどう）

〔cooperation〕

行政と民間団体・機関などが、共通の問題意識に立って活動を実践することをいう。協働関係においては、それぞれが対等な立場にあり、互いの主体性や独自性が尊重される。ソーシャルワークの場面では、公私関係に限らず、福祉・医療・保健などの連携が必要である。

グリーンウッド

〔Greenwood, Ernest 1910-2004〕

1957年に**専門職の属性**として、①まとまった理論体系、②専門職としての権威、③社会からの承認、④規制的な倫理綱領、⑤専門職としての文化を挙げ「**ソーシャルワークは専門職である**」とした。

呉秀三（くれしゅうぞう）

〔1865-1932〕

精神医学者。日本の「精神医学の父」と呼ばれる。精神病患者の人道的待遇を主張し、精神病院の構造の改善などに努めた。1902（明治35）年に「**精神病者慈善救治会**」を創設し、精神病患者に対する奉仕活動や社会の偏見に対する啓蒙に尽力した。

ケアマネジメント／ケースマネジメント

〔care management/case management〕

関連援助技術の1つ。利用者の必要とするケアを調整する機能をもち、利用者にとって最適なサービスを迅速に、かつ効果的に提供するための技法をいう。多くの利用者は複数のニーズを抱えている。それらのニーズを充足するためには、さまざまな**社会資源と利用者とを結びつける**ことが必要となる。それを可能にし、また日常生活は横断的に成り立っているという視点から再考し、従来の縦割りのサービスを利用者の立場から再構成する。さらに、サービス提供の窓口をケアマネジャー（介護支援専門員）に一元化することで、容易に**社会資源を得ることができる**点が特徴といえる。なお、この技法は1970年代後半、アメリカで精神障害者への在宅支援のために作られ「ケースマネジメント」と呼ばれていたが、1990年にイギリスで成立した「国民保健サービス及びコミュニティケア法」において、マネジメントするのは「ケース」ではなく「ケア」であることから「ケアマネジメント」という用語が使用されるようになった。わが国でも、介護保険制度の開始以降は「ケアマネジメント」としている。したがって、「**ケアマネジメント**」と「**ケースマネジメント**」は、ほとんど**同義**であるといってよい。

ケースカンファレンス／ケアカンファレンス

〔case conference/care conference〕

適切なサービスが提供できるように援助者が集まり、連絡調整や情報交換、討議などを行う会議のことをいう。また、スーパーバイザーからの指導・助言が行われることもある。

高齢者のための国連原則（こうれいしゃ／こくれんげんそく）

1991年の国連総会で採択されたものであり、①自立、②参加、③介護、④自己実現、⑤尊厳の領域における高齢者の地位について普遍的な基準を定めている。各国政府はできる限り、これを国内プログラムに盛り込むことが促されている。

国際ソーシャルワーカー連盟（ＩＦＳＷ）（こくさい／れんめい）

〔international federation of socialworkers〕

スイスのジュネーブに本部を置く国際組織であり、ソーシャルワークの標準や倫理を定め、ソーシャルワーカーの労働条件や組織率などの向上を図り、平和と人権を守る活動を積極的に行っている。なお、国際ソーシャルワーカー連盟への加盟資格が1カ国1団体であるため、日本では、①日本ソーシャルワーカー協会、②日本社会福祉士会、③日本医療社会福祉協会、④日本精神保健福祉士協会が国内調整団体として「日本ソーシャルワーカー連盟」を組織し加盟している。

コーズ

〔Kohs, Samuels 1890-1984〕

アメリカのソーシャルワーク研究者。『ソーシャルワークの根源』（1966）において、ソーシャルワークの価値の根源を求めていく中で、その基本的な諸**価値は単一の哲学から導き出されるものではない**とした。

コーディネーション

〔coordination〕

ソーシャルワークにおける連絡・調整の機能を指し、機関や施設、団体などの間に対等な関係を創造し、それぞれが最大限にその特性を発揮できるように調整することをいう。

コミュニティ・オーガニゼーション

〔community organization〕

ソーシャルワークの技術の1つで、間接援助技術に

位置づけられる。地域を対象とする援助であることから地域援助技術ともいう。この定義は変遷しており、「ニード・資源調整説」「インターグループワーク説」「地域組織化説」「地域開発・社会計画・ソーシャル・アクションの3つのモデル」などが挙げられる。

自己実現
〔self-actualization〕
自己を実現すること。マズロー（Maslow, A. H.）は生理的、心理的な欲求が満たされた結果として、本来の自己を実現しようとする欲求が現れると考えた。ロジャーズ（Rogers, C. R.）は、人間は自らのもつ潜在的能力を達成しようとする自己実現の動機を備え持っていると述べた。

慈善組織協会（COS）
〔charity organization society〕
1869年、ロンドンに設立された。無差別による慈善的な救済の乱立の弊害をなくすために設立され、慈善団体の連絡、調整、組織化および救済の適正化を図ることを目的とした。のちにアメリカやわが国に多大な影響を及ぼし、今日のケースワークやコミュニティ・オーガニゼーションの先駆をなした。

児童の権利に関する条約
18歳未満を「児童」と定義し、国際人権規約において定められている権利を児童について展開し、児童の人権の尊重と確保の観点から必要となる事項を定めている。1989年の国連総会において採択され、1990年に発効しており、わが国は1994（平成6）年に批准している。

社会改良運動
社会問題の改良を通じて社会変革を実現しようとする運動をいう。歴史的には、青少年団体運動やセツルメント運動などが代表的な例として挙げられる。

社会正義
「人権」とともにソーシャルワークの基盤となる原理。日本社会福祉士会の倫理綱領（2005〔平成17〕年）では、価値と原則の1つとして「差別、貧困、抑圧、排除、暴力、環境破壊などの無い、自由、平等、共生に基づく社会正義の実現を目指す」とされている。

社会福祉運営管理法（ソーシャルアドミニストレーション）
〔social welfare administration〕
間接援助技術の1つ。社会福祉施設や機関などが福祉サービスの合理的かつ効果的な展開・発展を図るためのソーシャルワーク実践をいう。今日では、社会福祉政策や社会福祉行政の運営についても用いられている。

社会福祉活動法（ソーシャルアクション）
〔social welfare action〕
間接援助技術の1つ。地域社会に生じるさまざまな福祉課題に対し、当事者や地域住民が課題の解決や望ましい社会の実現を目的に、環境や制度の変革を目指すソーシャルワーク実践をいう。なお、社会福祉活動法には、世論の喚起や集会・署名・請願・陳情などによる議会や行政機関への要求行動が含まれる。

社会福祉協議会
社会福祉法109条で「地域福祉の推進を図ることを目的とする団体」と位置づけられた社会福祉法人である。各都道府県、区市町村に設置されている。なかでも、高齢者福祉への取り組みには、日常生活の見守りや支援を必要とする人びとを、近隣で連携して支え合う、小地域ネットワーク活動がある。行政庁の職員は市町村社協の役員になることができるが、役員総数の5分の1を超えてはならないことが規定されている。

社会福祉計画法（ソーシャルプランニング）
〔social welfare planning〕
間接援助技術の1つ。社会保障問題や高齢者問題などの福祉課題に対応し、国民の生活の安定を図る計画的・予防的なソーシャルワーク実践をいう。社会の動向を見据え、一定の目標実現に向け、社会体系あるいは社会の一部を合理的に変革し、望ましい方向へ改善するものである。

社会福祉士

1987（昭和62）年に社会福祉士及び介護福祉士法が成立し、これにより社会福祉士はソーシャルワークにおける専門職としての明確な位置づけができたといえる。2条1項において社会福祉士とは「第28条の登録を受け、社会福祉士の名称を用いて、専門的知識及び技術をもつて、**身体上若しくは精神上の障害があること又は環境上の理由により日常生活を営むのに支障がある者の福祉に関する相談に応じ、助言、指導、福祉サービスを提供する者又は医師その他の保健医療サービスを提供する者その他の関係者**（第47条において「福祉サービス関係者等」という。）との連絡及び調整その他の援助を行うこと（第7条及び第47条の2において「相談援助」という。）を業とする者をいう」となっている。2007（平成19）年12月改正。

社会福祉士及び介護福祉士法

1987（昭和62）年、①高齢化に伴う福祉ニーズの増大や多様化に対する専門的援助の必要性、②新しい供給システムに伴う福祉サービスの健全育成と質の確保、③福祉専門職の資格制度確立の要請などを背景に制定された法律。この法律の目的は「社会福祉士及び介護福祉士の資格を定めて、その業務の適正を図り、もつて社会福祉の増進に寄与すること」（1条）とされている。

社会福祉士の行動規範

「社会福祉士の倫理綱領」に基づいて、社会福祉士が社会福祉実践において従うべき行動を示したもの。たとえば、利用者に対する倫理責任における「秘密の保持」では、「社会福祉士は、業務の遂行にあたり、**必要以上の情報収集をしてはならない**」「社会福祉士は、記録の保持と廃棄について、利用者の秘密が漏れないように慎重に対応しなければならない」などとしている。

障害者の権利に関する条約

障害者の人権と基本的自由の享有を確保し、障害者の固有の尊厳の尊重を促進することを目的として、障害者の権利の実現のための措置などについて定めている。2006年の国連総会において採択され、2008年に発効しており、2014（平成26）年にわが国についても効力を発生させている。

情報公開／情報開示

〔information disclosure〕

社会福祉の制度やサービスに関する情報の提供や開示は、利用者の主体的なサービス選択を支えるために欠くことのできないものである。現在ではインターネットによるウェブサイトを活用することで、容易に情報を得ることが可能となった。代表的な福祉・保健・医療の総合情報サイトとして、独立行政法人福祉医療機構が運営するWAM NETがある。ITの発展と普及によって多くの国民が恩恵を受けているが、一方で情報リテラシーやアクセシビリティ、デジタル・ディバイドや情報セキュリティなどに関する課題への対応も必要である。

女子に対するあらゆる形態の差別の撤廃に関する条約

男女の完全な平等の達成に貢献することを目的として、女子に対するあらゆる差別を撤廃することを基本理念としている。また、「女子に対する差別」を定義し、締約国に対して、政治的および公的活動、経済的および社会的活動における差別の撤廃のために適当な措置をとることを求めている。1979年の国連総会において採択され、1981年に発効しており、わが国は1985（昭和60）年に締結した。

自立支援

社会において自立した生活、主体的な生活を営むための生活力を育てることをいう。自立した生活とは、どこに住むのか、どのように住むのか、どのように生活を営むのかなどを選択する自由であるといえる。つまり、何でも自分1人で行うといったものではなく、必要な援助を受けながらも、自分で選択し決定するという意味に捉えることができる。そのような意味においては、「自律」と表現することも考えられる。

診断主義

「診断派」とも呼ばれるケースワークの理論学派の1つ。**フロイト（Freud, S.）の精神分析理論を基盤**とし、利用者のパーソナリティの構造を生育歴や家

族関係の中から明らかにし、自我の強化を図ること
を通して、社会環境に対する適応能力を高めようと
する立場をとった。

スティグマ
〔stigma〕
もともとの意味は奴隷や犯罪者の体に刻まれた徴で
ある。多数派集団において正統とされる文化や規範
を欠く少数派集団に対しては、その属性から否定的
なレッテルが貼られ、その集団に属する者は正常か
ら逸脱した者とみなされ、他人の軽視と不信をか
う。それは被差別的な地位のシンボルという意味で
汚点（スティグマ）となり、社会的な差別を発生さ
せるとされる。

生活の質（QOL）
〔quality of life〕
「生命の質」「生活の質」「人生の質」などと訳され
る。さまざまな生活場面を質的に捉える概念であ
る。わが国では 1970 年代以降、「心の貧困」が指摘
され「心の豊かさ」が強調されるようになり、社会
福祉分野において QOL を重視する必要性が語られ
ている。

精神保健福祉士
精神保健福祉士法 2 条において「精神保健福祉士と
は、28 条の登録を受け、精神保健福祉士の名称を
用いて、精神障害者の保健及び福祉に関する専門的
知識及び技術をもって、精神科病院その他の医療施
設において精神障害の医療を受け、又は精神障害者
の社会復帰の促進を図ることを目的とする施設を利
用している者の地域相談支援の利用に関する相談そ
の他の社会復帰に関する相談に応じ、助言、指導、
日常生活への適応のために必要な訓練その他の援助
を行うことを業とする者をいう」とされている。精
神保健の分野では、1950 年代より、精神科ソーシ
ャルワーカー（PSW）が医療機関を中心に活躍し
てきた歴史がある。一方、精神保健福祉士は、1997
（平成 9）年に誕生した精神保健領域におけるソー
シャルワーカーの国家資格である。したがって、
PSW のなかには精神保健福祉上の資格を持たない
者も存在する。

精神保健福祉士法
1997（平成 9）年、精神障害者の医療機関への入院
の長期化の解消や精神障害者の社会復帰の促進など
の観点から制定された法律。この法律の目的は「精
神保健福祉士の資格を定めて、その業務の適正を図
り、もって精神保健の向上及び精神障害者の福祉の
増進に寄与すること」（1 条）とされている。

精神保健福祉法（精神保健及び精神障害者福祉に関する法律）
精神障害者の医療および保護を行い、障害者総合支
援法と相まって、社会復帰の促進および自立と社会
経済活動への参加の促進に必要な援助を行い、発生
予防、その他国民の精神保健の向上を図ることを目
的とした法律。

セツルメント運動
〔settlement〕
知識と人格を兼備する有産階級の人びとがスラム地
域に住み込み、スラム地域の人たちとの知的および
人格的接触を通じて、福祉の向上を図ろうとするも
の。バーネット夫妻（Barnett, S. & Barnett, H.）
を中心とするトインビー・ホール（1884 年）の設
立によって本格化した。

ソーシャル・インクルージョン（社会的包摂）
〔social inclusion〕
すべての人びとを、その属性（性別、年齢、身体
的・精神的状況、宗教的・文化的背景、経済状況
等）にかかわらず、孤立、孤独、排除、摩擦などか
ら守り、社会の構成員として包み込み、支えあう理
念をいう。なお、この理念は、**日本社会福祉士会の
倫理網領（2005〔平成 17〕年）**で、「**社会に対する
倫理責任**」の 1 つとして唱えられている。

ソーシャル・エクスクルージョン（社会的排除）
〔social exclusion〕
貧困という用語に代わって現代的な貧困を認識する
概念。経済的な意味での貧困だけでなく、貧困をも
たらす要因となる生活環境や状態、そのプロセスを
も含むニーズ把握のための概念として理解されてい
る。**これに対する概念として「ソーシャル・インク**

ルージョン」がある。これは人間関係の中に生じる格差や障壁を作り出す構造を解消し、すべての人が平等で、尊厳のある生活を営むことのできる社会を構築するための概念である。

ソーシャルワークのグローバル定義（ていぎ）

2014 年 7 月にオーストラリアのメルボルンで開催された国際ソーシャルワーカー連盟（IFSW）、国際ソーシャルワーク学校連盟（IASSW）の総会および合同世界会議において採択された。定義の改訂のポイントとして、①社会を変えていく役割を強調したこと、②マクロレベル（政治レベル）の取り組みを強調したこと、③ソーシャルワークは学問であるとしたこと、④欧米中心主義からの脱却を図ったこと、⑤グローバル定義をもとに階層定義（ナショナル・リージョナル）の展開が認められたことなどが挙げられる。

ソーシャルワークの定義（ていぎ）

2000 年 7 月に国際ソーシャルワーカー連盟が採択した定義では、ソーシャルワークを「ソーシャルワーク専門職は、人間の福利（ウェルビーイング）の増進を目指して、社会の変革を進め、人間関係における問題解決を図り、人びとのエンパワーメントと解放を促していく。ソーシャルワークは、人間の行動と社会システムに関する理論を利用して、**人びとがその環境と相互に影響し合う接点に介入する**。人権と社会正義の原理は、ソーシャルワークの拠り所とする基盤である」としている。したがって、ソーシャルワークによる介入の範囲は、**個人**に焦点を置いた心理社会的プロセスから**社会政策、社会計画**および**社会開発**への参画にまで及ぶものである。

代弁機能（だいべんきのう）

ソーシャルワークの機能の 1 つ。援助者が、権利や要求などを表現できず具体的にそれらを実現できない利用者を弁護し、代弁することをいう。

タスクゴール

〔task goal〕
地域援助技術の評価過程において、目標が達成できたか否かを測ることをいう。課題の達成度や財政効果の程度、住民のニーズの充足度、援助にかかわっ

た機関や団体の貢献度などを確認する。

ターミナルケア

「人生の最期」において、その人の人格や QOL（quality of life、生活の質）を尊重し、残された人生をその人らしく生きていけるように援助を進めるケアをいう。

地域援助技術（コミュニティワーク）（ちいきえんじょぎじゅつ）

〔community work〕
間接援助技術の 1 つ。地域社会で生じる諸問題に対し、地域住民が主体的・組織的・計画的に解決していけるように、公私の専門機関が側面的な援助を行うソーシャルワーク実践をいう。なお、コミュニティソーシャルワークといった場合、地域を基盤に展開する援助である点においてはコミュニティワークに類似するが、専門職だけではなく、当事者や地域住民との連携・協働による援助（ソーシャルサポート・ネットワーク）を重視する傾向が強い。

地域診断（ちいきしんだん）

コミュニティーワークにおいて、住民のニーズや問題の発生要因、解決方法等を地域や社会資源の状況などについてあらゆる角度や視点から総合的に把握し、分析・検討を行うことをいう。

地域組織化（ちいきそしきか）

通常は、地域における問題解決に主体的に取り組めるように、住民を組織化する活動のことをいう。ロス（Ross, M.）は、コミュニティ・オーガニゼーションの定義として「地域組織化説」を提唱した。

地域福祉計画（ちいきふくしけいかく）

市町村によって策定される地域福祉の推進に関する計画のこと。社会福祉法 107 条に定められている。計画には、①地域におけるサービスの適切な利用の推進、②地域における社会福祉を目的とする事業の健全な発達、③地域福祉に関する活動への住民の参加の促進などに関する事項を一体的に定めることが明記されている。

地域包括支援センター（ちいきほうかつしえん）

地域住民の健康の保持および生活の安定のために必

要な援助を行うことにより、住民の生活を包括的に支援することを目的として設置された機関。包括的支援事業（介護予防ケアマネジメント、総合相談・支援など）や介護予防支援業務などを実施する。社会福祉士、主任ケアマネジャー、保健師等が配置される。市町村が責任主体であるが、運営は社会福祉法人、医療法人、NPO法人などが行っている。

チーム・アプローチ
〔team approach〕
利用者の抱えるニーズは複雑化、多様化しており、1人の援助者によるサポートでは対処できない場合が多い。よって、他の援助者や専門職者とチームを組んで利用者の課題に対応していく必要がある。そのような援助者側の取り組みをいう。

チーム・ケア
〔team care〕
医療・保健・福祉などの専門職がチームを組織し、それぞれの知識や技能を駆使しながら利用者のケアに取り組むことをいう。適切なチーム・ケアには、互いの専門性の相互理解と尊重、共通の理念や目標をもつことが必要となる。なお、専門職ではないボランティアや民生委員などが含まれることもある。

仲介機能
ソーシャルワークの機能の1つ。**援助者が、利用者の抱えるニーズと社会資源とを効果的に結びつけることをいう。**

調停機能
ソーシャルワークの機能の1つ。援助者が、問題や葛藤に直面している2人以上の当事者が合意に至るよう図ったり、集団や組織の合意形成が可能になるよう援助することをいう。

トインビー・ホール
〔Toynbee Hall〕
1884年、ロンドン郊外のイースト・エンドに建てられた世界最初のセツルメントハウスである。運動に身を投じ31歳の若さで亡くなったトインビー（Toynbee, A）を記念して、その運動を引き継いだバーネット（Barnett, S.）の指導のもとで設立され

た貧困者・高齢者などの社会的弱者の施設をいう。

留岡幸助
〔1864-1934〕
牧師。慈善事業家。同志社卒業後、空知集治監（監獄）の教誨師として赴任し感化教育の重要性を認識する。その後、監獄問題や感化教育施設を実地に学ぶため渡米。帰国後、巣鴨家庭学校を創設する。その後も地方改良運動に取り組み、1914（大正3）年に北海道社名淵に家庭学校社名淵分校（現在の**北海道家庭学校**）を創設し、感化事業を実践した。

永井三郎
社会福祉学者。グループワークを中心に多数の著書、訳書がある。1949（昭和24）年に著書『**グループ・ワーク―小団指導入門**』において、青少年のグループ活動やクラブ活動に携わる指導者を対象に、グループワークの基本的な考え方について語っている。

仲村優一
〔1921-2015〕
社会福祉学者。日本社会事業大学や放送大学、淑徳大学などで研究・教育に携わる。1956（昭和31）年に論文「公的扶助とケースワーク」を著し、ケースワークと公的扶助は一体としてあるべきと述べた。これに対し、当時日本福祉大学の教授であった岸勇は、公的扶助とケースワークを分離させようとする立場をとった。これに始まる論争を「岸・仲村論争（仲村・岸論争）」という。

ニーズ・資源調整説
1939年の全米社会事業会議で採択された「**レイン報告書**」による考え方。コミュニティ・オーガニゼーションの目的は、社会資源と地域のニーズを変化に合わせて効果的に調整していくことにあるとした。

認定社会福祉士制度
社会福祉士の実践力を担保する民間認定の仕組みとして制定され、認定社会福祉士認証・認定機構によって2012（平成24）年度から運用が開始された。これにより「認定社会福祉士」は、福祉課題に対し高度な専門知識と熟練した技術を活用して個別の支

援や多職種との連携、地域福祉の増進を実践することのできる能力を有した者となる。一方、「認定上級社会福祉士」は前述の認定社会福祉士の有する能力をさらに高め、また人材の育成において他の社会福祉士に対する指導的役割を担い、実践の科学化を行うことのできる能力を有する者とされる。

バーネット
〔Barnett, Samuel Augustus 1844–1913〕
世界初のセツルメントハウスとされるトインビー・ホールの初代館長。妻のヘンリエッタ（Barnett, H.）とともに、貧困者の救済に尽力し、セツルメント運動を展開した。

ハル・ハウス
〔Hull-House〕
1889 年にシカゴに開設されたセツルメントハウス。創設者はアダムス（Addams, J.）とスター（Starr, E.）とされる。

秘密保持
〔confidentiality〕
バイステック（Biestek, F. P.）の示したケースワークの原則の 1 つであり、自身の秘密をしっかり守りたいという利用者のニーズから導き出される。援助を展開する中で知り得た情報は公にせず、利用者のプライバシーや秘密を守り、信頼感を保つことをいう。それにより利用者は自らの問題について語ることが可能となる。

貧困撲滅とソーシャルワーカーの役割に関する国際方針文書
2010 年に国際ソーシャルワーカー連盟（IFSW）によって定められた。この方針文書では、「政策の背景」「貧困により派生する問題」「貧困緩和へのアプローチ」「人権と倫理」「ソーシャルワーカーの役割」「政策声明」などに触れ、貧困の根絶を実現するためのソーシャルワーカーの役割について述べている。

福祉組織化
地域におけるニーズを解決していくために、問題を抱える当事者を中心として社会福祉機関・団体、施設などを組織化すること。岡村重夫は、「福祉組織化」と「一般地域組織化」をともに地域福祉の構成要素としている。

ブース
〔Booth, Charles James 1840–1916〕
イギリスの研究者、実業家。17 年にわたって実施したロンドン調査はその報告書『ロンドン民衆の生活と労働』（全 17 巻）にまとめられ、人口の 3 割が貧困線以下にあり、その原因が低賃金等の雇用上の問題に起因することを明らかにした。

フレックスナー
〔Flexner, Abraham 1866–1959〕
1915 年の全米慈善・矯正会議において、専門職の特質として、①個人的責任を伴う知的な仕事であること、②学識に裏付けられたものであること、③実際的目的のためであること、④教育的に他に伝達可能な技術があること、⑤専門職団体・組織をつくること、⑥利他主義的であることを挙げ、「ソーシャルワークは現段階では専門職に該当しない」と結論づけた。

フロイト
〔Freud, Sigmund 1856–1939〕
オーストリアの精神科医。精神分析の創始者。ヒステリーの患者の治療に関する研究から、人間には意識の奥底に自らも気づいていない無意識が存在すると主張し、独自の力動精神医学、人格理論、発達理論などを体系化したことで有名。

プロセスゴール
〔process goal〕
地域援助技術の評価過程において、計画の立案から実施に至るまでの住民の参加意識や連帯感、機関や団体の協働体制などを確認することをいう。

プロベーション制度
〔probation〕
刑の宣告猶予と更生指導を組み合わせた制度。歴史的には、1841 年にオーガスタス（Augustus, J.）が行った禁酒法違反の青年に対する教育事業に起源があるとされる。アダムス（Addams, J.）によって

創設されたハル・ハウスにおける少年裁判所の設置運動は、この制度から発展したものであった。

ベーム
〔Boehm, Werner 1933-2011〕
アメリカのソーシャルワーク研究者。論文「ソーシャル・ワークの性格」（1958）において、ソーシャルワークの社会的責任について述べながらも、それはその社会で支配的な価値とあらゆる点で一致するような一組の価値をソーシャルワークに賦与することを意味するものではないとした。

ベンサム
〔Bentham, Jeremy 1748-1832〕
イギリスの哲学者で**功利主義**の提唱者。功利主義とは、社会の善悪の判断基準を、理性や客観的な真理ではなく、功利性（社会全体の利益）に求める思想をいう。ベンサムは正しい行為や政策とは、個人の幸福の総計が社会全体の幸福であり、社会全体の幸福を最大化すべきといった「**最大多数の最大幸福**」をもたらすものであると論じた。

保護機能
ソーシャルワークの機能の１つ。援助者が、生存の危機や社会生活上の困難に直面している利用者に対して、保護と権利を保障することをいう。

三好豊太郎
〔1894-1990〕
社会福祉学者。日本にケースワークを導入した人物の１人。1924（大正13）年に論文「『ケースウォーク』としての人事相談事業」を著し、社会事業におけるケースウォーク（ケースワーク）の重要性を論じた。

ミルフォード会議
1920年代、ケースワークの基礎確立期に、ペンシルヴァニア州ミルフォード市において開催された分野の異なるケースワーク機関の代表者による会議をいう。1929年の報告書『ソーシャル・ケースワーク―ジェネリックとスペシフィック』によると、「ケースワークは、あらゆる領域において共通するスキルを有すること（ジェネリック）を確認した」

とされている。

民生委員
民生委員法に基づき、同じ住民の立場として地域の要援護者等へ相談援助を行う者のこと。**都道府県知事の推薦を受けて厚生労働大臣が委嘱する**。児童委員も兼務する。また、民生委員の定数は、厚生労働大臣の定める基準に従い、都道府県知事が市町村長の意見を聞いて定める。

友愛訪問
〔friendly visiting〕
貧困家庭などを訪問し、人格的影響を与えることによって自立を指導する活動をいう。歴史的には19世紀の後半から慈善組織協会によって実施された。リッチモンド（Richmond, M. E.）は『貧困者への友愛訪問』（1899）の中で「貧困者の家庭の喜び、悲しみ、感情、そして人間全体に対する考え方を共感をもって常に身近に知ることを目指すもの」と定義した。

ランク
〔Rank, Otto 1884-1939〕
フロイト（Freud, S.）の弟子であったが、後に袂を分かつ。**意志心理学**を示し、ケースワークにおける**機能主義**の形成に大きな影響を与えた。

リスクマネジメント
〔risk management〕
問題を未然に予防したり、また万が一、事故が発生した際の対処の仕方を指す。2002（平成14）年に「福祉サービスにおける危機管理（リスクマネジメント）に関する取り組み指針～利用者の笑顔と満足を求めて」が策定された。本指針の中で、福祉サービスにおけるリスクマネジメントの考え方として、管理的な側面を強めるよりも、質の高いサービスを提供しながら事故を予防することの重要性が指摘された。

リッチモンド
〔Richmond, Mary Ellen 1861-1928〕
ケースワークという用語を初めて用い、「ケースワークの母」と呼ばれる。**1917年『社会診断』**を著

す。『ソーシャル・ケースワークとは何か』（1922）の中で「ソーシャル・ケースワークは、人間と社会環境の間を、個別的、意識的に調整することを通じて、その人のパーソナリティを発達させる諸過程からなる」と定義した。リッチモンドはヘレン・ケラーの家庭教師サリヴァン（Sullivan, A.）の影響を強く受け、環境条件の改善から援助の展開を図るという立場をとった。

リレーションシップゴール
〔relationship goal〕
地域福祉計画の評価を行う際の1つの目標である。現状のあり方にどの程度の変化をもたらしたか、という地域社会の変革を目標とする。縦割り構造の行政改革や、地域分権の推進に向けた住民権の変化などを目指す。

倫理綱領
〔code of ethics〕
専門職としての倫理的責任を明確にし、社会に表明するもの。行動規範であるとともに、社会に表明することによって専門職の独善を防ぐ役割も果たす。福祉分野の倫理綱領として、「**社会福祉士倫理綱領**」「**介護福祉士倫理綱領**」「**介護支援専門員倫理綱領**」などがある。

倫理的原理のスクリーン／倫理原則選別リスト
〔ethical principles screen〕
倫理的ジレンマに陥った際、解決が困難なケースの対処方法として、ドルゴフ（Dolgoff, R.）らによって示された原則。最も重視される原則から順に、①生命の保護、②平等と不平等、③自己決定と自由、④危害最小、⑤生活の質、⑥個人情報と守秘義務、⑦誠実と開示、とされている。

レイン報告
アメリカで1939年に出された報告書で、コミュニティ・オーガニゼーションの機能について、地域におけるニーズと社会資源を調整するものとした。この説は、「ニーズ・資源調整説」として知られている。

レヴィ
〔Levy, Charles〕

アメリカのソーシャルワーク研究者。『ソーシャルワーク倫理の指針』（1993）において、倫理を「**人間関係およびその交互作用に価値が適用されたもの**」と規定し、人間関係における行動に直接影響を及ぼす点に特色があるとした。

連携会議
援助の調整を図ることを目的に、さまざまな専門職が協議し、一体的に利用者の抱える問題に対処していくための会議をいう。

ロス
〔Ross, Murray George 1910-2000〕
コミュニティ・オーガニゼーションの機能を、住民が主体となって地域を組織化し、問題を解決できるように働きかけることであるとした。「地域組織化説」と呼ばれている。著作に『コミュニティ・オーガニゼーション―理論・原則と実際』がある。

ロスマン
〔Rothman, Jack 1927- 〕
コミュニティ・オーガニゼーションの実践アプローチを、①目標の決定や活動において住民参加を重視し、地域社会の協働的な問題解決能力を強調した「**地域開発モデル（小地域開発モデル）**」、②専門技術的な過程を重視し、合理的に統制された変革や社会資源の配分に高い関心をおいた「**社会計画モデル**」、③不利な立場にある住民の発言権を増大させ、待遇の改善や社会資源の開発を通して権力構造の変革を目指した「**ソーシャル・アクションモデル**」、に分類した。

YMCA
〔Young Men's Christian Association〕
キリスト教青年会。1844年、産業革命下のロンドンにおいて、**若年労働者たちの祈りの会として**ウィリアムズ（Williams, G.）らによって設立された。現在では、キリスト教の精神を基盤に、人間としての豊かな成長と平和で公正な社会の実現を目指して「チャイルド・ケア」「ボランティア」「健康教育」「学校教育」など、さまざまな事業を展開している。YMCAやボーイスカウトの活動は、グループワークの源流とされる。

福祉臨床シリーズ編集委員会

248

相談援助の基盤と専門職［第4版］— ソーシャルワーク
【社会福祉士シリーズ6】

2009（平成21）年1月15日　初　版1刷発行
2014（平成26）年1月30日　第2版1刷発行
2018（平成30）年1月15日　第3版1刷発行
2020（令和2 ）年2月15日　第4版1刷発行

編　者　柳澤孝主・坂野憲司
発行者　鯉渕友南
発行所　株式
　　　　会社　弘文堂　　　101-0062　東京都千代田区神田駿河台1の7
　　　　　　　　　　　　　TEL 03(3294)4801　振替 00120-6-53909
　　　　　　　　　　　　　https://www.koubundou.co.jp
装　丁　水木喜美男
印　刷　三美印刷
製　本　井上製本所

ISBN978-4-335-61199-5

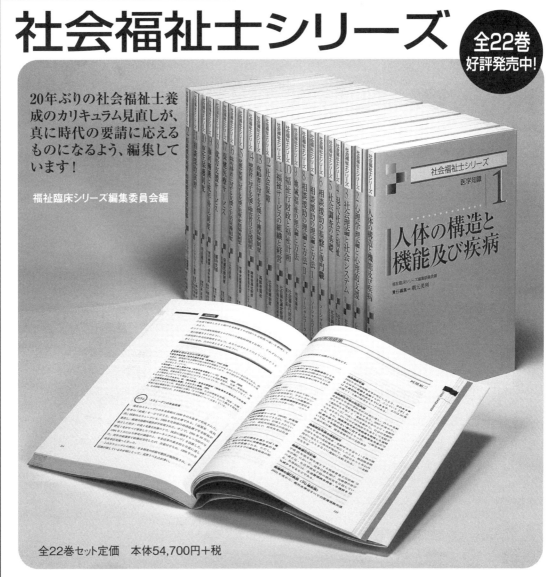

国家試験科目全巻に「国家試験対策用語集」を収録。

福祉臨床シリーズ編集委員会編

● = 2020年1〜3月　改訂